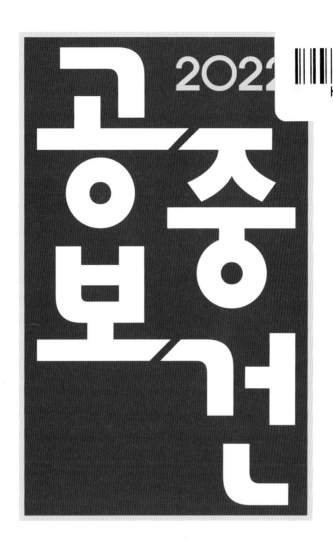

2022

공중보건

공중보건
문제로 끝내기

SD에듀
(주)시대고시기획

Always **with you**

사람이 길에서 우연하게 만나거나 함께 살아가는 것만이 인연은 아니라고 생각합니다.
책을 펴내는 출판사와 그 책을 읽는 독자의 만남도 소중한 인연입니다.
(주)시대고시기획은 항상 독자의 마음을 헤아리기 위해 노력하고 있습니다.
늘 독자와 함께 하겠습니다.

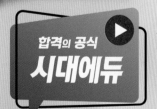

머리말

공중보건학이란 국가의 전국민을 대상으로 지역사회의 노력을 통해 각종 질병을 예방 · 치료하여 건강을 유지 · 향상시키고 나아가 수명을 연장시키는 기술이자 과학입니다 (C.E.A.Winslow).

공중보건학은 환경보건, 질병관리, 보건관리 분야를 폭넓게 아우르는 광범위한 학문이며, 환경오염이 날로 심해지고 사회의 고령화, 건강에 대한 관심이 높아지는 현대사회에서 그 중요성이 더욱 강조되고 있습니다.

「2022 공중보건 문제로 끝내기」는 서울시 · 지방직 보건직, 보건진료직, 의료기술직 공무원 등의 시험을 준비하는 수험생들을 위한 문제집입니다.

본서는 주요 기출문제 및 관련 이론으로 구성하였으며, 실제 시험에 출제되었던 기출문제와 상세한 해설을 수록하여 수험생들이 효율적으로 시험에 대비할 수 있도록 구성하였습니다.

최근 몇 년간 공무원을 준비하는 수험생들이 크게 늘면서 9급 보건직 공무원 임용시험도 경쟁률이 높아지고 있습니다. 이에 따라 철저하고 체계적인 수험 준비가 필요하게 되었고, 수험생의 입장에서 무엇이 더 필요하고 중요한지를 생각하며 본서를 출간하게 되었습니다.

아무쪼록 본서가 보건직 공무원 시험을 준비하는 수험생들에게 합격의 지름길을 제시하는 안내서가 될 것을 확신하면서, 모든 수험생들에게 행운이 함께하기를 기원합니다.

편저자 일동

도서의 구성 및 특징

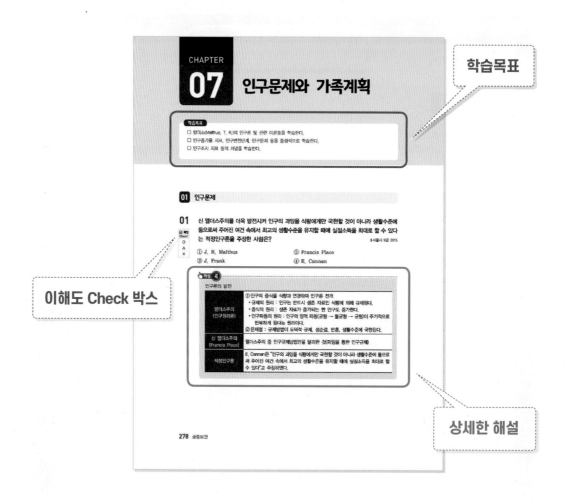

학습목표

단원별로 시험에 출제되는 포인트를 정리하여 학습의 방향을 알려 드립니다.

상세한 해설

상세한 해설로 혼자서도 학습이 가능하도록 구성하였습니다.

인구론의 발전	
맬더스주의 (인구원리론)	① 인구의 증식을 식량과 연관하여 인구론 전개 • 규제의 원리 : 인구는 반드시 생존 자료인 식량에 의해 규제된다. • 증식의 원리 : 생존 자료가 증가되는 한 인구도 증가한다. • 인구파동의 원리 : 인구의 양적 파동(균형 → 불균형 → 균형)이 주기적으로 반복하게 되는 원리이다. ② 문제점 : 규제방법이 도덕적 규제, 성순결, 만혼, 생활수준에 국한된다.
신 맬더스주의 (Francis Place)	맬더스주의 중 인구규제방법만을 달리한 것(피임을 통한 인구규제)

기출문제 및
기출복원문제

해당시험 출제연도

심화 Tip

간편확인용 정답

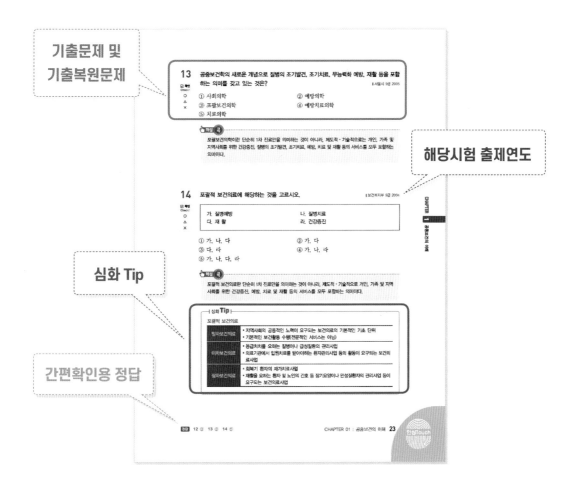

13 공중보건학의 새로운 개념으로 질병의 조기발견, 조기치료, 무능력화 예방, 재활 등을 포함
하는 의미를 갖고 있는 것은? | 서울시 9급 2005

☑ 확인
Check!
○
△
×

① 사회의학   ② 예방의학
③ 포괄보건의학   ④ 예방치료의학
⑤ 치료의학

**기출문제 및
기출복원문제**

기출문제 및 기출복원문제를 통해
출제경향을 파악할 수 있도록
하였습니다.

│ 심화 Tip │

포괄적 보건의료

일차보건의료	• 지역사회의 공동적인 노력이 요구되는 보건의료의 기본적인 기초 단위 • 기본적인 보건활동 수행(전문적인 서비스는 아님)
이차보건의료	• 응급처치를 요하는 질병이나 급성질환의 관리사업 • 의료기관에서 입원치료를 받아야하는 환자관리사업 등의 활동이 요구되는 보건의 료사업
삼차보건의료	• 회복기 환자의 재가치료사업 • 재활을 요하는 환자 및 노인의 간호 등 장기요양이나 만성질환자의 관리사업 등이 요구되는 보건의료사업

심화 Tip

관련 핵심내용 및 심화내용을
심화 Tip으로 수록하여 심도 있는
학습이 가능하도록 하였습니다.

9급 보건직 공무원 공개경쟁 임용시험 가이드

※ 2022년 서울시 지방공무원 임용 공개기준으로 작성

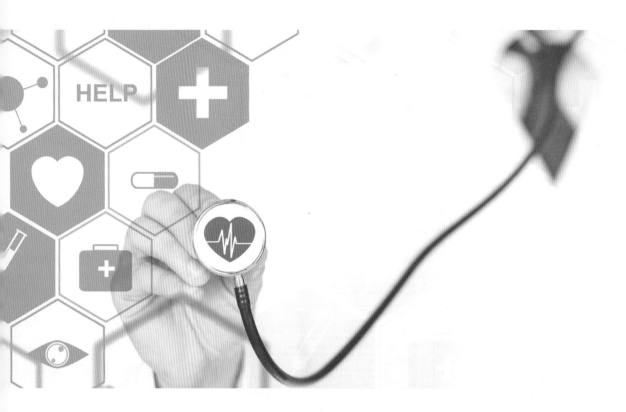

보건직 업무

보건직 공무원은 기술직 공무원으로서 보건복지부 산하의 각 기관, 보건소, 시 · 군 · 구청, 병원 및 의료원 등에서 보건에 관련한 업무를 수행한다.

- 국민보건 행정계획 및 집행에 관한 업무
- 환경위생, 식품위생, 산업보건, 검역, 예방접종 등에 관한 업무
- 방역업무 및 감염병의 국내침입과 국외 전파를 막는 검역 업무

응시자격

- 18세 이상
- 「지방공무원법」제31조(결격사유) 또는 제66조(정년)에 해당되는 자 또는 「지방공무원 임용령」제65조(부정행위자 등에 대한 조치) 및 「부패방지 및 국민권익위원회의 설치와 운영에 관한 법률」등 관계법령에 따라 응시자격이 정지된 자는 응시할 수 없다.

임용과정

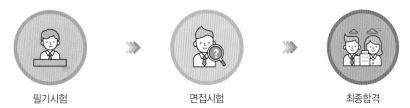

필기시험 ⟫ 면접시험 ⟫ 최종합격

- **필기시험**

필수과목(5)	국어, 영어, 한국사, 공중보건, 보건행정
구성내용	매 과목당 100점 만점, 과목당 20문항

- **면접시험**

  필기시험에 합격한 자만 응시할 수 있으며, 인성검사(서울시)와 면접시험을 실시한다.

- **최종합격**

  최종발표일에 해당 응시처의 인터넷 홈페이지를 통해서 확인이 가능하다.

2021년 서울시 보건직 공무원 필기시험 결과

구 분	구 분	직 급	선발예정 인원	접 수	접 수	응 시	필기합격
				인 원	경쟁률	응시율	합격선
보 건	보 건 (일반)	9급	50	840	16.8:1	67.4%	88
	보 건 (장애인)	9급	3	19	6.3:1	73.7%	64
	보 건 (저소득층)	9급	6	27	4.5:1	77.8%	59

이책의 차례

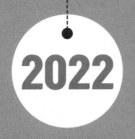

2022

공중보건

문제로 끝내기

공중보건 문제로 끝내기 O

CHAPTER 01

공중보건의 이해

CHAPTER

01 공중보건의 이해

학습목표

- ☐ 공중보건의 개념, 발전과정을 학습한다.
- ☐ 우리나라 공중보건의 발전 역사를 학습한다.
- ☐ Leavell과 Clark의 질병예방활동에 대하여 학습한다.

01 공중보건의 기초

01 공중보건학의 정의 중 틀린 부분은?

☑ 확인 Check! ○ △ ×

> C. E. Winslow(1920)는 공중보건이란 "조직된 지역사회의 노력으로 환경위생관리, 감염병관리, 개인위생에 관한 보건교육, 질병의 조기진단과 질병치료기술 향상 및 간호사업의 체계화 및 모든 사람들이 자기의 건강을 유지하는데 적합한 생활수준을 보장하도록 사회적 제도를 발전시킴으로써, 질병을 예방하고 수명을 연장하며 건강을 유지 및 증진시키는 과학이요, 기술이다"라고 정의했다.

① 환경위생관리
② 감염병관리
③ 개인위생에 관한 보건교육
④ 질병의 조기진단과 질병치료기술 향상
⑤ 간호사업의 체계화

해설 콕

윈슬로우(C. E. Winslow)의 조직적인 지역사회의 노력
- 환경위생관리
- 감염병관리
- 개인위생에 관한 보건교육
- 질병의 조기발견과 예방적 치료를 할 수 있는 의료 및 간호서비스의 조직화
- 모든 사람들이 자기의 건강을 유지하는데 적합한 생활수준을 보장받도록 사회제도를 발전시키는 것

02 Winslow의 공중보건학의 내용으로 거리가 먼 것은? ┃경남 9급 2013

확인
Check!
○
△
×

① 질병예방에 관한 학문
② 수명연장에 관한 학문
③ 신체적·정신적 효율 증진에 관한 학문
④ 사회적 효율 증진에 관한 학문

해설 콕 ··

Winslow의 정의에 의하면 공중보건학이란 <u>조직적인 지역사회의 노력</u>에 의하여 질병을 예방하고, 수명을 연장시키며, 신체적·정신적 효율을 증진시키는 기술이며 과학이다. 지역사회 노력은 환경위생관리, 감염병관리, 개인위생에 관한 보건교육, 의료 및 간호서비스의 조직화, 사회제도의 발전 등이다.

03 공중보건사업의 최소단위는? ┃지방직 9급 2009

확인
Check!
○
△
×

① 지역사회의 모든 주민
② 의료보호 대상 노인
③ 만성질환을 가지고 있는 성인
④ 공공의료시설이 부족한 지역의 영유아

해설 콕 ··

공중보건(학)의 특징
• 질병의 치료보다 예방이 목적이다.
• 개인이 아닌 지역사회가 주 대상이다(보건사업 수행의 최소단위).
• 공중보건학은 보건환경관리와 서비스를 통하여 지역사회 보건문제를 해결한다.

04 버스정류장을 금연구역으로 지정하는 것과 관련된 보건의료의 사회경제학적 특성은?

┃서울시 9급 2019

확인
Check!
○
△
×

① 불확실성   ② 외부효과
③ 공급의 독점성   ④ 정보의 비대칭성

해설 콕 ··

보건의료 분야에서 외부효과가 나타나는 사례로는 감염병, 간접흡연 등을 들 수 있다.

보건의료서비스의 사회경제적 특성

외부효과	외부효과는 한 사람의 행위가 다른 사람에게 일방적으로 이익을 주거나 손해를 끼치는 경우를 말한다. 예 감염병, 간접흡연 등
소비자의 무지 (정보의 비대칭)	질병의 원인이나 치료방법, 의약품 등에 관한 지식과 정보는 매우 전문적인 내용이어서 의사나 간호사 등 의료 인력을 제외하고, 일반 소비자는 거의 알지 못한다.
보건의료의 비탄력성	면허제도는 의료시장에서 법적 독점권을 부여하는 장치이며, 또한 관련학과 졸업자만 면허시험에 응시할 수 있으므로 의료서비스 공급시장에 대한 진입장벽을 높이는 원인이 된다.
수요발생의 예측불가능성	일반적인 상품에 대한 수요는 소비자의 구매의지에 의해 결정되지만 의료에 대한 수요는 질병이 발생해야 나타나기 때문에 수요를 예측하기가 매우 어려우며, 개별적 수요의 불확실성과 불규칙성에 대한 집단적 대응을 위해 건강보험이 필요하다.
치료의 불확실성	질병에 대한 다양성 때문에 명확한 결과를 측정하기 곤란하다.
비경합성	타인의 소비로 자기의 소비가 지장을 받지 않는 비경합성을 가지고 있다.
비배제성	대가를 지불하지 않아도 모든 사람이 소비할 수 있는 재화나 서비스를 의미한다.
노동집약적 성격	병원시설에 막대한 자본이 필요한 자본집약적인 특성을 가지고 있는 한편, 보건의료서비스는 다양한 직종의 인력들의 협력이 필요한 노동집약적 서비스이다.
소비적 요소와 투자적 요소의 혼재	소비자는 의료서비스를 구입하고 진료비를 지불하는데, 이 금액만큼 다른 재화의 소비에 지출할 소득이 감소하고, 저축할 여력이 줄어들게 되므로 의료서비스에 대한 지출은 소비자의 소비로 분류된다.

05 보건의료서비스의 특성 중 〈보기〉에 해당하는 것은?　　　　　　　　｜서울시 9급 2018

☑ 확인
Check!
○
△
✕

● 보 기 ●

올해 전원 독감예방접종을 맞은 우리 반은 작년에 비해 독감에 걸린 학생이 현저히 줄었다.

① 치료의 불확실성　　　　　　② 외부효과성
③ 수요의 불확실성　　　　　　④ 정보와 지식의 비대칭성

 해설 콕

한 사람의 행위가 다른 사람에게 일방적으로 이익을 준 경우이므로, 외부효과에 해당한다.

02 서양의 공중보건 역사

01 다음 중 오염된 공기가 질병을 발생시킨다는 설은?

▮ 서울시 9급 2003

☑ 확인
Check!
○
△
✕

① 점성설
② 장기설
③ 접촉점염설
④ 액체설

 해설 콕 ···

장기설(독기설)
히포크라테스는 오염된 공기(독기)나 물 등의 주위환경(miasma ; 장기)이 질병을 발생시킨다는 장기설을 주장하여, 질병과 환경요인의 연관성을 제기하였다.

02 중세에는 감염병이 크게 유행하여 많은 사망자가 발생하였는데, 이 시대에 유행한 감염병과 관련이 없는 것은?

▮ 충북 9급 2004

☑ 확인
Check!
○
△
✕

① 폐결핵
② 나 병
③ 흑사병
④ 콜레라

 해설 콕 ···

중세에는 콜레라, 흑사병(페스트), 나병 등의 감염병이 집단적으로 만연되었기 때문에 환자의 격리와 검역 등이 보건사업의 중요 내용이었으며, 1386년 마르세이유에 최초로 검역법에 의한 검역소가 설치되었다.

03 영국에서 공중보건법에 근거하여 공중보건국과 지방보건국이 설치됨으로써 보건행정의 기틀이 마련된 시기는?

▮ 인천시 9급 2001

☑ 확인
Check!
○
△
✕

① 여명기
② 고대기
③ 확립기
④ 발전기
⑤ 중세기

 해설 콕 ···

영국에서는 여명기인 1843년 도시빈민지역 생활환경을 조사하기 위한 특별위원회가 구성되고, 그 후 1846년 「공해방지법」과 「질병예방법」, 1847년 「도시개선법」, 1848년 「공중보건법(Public Health Act)」이 제정되었으며, 보건위원회(General Board of Health, 공중보건국)가 설치되었다.

04 다음 중 세균학 및 면역학의 기초가 확립되고 예방의학이 발전된 시기는?

┃인천시 9급 2003

① 중세기   ② 여명기

③ 확립기   ④ 발전기

⑤ 요람기

> 확립기에는 세균학, 면역학 등의 예방의학적 사상이 시작되었으며, 역학조사가 대두된 시기이다.
> - **중세기** : 치료의학
> - **여명기(1760~1850년)** : 사회의학
> - **확립기(1850~1900년)** : 예방의학
> - **발전기** : 포괄적인 지역사회보건학(질병 + 예방 + 재활 + 건강증진)

05 다음 중 가장 최근에 있었던 것은?

┃지방직 9급 2009

① 영국 리버플시에서 방문보건사업 실시

② 페스트 유행

③ J. Snow 콜레라 역학조사

④ 라마치니 직업병 조사

> ① 1862년
> ② 1347~1351년
> ③ 1855년
> ④ 1713년

06 다음 중 공중보건 역사 순으로 알맞게 나열한 것은?

█경남 9급 2013

> ㄱ. 라마치니 – 산업보건
> ㄴ. 히포크라테스 – 장기설
> ㄷ. 채드윅 – 공중보건법의 제정
> ㄹ. 라론드 – 건강증진중심 보건정책
> ㅁ. 페텐코퍼 – 위생학교실

① ㄱ – ㄴ – ㄷ – ㄹ – ㅁ
② ㄴ – ㄱ – ㄷ – ㅁ – ㄹ
③ ㄴ – ㄷ – ㄱ – ㄹ – ㅁ
④ ㄷ – ㄱ – ㄴ – ㅁ – ㄹ

🖑해설 콕 ···············

ㄴ. 히포크라테스 – 장기설(고대)
ㄱ. 라마치니 – 산업보건(1713년)
ㄷ. 채드윅 – 공중보건법의 제정(1842년)
ㅁ. 페텐코퍼 – 위생학교실(1866년)
ㄹ. 라론드 – 건강증진중심 보건정책(1974년)

07 다음 연결이 잘못된 것은?

█충북 9급 2006

① Ramazzini – 직업병 저술
② Frank – 위생학 교실
③ Chadwick – 위생보고서
④ Koch – 결핵균 발견

🖑해설 콕 ···············

1800년경에 영국의 프랭크(P. Frank)는 최초의 공중보건학 저서인 「전의사 경찰체계」(12권)를 출간하였다.
최초로 뮌헨대학에 '위생학 교실'을 창립한 사람은 독일의 페텐코퍼(M. Pettenkofer)이다.

08 공중보건학적 사고방식이 싹트기 시작한 시기는 언제부터인가?

① 장기설(Miasma theory)이 제기된 고대 희랍시대
② 페스트가 창궐했던 중세 로마시대
③ 산업혁명이 있었던 1700년대
④ 병원체가 밝혀지기 시작한 1800년대
⑤ 세계보건기구가 설치된 1900년대

해설 콕

산업혁명(1760~1830)의 영향으로 근로자들의 도시집중화를 초래하여 보건문제가 사회문제화 되면서 공중보건학적 사고방식이 싹트기 시작하였다.

09 공중보건의 역사적 사건 중 가장 먼저 발생한 사건은?   ┃ 서울시 9급 2020

① 제너(E. Jenner)가 우두종두법을 개발하였다.
② 로버트 코흐(R. Koch)가 결핵균을 발견하였다.
③ 베니스에서는 페스트 유행지역에서 온 여행자를 격리하였다.
④ 독일의 비스마르크(Bismarck)에 의하여 세계 최초로 「질병보험법」이 제정되었다.

해설 콕

베니스에서 페스트가 유행한 시기는 1347~1348년 사이이다.
① 1798년
② 1876년
④ 1883년

10 공중보건의 발전사 중 확립기에 일어난 것은?

① E. Jenner의 천연두 예방접종
② Ramazzini의 직업병 연구
③ Rathbone의 보건간호
④ 스웨덴의 국세조사

해설 콕

확립기는 1850~1900년 사이이다.
William Rathbone은 1859년 영국 리버풀에서 구역간호사업을 전개(리버풀시를 18개 구역으로 나눔)하고, 훈련된 간호사들(나이팅게일에게서 훈련받은 사람들)을 채용하였다.
① E. Jenner의 천연두 예방접종 : 1798년(여명기)
② Ramazzini의 직업병 연구 : 1633 ~ 1714년(여명기)
③ Rathbone의 보건간호 : 1864년(확립기)
④ 스웨덴의 국세조사 : 세계 최초로 1749년(여명기)에 국세조사 실시

11 1842년 「영국 노동인구의 위생상태에 관한 보고서(Report on the sanitary condition of the labouring population of Great Britain)」를 작성하여 공중보건활동과 보건행정조직의 중요성을 알린 사람은?

① 레벤후크(Leeuwenhoek)
② 존 그랜트(John Graunt)
③ 채드윅(Edwin Chadwick)
④ 존 스노우(John Snow)

해설 콕

1842년에 채드윅(E. Chadwick)은 「영국 노동인구의 위생상태에 관한 보고서」를 작성하여 보건행정의 기틀을 마련함과 아울러 공중보건법이 제정될 수 있는 계기를 만들었다.
① 1683년에 레벤후크(Leeuwenhoek)는 현미경을 발견하고, 미생물학을 창시하였다.
② 1662년에 존 그랜트(John Graunt)는 「사망표에 관한 자연적 및 정치적 관찰」을 저술하여, 사망자수, 남녀수, 기혼자와 독신자수 등을 최초로 수량적으로 분석하였다.
④ 1855년에 존 스노우(J. Snow)는 「콜레라 전파에 대한 보고서」를 저술하여 근대 역학의 시조라 불리게 되었으며, 장기설을 뒤집고 접촉감염설을 주장하였다.

12 〈보기〉는 공중보건학의 발달사이다. 시대 순으로 옳게 나열한 것은?

서울시 9급 2018

● 보 기 ●

ㄱ. 히포크라테스(Hippocrates) 학파의 체액설
ㄴ. 최초로 검역소 설치
ㄷ. 최초로 공중보건법 제정
ㄹ. 우두종두법을 제너가 발견
ㅁ. 최초로 사회보장제도 실시

① ㄱ - ㄴ - ㄷ - ㄹ - ㅁ
② ㄱ - ㄴ - ㄷ - ㅁ - ㄹ
③ ㄱ - ㄴ - ㄹ - ㄷ - ㅁ
④ ㄱ - ㄴ - ㄹ - ㅁ - ㄷ

해설 콕

공중보건의 발전과정

고대기 (기원전~ 서기 500년)		• 이집트, 함무라비 법전 • 로마 : 대규모의 상하수시설과 공동목욕탕 시설 등 위생시설의 흔적, 공중보건 서비스의 발달과 효과적인 행정조직체계 정비 • 그리스 : 히포크라테스 – 장기설과 4체액설 주장
중세기 (500~1500년)		• 종교가 지배한 암흑기로 선악설에 의존했던 시기 • 흑사병(1347~1351년)으로 2천5백만 명이 사망 • 나병, 흑사병(페스트) 등의 감염병을 거치면서 마르세유에서 검역법이 통과되고, 최초로 검역소 설치
여명기 (1500~1850년)	르네상스 시대 (1500~1750년) : 문예부흥기	• 문예부흥으로 근대과학기술이 태동하고 산업혁명으로 공중 보건 사상이 싹트기 시작한 시기 • 안톤 반 레벤후크 : 현미경을 발명하여 최초로 세균을 관찰 • 라마치니 : 직업병에 대한 저서를 출간하여 산업보건의 기초 를 마련
	계몽주의 시대 (1750~1850년) : 산업혁명기	• 위생개혁운동의 기틀을 세운 기간으로 보건문제와 질병문제 를 대중의 관심에 기울여야 하는 중요한 사회현상으로 인식 • 제너 : 우두접종법을 개발(1798년) • 채드윅 : 영국에서 공중보건법의 제정(1848년)
확립기 (1850~1900년)		• 예방의학적 사상이 싹트기 시작한 시기 • 세균학 및 면역학의 발전 • 영국에서 최초로 방문간호사업 실시 • 비스마르크 : 최초의 사회보장제도 실시(1883년)
발전기 (20세기 이후)		• 포괄적인 보건의료 · 일차보건의료 · 건강증진 개념의 대두 • 치료의학과 공중보건학의 조화 • 사회보장제도의 발전

03 우리나라의 공중보건 역사

01 고려시대 보건의료기관에 해당하지 않는 것은?

| 대전시 9급 2005

☑ 확인
Check!
○
△
×

① 상약국
② 내의원
③ 태의감
④ 제위보
⑤ 동서대비원

내의원은 조선시대 왕실의 의료를 담당하던 기관이다.
① 상약국은 고려시대 왕실 어약 담당이었다.
③ 태의감은 고려시대 왕실의 의약과 질병치료를 담당하던 기관이다.
④ 제위보는 고려 시대에 백성의 구호와 질병 치료를 맡은 기관이다.
⑤ 동서대비원은 고려시대의 구제기관으로 굶주림과 추위, 그리고 질병으로 오갈데 없는 이들을 거처하게 하면서 의복과 식량을 지급하기도 하였다.

02 고려시대의 의료기관으로 연결이 틀린 것은?

| 보건복지부 9급 2007

☑ 확인
Check!
○
△
×

① 전의감 - 보건행정기관
② 제위보 - 구료기관
③ 혜민국 - 서민치료
④ 동서대비원 - 빈민치료

전의감은 조선시대의 의료기관이다.

03 조선시대 왕실의 의료를 담당했던 부서로 맞는 것은?

| 보건복지부 9급 2005

☑ 확인
Check!
○
△
×

① 혜민서
② 내의원
③ 전의감
④ 활인서
⑤ 전형사

해설 콕

조선시대 보건행정 관청

제생원	조선 초 서민들의 질병 치료를 위해 만들어진 의료기관이며, 의녀제도를 만들어 제생원에 근무하도록 하였다.
전형사	예조판서 산하의 의약 담당이다.
내의원	왕실의 의료를 담당하였다.
전의감	• 궁중에서 쓰는 의약의 공급과 임금이 하사하는 의약에 관한 일을 관장하였던 관서이다. • 일반의료 행정과 의료고시 행정을 담당하였다.
혜민국(혜민서)	• 조선시대에 의약과 일반 서민의 치료를 맡아본 관청이다. • 1466년 혜민국을 혜민서로 개칭하였다.
동서대비원(활인서)	감염병환자의 치료 및 구호를 담당하였다.

04 조선시대 보건행정기관이 아닌 것은?

■ 대구시 9급 2007

① 내의원
② 활인서
③ 제위보
④ 전의감
⑤ 혜민국

해설 콕

1392년(태조 1년) 고려의 제도를 계승하여 혜민고국(惠民庫局)을 설치하였다가, 1414년(태종 14년) 혜민국이라 고쳤다. 1466년(세조 12년)에 혜민서로 개칭하였으며, 1882년(고종 19년)에 폐지되었다.
⑤번으로 정답처리 되었지만 이 문제는 출제오류로 보인다.

05 조선시대 의과고시를 담당하던 기관은?

■ 서울시 9급 2002

① 전형사
② 전의감
③ 내의원
④ 혜민서
⑤ 활인서

해설 콕

전의감
• 궁중에서 쓰는 의약의 공급과 임금이 하사하는 의약에 관한 일을 관장하였던 관서
• 일반의료 행정과 의료고시 행정을 담당

06 조선시대에 감염병을 담당했던 부서는?

① 내의원　　　　　　　　② 활인서
③ 대비원　　　　　　　　④ 전의감
⑤ 상약국

감염병환자의 치료 및 구호를 담당한 기관은 활인서(동서대비원)였다.

┤심화 **Tip**├

활인서는 고려시대 빈민 구제를 맡아보던 동서대비원을 제도적으로 계승한 관서였다. 태종(1400~1418) 때 명칭을 동서활인원으로 개칭하였다가 세조(1455~1468년) 때에 활인서로 다시 바꾸었다. 동활인서는 동소문 밖에 위치하였고, 서활인서는 서소문 밖에 있었다.

07 다음 중 조선시대에 서민치료를 담당했던 기관은?

① 혜민서　　　　　　　　② 전의감
③ 내의원　　　　　　　　④ 활인서
⑤ 전형사

조선시대에 의약과 일반 서민의 치료를 맡아본 관청은 혜민서이다.

08 조선시대에 의약관청 및 의학교육(보건행정업무)을 담당했던 기관은?

① 태의감　　　　　　　　② 전의감
③ 내의원　　　　　　　　④ 대비원
⑤ 제생원

전의감은 궁중에서 쓰는 의약의 공급과 임금이 하사하는 의약에 관한 일을 관장하였던 관서이며, 아울러 의료행정과 의학교육 및 의과고시 등의 보건행정을 담당하였다.

09 다음 중 홍역의 치료와 관련된 의서는?

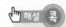

① 의방유취   ② 동의보감

③ 마과회통   ④ 동의수세보원

> 마과회통은 정조(1776~1800) 때인 1798년 겨울에 정약용이 저술을 완성한 마진(麻疹), 즉 홍역 치료법에 대한 의학서이다.

10 우리나라에 서양 의학지식이 도입되고 근대 최초의 보건행정기관이 설립된 시기는?

① 고려시대   ② 조선중기

③ 조선후기   ④ 일제시대

⑤ 미군정시대

> 갑오개혁(1894년) 때 서양의학이 도입되고 광혜원(한국 최초의 서양식 병원, 1885년) 등 병원이 설립되었다.

01 Leavell과 Clark 교수의 질병예방 활동에 의할 경우, 40세 이상 여성을 대상으로 유방암 검진을 위한 유방조영술(mammography)을 시행한 것은 몇 차 예방에 해당하는가?

☑ 확인
Check!
○
△
✕

① 일차예방   ② 이차예방
③ 삼차예방   ④ 사차예방

 해설 **콕** ·······················

Leavell과 Clark의 질병예방 활동

구 분	정 의	예 시
일차예방	증상이 없고 질병의 증거가 없는 사람들을 대상으로 질병이 발생하기 전에 실시하는 예방	• 지역 성인교육센터의 영양 강좌 • 직장 점심식사에서 저지방식 제공
이차예방	질병을 조기에 발견하여 치료함으로써 악화되거나 사망하는 것을 방지하는 예방	• 40세 이상 여성을 대상으로 유방암 검진 • 직장인 건강검진
삼차예방	질병이나 장애가 이미 발생한 환자에게서 재활을 통해서 환자의 사회적 역할을 복구시켜 주거나 혹은 발전시켜 주는 예방	• 신장병 환자의 합병증 예방을 위한 영양의학적 치료 • 재활치료

02 예방을 1차예방, 2차예방, 3차예방으로 구분할 경우, 1차예방에 속하는 것은?

☑ 확인
Check!
○
△
✕

┃ 서울시 의료기술직 9급 2001

가. 위생개선	나. 예방접종
다. 건강증진	라. 당뇨병환자의 식이요법 상담

① 가, 나, 다   ② 가, 다
③ 나, 라   ④ 가, 라
⑤ 가, 나, 다, 라

 해설 **콕** ·······················

라. 당뇨병환자의 식이요법 상담은 2차예방에 해당한다.

CHAPTER **1** 공중보건의 이해

 안심Touch

03 레벨과 클라크(Leavell & Clark, 1965)가 제시한 질병의 자연사 5단계 중에서 병원체에 대한 숙주의 반응이 시작되는 조기 병적 변화기에 해당하는 단계에서 건강행동으로 가장 적절한 것은?

▎서울시 9급 2017

① 예방접종
② 환경위생 개선
③ 치료 및 재활
④ 조기진단

해설 콕

레벨과 클라크(Leavell & Clark)의 질병의 자연사(5단계)

제1차적 예방		제2차적 예방		제3차적 예방
제1기 비병원성기	제2기 초기병원성기	제3기 불현성 감염기	제4기 발현성 질환기	제5기 회복기
무병기	전병기	증병기(잠복기)	진병기	정병기
• 병원성이 없는 비병원성기로 병에 걸리지 않는 시기 • 병원체의 숙주에 대한 침입을 억제 또는 극복할 수 있는 시기	• 예방접종이나 특수예방이 이루어지는 소극적 예방 시기 • 병원체의 자극이 시작되고 질병에 대한 저항력이 요구되는 시기	• 병에 이환되었으나 증상이 나타나지 않는 시기로 감염병의 경우는 잠복기에 해당되고 비감염성 질환의 경우는 자각증상이 없는 초기단계에 해당 • 병원체의 자극에 대한 반응이 시작되는 상태, 조기치료, 건강검진 및 조기발견	• 임상적인 증상이 구체적으로 나타나는 시기 • 적절한 치료가 필요한 시기	후유증의 최소화, 재활 및 사회생활 복귀

04 지역보건사업에서 이차예방에 해당하는 것은?

▎지방직 9급 2015

① 뇌졸중, 두부손상 관련 재활프로그램 이행
② 상담과 관찰을 통한 가정 폭력 피해자의 조기발견
③ 적절한 식사, 운동과 같은 건강한 일상생활 교육
④ 인플루엔자 예방접종 실시

해설 콕

① 삼차예방, ③·④ 일차예방

05 다음 중 서로 알맞게 연결된 것은?

① 1차예방 – 질병발생 이전에 예방
② 2차예방 – 재활
③ 2차예방 – 환경위생, 예방접종
④ 3차예방 – 조기진단, 조기치료

② 3차예방 – 재활
③ 1차예방 – 환경위생, 예방접종
④ 2차예방 – 조기진단, 조기치료

06 레벨과 클라크(Leavell & Clark)의 질병의 자연사 5단계 중 예비적 조치로 악화방지 장해의 제한을 위한 치료를 실시하는 단계는?

① 비병원성기
② 초기병원성기
③ 불현성 감염기
④ 발현성 질환기
⑤ 회복기

레벨과 클라크(Leavell & Clark)의 질병의 자연사(5단계)

1단계	비병원성	질병에 걸리지 않은 단계
2단계	초기병원성기	질병에 걸리게 되는 초기의 단계
3단계	불현성 감염기	이미 감염은 되었으나 증상이 나타나지 않는 단계
4단계	발현성 질환기	질병의 증상이 나타나는 시기로 악화방지 및 장해의 제한을 위한 치료를 실시하는 단계
5단계	회복기	질병에 이환되어 회복되거나 불구 또는 사망에 이르게 되는 단계

07 레벨과 클라크(Leavell & Clark)의 질병의 자연사에서 불현성 감염기에 취해야 할 예방조치로 가장 옳은 것은?

서울시 9급 2020

☑ 확인
Check!
○
△
×

① 재활 및 사회복귀
② 조기진단과 조기치료
③ 악화방지를 위한 적극적 치료
④ 지역사회 전체에 대한 예방접종

불현성 감염기(제3기)
• **특징** : 병에 이환되었으나 증상이 나타나지 않는 시기로 감염병의 경우는 잠복기에 해당되고 비감염성 질환의 경우는 자각증상이 없는 초기단계에 해당한다.
• **예방조치** : 병원체의 자극에 대한 반응이 시작되는 상태로, 건강검진, 조기진단과 조기치료가 필요하다.

08 질병의 관리를 위한 5단계 예방 대책 중 불현성 감염을 조기에 발견하기 위한 대책으로 알맞은 것은?

☑ 확인
Check!
○
△
×

① 환자진료 실시　　　　　② 집단검진 실시
③ 예방접종 실시　　　　　④ 재활의학 강화
⑤ 환경위생 개선

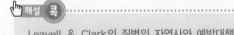

Leavell & Clark의 질병의 자연사와 예방대책

단 계	예방대책
비병원성기(무병기)	건강증진, 환경위생 개선
초기병원성기(전병기)	예방접종이나 특수예방, 소극적 예방
불현성 감염기(증병기)	• 병의 증상이 나타나지 않는 시기(= 잠복기) • 조기진단 및 치료와 집단정기검진 실시
발현성 질환기(진병기)	병의 증상이 나타나는 시기, 진단과 치료를 하는 임상의학 시기
회복기(정병기)	사망, 기능장애, 손상 없는 회복의 시기, 재활, 사회생활 복귀

09 3차예방은 질병의 자연사단계 중 어느 단계에 해당하는가?

▌경기 9급 2002

① 초기병원성기
② 불현성 감염기
③ 발현성 질환기
④ 회복기

Leavell & Clark의 질병의 자연사와 건강행동

제1차적 예방		제2차적 예방		제3차적 예방
제1기 비병원성기	제2기 초기병원성기	제3기 불현성 감염기	제4기 발현성 질환기	제5기 회복기

10 3차예방사업에 해당되는 것은?

▌서울시 9급 2004

① 예방접종사업
② 모자보건사업
③ 급성질환관리
④ 노인성 질병관리
⑤ 주민의 영양관리

①·②·⑤ 1차예방사업
③ 2차예방사업

11 베티 뉴만(Betty Neuman)의 건강관리체계이론 중 유연방어선에 대한 설명으로 옳은 것은?

① 유연방어선은 체계의 균형, 평형을 유지하는데 방해가 되는 힘이다.
② 외적 변화에 대해 최대한으로 방어할 잠재적 능력을 갖는 선이다.
③ 저항선 바깥에 존재하며, 이 선이 외부에서 침입하는 스트레스원에 의해 무너지면 기본구조가 손상되어 생명이나 존재에 위협을 받게 된다.
④ 스트레스원에 의해 대상체계의 기본구조가 침투되는 것을 보호하는 내적 요인이다.

뉴만은 인간을 생존의 필수요소로 구성된 기본구조와 이를 둘러싸고 있는 3가지 보호막(저항선, 정상방어선, 유연방어선)으로 구성되어 있는 대상체계이며, 환경(스트레스원)과 접하고 있다고 보았다.

저항선	스트레스원에 의해 대상체계의 기본구조가 침투되는 것을 보호하는 내적 요인이다.
정상방어선	• 저항선 바깥에 존재한다. • 이 선이 외부에서 침입하는 스트레스원에 의해 무너지면 기본구조가 손상되어 생명이나 존재에 위협을 받게 된다.
유연방어선	• 외적 변화에 대해 최대한으로 방어할 잠재적 능력을 갖는 선이다. • 외부자극이나 변화에 대해 신속하게 축소하거나 확장하는 등 대처함으로써 스트레스원이 유연방어선을 거쳐 정상방어선까지 침범하지 못하도록 완충역할을 한다. • 유연방어선이 스트레스원에 대해 쿠션 역할을 다 못하면 스트레스원은 정상방어선으로 침투한다.

12 베티 뉴만(Betty Neuman)의 건강관리체계이론에서 일차예방에 해당하는 것은?

┃간호직 8급 2017

① 저항선을 강화함으로써 기본구조를 보호하는 활동
② 기본구조가 파괴되었을 때 발생 가능한 문제를 예방하기 위한 재교육
③ 스트레스원을 제거하거나 유연방어선을 강화하기 위한 보건교육
④ 스트레스원이 정상방어선을 침입하여 증상이 나타났을 때 문제의 조기발견

베티 뉴만(Betty Neuman)의 건강관리체계이론
건강이란, 인간체계 속의 기본구조와 방어선들이 스트레스원(환경)을 막아내어 안정상태를 이루고 있는 것이라고 주장하였다.

일차예방	• 대상체계에 어떤 증상, 반응이 생기지 않은 상태에서 수행되는 중재 • 스트레스원이 의심되거나 규명되는 시점에서 시작되는 중재 • 스트레스원 자체를 중재하여 없애거나 감소시키는 활동 • 유연방어선과 정상방어선을 강화시키는 활동
이차예방	• 스트레스원이 정상방어선을 침입하여 저항선에 도달함으로써 증상이 나타나기 시작했을 때 시행하는 중재 • 저항선을 강화함으로써 기본구조를 보호하는 활동 • 스트레스원에 대해 나타나는 반응(증상)의 조기발견 및 조기처치
삼차예방	기본구조가 파괴되었을 때 발생 가능한 문제를 예방하기 위한 재교육

13 공중보건학의 새로운 개념으로 질병의 조기발견, 조기치료, 무능력화 예방, 재활 등을 포함하는 의미를 갖고 있는 것은?

▮ 서울시 9급 2005

① 사회의학
② 예방의학
③ 포괄보건의학
④ 예방치료의학
⑤ 치료의학

 해설 콕 ⋯⋯⋯⋯⋯⋯⋯⋯⋯⋯⋯⋯⋯⋯⋯⋯⋯⋯⋯⋯⋯⋯⋯⋯⋯⋯⋯

포괄보건의학이란 단순히 1차 진료만을 의미하는 것이 아니라, 제도적·기술적으로는 개인, 가족 및 지역사회를 위한 건강증진, 질병의 조기발견, 조기치료, 예방, 치료 및 재활 등의 서비스를 모두 포함하는 의미이다.

14 포괄적 보건의료에 해당하는 것을 고르시오.

▮ 보건복지부 9급 2004

| 가. 질병예방 | 나. 질병치료 |
| 다. 재 활 | 라. 건강증진 |

① 가, 나, 다
② 가, 다
③ 다, 라
④ 가, 나, 라
⑤ 가, 나, 다, 라

 해설 콕 ⋯⋯⋯⋯⋯⋯⋯⋯⋯⋯⋯⋯⋯⋯⋯⋯⋯⋯⋯⋯⋯⋯⋯⋯⋯⋯⋯

포괄적 보건의료란 단순히 1차 진료만을 의미하는 것이 아니라, 제도적·기술적으로 개인, 가족 및 지역사회를 위한 건강증진, 예방, 치료 및 재활 등의 서비스를 모두 포함하는 의미이다.

┤ 심화 **Tip** ├─────────────────────────────

포괄적 보건의료

일차보건의료	• 지역사회의 공동적인 노력이 요구되는 보건의료의 기본적인 기초 단위 • 기본적인 보건활동 수행(전문적인 서비스는 아님)
이차보건의료	• 응급처치를 요하는 질병이나 급성질환의 관리사업 • 의료기관에서 입원치료를 받아야하는 환자관리사업 등의 활동이 요구되는 보건의료사업
삼차보건의료	• 회복기 환자의 재가치료사업 • 재활을 요하는 환자 및 노인의 간호 등 장기요양이나 만성질환자의 관리사업 등이 요구되는 보건의료사업

안심Touch

15 일차보건의료(primary health care)의 접근방법이라고 하기 어려운 것은? ┃서울시 9급 2014

① 예방을 중시
② 여러 부문 사이의 협조와 조정 강조
③ 일차진료의사의 역할이 핵심적임
④ 지역특성에 맞는 사업
⑤ 지역사회 참여를 강조

해설 콕

> 일차보건의료는 단순히 일차진료를 넘어 국가보건체계의 중심적 기능을 담당하며, 개인·가족 및 지역사회를 위한 건강증진, 예방, 치료 및 재활 등의 서비스가 통합된 'Health for All'이란 개념이다.

16 다음 중 일차보건의료의 기본 개념에 해당하는 것만을 고른 것은? ┃지방직 9급 2012

> ㄱ. acceptability(수용성) : 실질적이고 과학적이며, 사회적으로 받아들일 수 있는 방법으로 제공한다.
> ㄴ. uniqueness(독특성) : 지역사회마다 고유한 특성을 반영하여 환경과 사회를 개발한다.
> ㄷ. affordability(지불가능성) : 지역사회와 국가가 지불할 수 있는 비용으로 서비스를 제공한다.
> ㄹ. specificity(구체성) : 필수 보건의료서비스 제공이라는 구체적인 사업 범위를 정한다.

① ㄱ, ㄴ   ② ㄱ, ㄷ
③ ㄴ, ㄹ   ④ ㄷ, ㄹ

해설 콕

일차보건의료의 접근방법
1. **이용의 용이성(accessibility)** : 쉽게 보건의료를 이용할 수 있어야 한다.
2. **지역사회의 수용성(acceptability)** : 지역사회가 쉽게 받아들일 수 있는 방법으로 사업이 제공되어야 한다.
3. **적극적인 주민참여(activity)** : 지역사회의 적극적인 참여로 사업이 이루어져야 한다.
4. **지불가능성(affordability)** : 저렴한 비용으로 지역사회의 지불능력에 맞는 보건의료비로 사업이 제공되어야 한다.

17 세계보건기구(WHO)는 일차보건의료의 접근에 대하여 4개의 필수요소를 제시하였다. 다음 중 이에 해당되지 않은 것은?

| 서울시 간호직 8급 2016

① 접근성(Accessible)　　　　　　　② 달성가능성(Achievable) *
③ 주민의 참여(Available)　　　　　④ 지불부담능력(Affordable)

달성가능성(Achievable)이 아니라, 지역사회의 수용성(Acceptability)이 필수요소이다.

18 세계보건기구(WHO)에서 제시한 일차보건의료의 접근법에 대한 설명으로 옳지 않은 것은?

| 간호직 8급 2017

① 지역사회의 능동적, 적극적 참여가 이루어지도록 한다.
② 지역사회가 쉽게 받아들일 수 있는 방법으로 사업이 제공되어야 한다.
③ 지역적, 지리적, 경제적, 사회적 요인으로 인하여 이용에 차별이 있어서는 안 된다.
④ 국가에서 제공하는 보건의료서비스이므로 무상으로 제공하는 것을 원칙으로 한다.

무상으로 제공하는 것을 원칙으로 하는 것이 아니라, 원칙적으로 지불능력에 맞는 보건의료수가로 사업이 제공되어야 한다.

19 일차보건의료의 접근방법으로 거리가 먼 것은?

① 이용의 용이성　　　　　　　　　② 지역사회의 수용성
③ 고가 의료장비의 사용　　　　　　④ 저렴한 비용

일차보건의료의 접근방법
• 이용의 용이성으로 쉽게 보건의료를 이용할 수 있어야 한다.
• 지역사회의 수용성으로 지역사회가 쉽게 받아들일 수 있는 방법으로 사업이 제공되어야 한다.
• 지역사회의 적극적인 참여로 사업이 이루어져야 한다.
• 저렴한 비용으로 지역사회의 지불능력에 맞는 보건의료비로 사업이 제공되어야 한다.

우리나라에서 일차보건의료사업에 대한 법적 근거를 마련하고, 보건진료 전담공무원을 양성하는 계기가 된 것은?

⎮ 서울시 간호직 8급 2016

① 라론드 보고서
② 오타와 선언
③ 알마아타 선언
④ 몬트리올 의정서

1978년 9월 12일 알마아타에서 열린 일차보건의료에 대한 국제회의는 전 세계 인류의 건강을 보호하고 증진하기 위해 모든 정부, 보건의료 및 국제 개발 종사자들, 세계지역사회의 긴급한 행동이 필요함을 언급하였으며, 우리 정부는 의사가 배치되어 있지 아니하고 계속하여 의사를 배치하기 어려울 것으로 예상되는 의료 취약지역에서 의료행위를 하게 하기 위하여 보건의료 전담공무원을 양성하기 시작하였다.

① 라론드 보고서는 1974년 당시 캐나다의 보건부장관이었던 마크 라론드(Marc Lalonde)가 작성한 것으로, 이 보고서에 의해 공식적으로 건강증진(Health Promotion)이라는 개념이 표명화 되었다.

② 건강증진을 위한 오타와 선언(WHO, 1984)은 건강을 단순한 삶의 객체가 아닌 일상의 삶을 위한 자원으로 규정하며 사회생태학적 접근을 시도하였다. 건강증진의 개념정립, 건강평등 실현에 초점을 두고 '3대 원칙'과 '5대 실천전략'을 제시하였으며, 건강증진을 통한 모든 사람들의 건강평등 실현에 초점을 두고 있다.

④ 몬트리올 의정서(1987년)는 오존층 파괴물질인 염화불화탄소(CFCs)의 생산과 사용을 규제하려는 목적에서 제정된 국제협약이다.

01 세계보건기구의 건강에 대한 정의를 가장 잘 표현한 것은? ┃서울시 9급 2014

① 질병이 없으며 허약하지 않은 상태
② 육체적, 정신적 및 사회적 안녕의 완전한 상태
③ 식욕이 좋으며 심신이 안녕한 상태
④ 육체적 고통이 없고 정신적으로 편안한 상태

해설 콕

세계보건기구(1948)의 보건헌장에 정의된 건강의 개념
건강이란 신체적, 정신적 및 사회적 안녕의 완전한 상태이며, 단지 질병이나 허약의 부재 상태만을 뜻하는 것이 아니다.

02 세계보건기구(WHO)의 건강에 대한 정의에서 "사회적 안녕(social wellbeing)" 상태란? ┃서울시 9급 2001

① 보건교육제도가 잘 마련된 상태
② 국민경제가 고도로 성장된 상태
③ 사회에 도움이 되는 역할을 하고 있는 상태
④ 사회 질서가 잘 확립될 수 있도록 법이 마련된 상태
⑤ 범죄가 없는 안정된 사회의 상태

해설 콕

"사회적 안녕"이란 사회 속에서 각각에게 부여된 기능과 역할을 충실히 수행하면서 사회생활을 영위할 수 있는 상태를 말한다.

03 WHO의 보건헌장에 정의된 건강 개념은 육체적, 정신적, 사회적으로 건강한 상태를 말한다. 이후 1998년 세계보건기구 집행이사회에서 새로 추가된 개념은? ▎경남 9급 2004

① 영 적 ② 심미적
③ 경제적 ④ 종교적

 해설 **콕** ···

1998년 1월 세계보건기구 집행이사회에서 결의하고 5월에 열린 세계보건기구 본 회의에서 승인하여 건강의 정의에 영적인 개념을 추가하게 되어, "건강이란 질병이 없거나 허약하지 않을 뿐만 아니라 육체적, 정신적, 사회적 및 영적인 안녕이 역동적이며 완전한 상태이다"라고 정의하였다.

04 세계보건기구에서의 건강의 정의에 포함되지 않는 것은? ▎경남 의료기술직 9급 2002

① 신체적 안녕 ② 정신적 안녕
③ 사회적 안녕 ④ 영적 안녕
⑤ 경제적 안녕

해설 **콕** ···

세계보건기구의 건강의 정의
"질병이 없거나 허약하지 않을 뿐만 아니라 육체적, 정신적, 사회적 및 영적인 안녕이 역동적이며 완전한 상태이다"라고 정의하였다.

05 건강증진을 '건강을 산출해내기 위한 건강교육, 그리고 그와 관련된 조직적 · 경제적 · 환경적 지지'라고 주장한 학자는?

① 그린(Green)과 레번(Raeburn)
② 브루베이커(Brubaker)
③ 오도넬(O' Donnell)
④ 펜더(Pender)
⑤ 다우니, 파이페, 테너힐(Downie, Fyfe, Tannahil)

해설 콕

건강증진에 관한 정의

학 자	견 해
그린(Green)과 레번(Raeburn)	건강을 산출해내기 위한 건강교육, 그리고 그와 관련된 조직적 · 경제적 · 환경적 지지
브루베이커 (Brubaker)	일반 대중의 생활양식 혹은 생활환경의 변화를 촉진하는 방법을 통해서 건강수준을 향상시키려는 건강관리
오도넬 (O' Donnell)	사람들이 최적의 건강상태로 향하도록 그들로 하여금 생활양식을 바꾸도록 하는 것으로, 생활양식은 건강인식의 증가, 행태의 변화, 건강습관을 지원하는 환경의 조성 등과 같은 복합적인 노력에 의하여 변화가 촉진되는데 환경적 지원이 생활양식의 지속적인 변화에 가장 큰 영향을 미친다고 주장
펜 더 (Pender)	인간의 자기실현 성향에 대한 표현으로서, 특정 질병이나 문제와 관련되지 않으며 개인의 안녕, 자아실현, 자가 성취를 유지 · 증진시키는 것을 목적으로 하는 행위
다우니, 파이페, 테너힐 (Downie, Fyfe & Tannahil)	건강교육, 예방, 건강보호의 부분적으로 일치하는 영역들을 통해 긍정적인 건강은 향상시키고 나쁜 건강은 예방하는 일련의 노력을 의미
레벨과 클라크 (Leavell & Clark)	• 예방을 일차예방, 이차예방, 삼차예방으로 구분하고, 예방의 여러 수준들은 질병의 형태에 따라 달리 사용되며, 질병을 예방하고 대상자들의 건강상태를 향상시키는데 사용되고 있다고 주장 • 건강증진은 일차예방의 일부이며, 건강증진의 목적은 최적의 건강을 조장하고 질병에 대한 인간의 저항력을 증가시키는 것이라고 주장

06 건강증진에 대한 정의로 옳은 것은?

서울시 9급 2017

① 협의의 건강증진은 적당한 운동, 영양, 휴식과 스트레스 관리를 통한 저항력을 길러주는 것이다.
② 오타와(Ottawa) 헌장의 건강증진은 건강교육, 건강보호, 질병예방 등을 통한 좋은 습관을 유지하는 것이다.
③ 광의의 건강증진은 비병원성기에 1차적 예방수단을 강구하는 것이다.
④ 다우니(Downie) 등에 의하면 건강증진은 사람들이 자기건강에 대한 관리를 증가시켜 건강을 개선할 수 있도록 하는 과정이다.

협의의 건강증진과 광의의 건강증진

협의의 건강증진	• 건강증진을 1차예방 수단으로 국한하는 좁은 의미로 사용 • 질병과 건강의 연속선상에서 볼 때 중심점에서 적극적 건강의 향상을 위한 방향, 안녕을 향한 1차예방 수단을 통한 건강상태에 주된 관심을 갖는 것 • 비병원성기에 1차예방 수단을 강구하는 것 • 적당한 운동, 영양, 휴식과 스트레스관리를 통한 저항력을 길러주는 것
광의의 건강증진	• 협의의 건강증진 + 질병 위험 요인의 조기발견과 관리를 위한 2차예방 수단 • 불건강으로 인한 아픔이나 질병 이환 등 원하지 않는 건강 상태 등 부정적 건강으로부터의 예방을 포함한 건강 향상을 지향하는 것

② 오타와 헌장은 제1회 국제건강증진회의(1986년, 캐나다 오타와)에서 채택되었으며, 건강증진의 개념 정립과 건강평등 실현에 초점을 두고 3대 원칙과 5대 실천전략을 제시하였다. 건강증진을 통한 모든 사람들의 건강평등 실현에 초점을 두고 있다.

③ 비병원성기에 1차예방 수단을 강구하는 것은 '협의의 건강증진'이다.

④ 오타와 헌장의 내용이다. 다우니, 파이페, 테너힐(Downie, Fyfe, Tannahill)은 건강증진이 건강교육, 예방, 건강보호의 부분적으로 일치하는 영역들을 통해 긍정적인 건강은 향상시키고, 나쁜 건강은 예방하는 일련의 노력들로 구성된다고 하였다.

07 1986년 제1차 국제건강증진회의 오타와(Ottawa) 헌장에서 제시한 건강증진의 활동영역이 아닌 것은? ┃지방직 9급 2010

확인 Check!
○
△
×

① 개인 건강기술의 개발
② 지역사회 활동의 강화
③ 건강 지원적 환경의 구축
④ 의료연구의 개발

오타와(Ottawa) 헌장의 3대 원칙과 5대 실천전략

건강증진의 3대 전략	5대 실천전략(활동영역)
• 옹 호 • 역량강화 • 연합(중재)	• 건강한 공공정책의 수립 • 건강 지원적 환경의 조성 • 지역사회 활동의 강화 • 개인 건강기술의 개발 • 보건의료서비스의 재정립

08

☑ 확인
Check!
○
△
✕

제1차 국제건강증진회의(캐나다 오타와)에서 건강증진 5대 활동전략이 발표되었다. 다음 글에 해당하는 전략은?

▮서울시 9급 2017

> • 보건의료 부문의 역할은 치료와 임상서비스에 대한 책임을 넘어서 건강증진 방향으로 전환해야 한다.
> • 건강증진의 책임은 개인, 지역사회, 보건전문인, 보건의료기관, 정부 등이 공동으로 분담한다.

① 보건의료서비스의 방향 재설정
② 건강 지향적 공공정책의 수립
③ 지지적 환경 조성
④ 지역사회 활동의 강화

건강증진 5대 실천(활동)전략

5대 실천전략	내용
건강한 공공정책의 수립	• 건강증진은 보건의료사업의 범위를 넘어선 활동으로, 모든 부문에서 정책 입안자들이 정책결정의 결과가 건강에 미치는 영향을 인식하게 함으로써 국민건강에 대한 책임을 환기시킨다. • 건강증진 정책은 입법조치, 재정마련, 조세 및 조직의 변화 등을 포함한 다양한 부분에서 상호보완적 접근을 이루어야 하며, 형평성을 지향하는 건강 및 소득, 사회정책을 이끌어낼 수 있는 조정된 활동으로 안전하고 건전한 상품 생산과 서비스, 건강한 공공 서비스와 청결하고 쾌적한 생활환경을 보장하는데 기여하는 연대활동으로 계획되어야 한다.
건강 지향적 환경의 조성	• 사회는 복잡하게 상호연관되어 있기 때문에 건강을 다른 목표로부터 따로 분리할 수 없다. • 건강을 사회생태학적 접근에서 보면 인간과 환경은 불가분의 관계이므로 자연환경을 보존하는데 지역사회나 국가, 전 세계가 상호보완적 관계를 유지해야 한다. • 일과 여가생활은 건강의 좋은 원천이 된다. 따라서 안전하고 동기조성적이며, 만족과 즐거움을 가질 수 있는 직장환경과 생활환경을 조성해야 건강증진이 가능하다. • 자연보호, 자연자원의 보존 및 환경조성은 건강증진 전략에서 반드시 강조되어야 할 영역이다.
지역사회 활동의 강화	• 건강증진 사업의 목적을 달성하기 위해서는 우선순위와 활동범위를 결정하고, 전략적 계획과 실천방법을 모색하는데 있어서 구체적이고 효과적인 지역사회 활동을 통해서 수행되어야 한다. • 지역사회 개발은 자조와 사회적 지지를 높이는 지역사회의 인적·물적 자원의 개발과 공공의 협력을 강화시키고 건강과 관련된 문제의 방향을 제시하는 유연한 체계의 개발에 달려있다.

CHAPTER

1

공중보건의 이해

안심Touch

개인 건강기술의 개발	• 건강증진 활동을 통해 개개인은 건강과 환경에 대한 통제 능력이 향상되고, 건강에 유익한 선택을 할 수 있는 능력이 생기게 된다. • 생애주기에 따른 건강증진 활동을 하여 전 생애의 각 단계들을 준비할 수 있고, 만성질환이나 상해, 위기에 대처할 수 있는 능력이 개발된다. • 이러한 활동은 학교나 직장, 지역사회뿐만 아니라 교육기관, 전문직 단체, 사업체 및 각종 민간단체와 비정부단체에서 자발적으로 이루어져야 한다.
보건의료서비스의 방향 재설정	• 보건의료사업에서 건강증진에 대한 책임은 개인, 지역사회단체, 보건전문인, 보건의료기관과 정부 부서가 각기 분담한다. • 보건의료 부문의 역할은 치료와 임상서비스에 대한 책임의 범위를 뛰어넘어 건강증진 방향으로 점진적으로 전환하지 않으면 안 된다. • 보건의료사업은 사회변화에 민감하게 대처해야 할 필요가 있다. 이는 건강한 생활을 위하여 개인과 지역사회의 요구를 지지하는 것이며, 보건 부문과 광범위한 사회적, 정치적, 경제적 및 물리적 환경요소 간의 협력 통로를 열어주는 것이다.

09 캐나다의 보건성 장관이었던 Lalonde의 보고서(1974)에서는 건강에 결정을 미치는 주요 요인을 제시하였다. 건강결정요인으로 가장 옳지 않은 것은? ▎서울시 간호직 8급 2015

① 생물학적 요인 ② 생활습관
③ 교육 정도 ④ 보건의료조직

라론드 보고서(Lalonde report)
이 조사결과에 의하면 개인의 건강을 결정하는 요인(Health Determinants)은 크게 생물학적 요인(유전적 요인, 20%), 환경적 요인(20%), 개인의 생활습관(51%), 의료서비스(보건의료조직, 8%)로 구분된다고 하였다.

10 최근 연구결과에 따를 때 건강 결정요인 중 건강에 가장 많은 영향을 미치는 것으로 알려진 요인은? ▎지방직 9급 2011

① 생활습관 ② 환경요인
③ 생물학적 요인 ④ 보건의료 체계

1974년 발표된 '라론드 보고서'는 보건정책을 의료중심에서 건강증진 중심으로 바꾸는 계기를 제공하였다. 이 보고서에 의해 공식적으로 건강증진(Health Promotion)이라는 개념이 표명화 되었다고 평가된다. 이 조사결과에 의하면 개인의 건강을 결정하는 요인은 크게 유전적 요인(20%), 환경적 요인(20%), 개인의 생활습관(51%), 의료서비스(8%)로 구분하였는데, 결정요인 중 생활습관이 건강에 가장 많은 영향을 미친다고 하였다.

11

현재 전국 지자체에서 시행되고 있는 지역사회 통합 건강증진사업의 기본방향 중 옳지 않은 것은?

▌서울시 간호직 8급 2015

① 분절적인 단위사업 중심에서 대상자 중심의 통합서비스 제공(효율성)
② 정해진 지침에 따른 운영에서 지역 여건에 맞추어 탄력적인 운영(자율성)
③ 생애주기별, 공통적 건강문제를 갖는 인구 집단별 모든 주민의 건강관리사업(형평성)
④ 정해진 사업의 물량 관리 위주의 평가에서 사업 목적·목표 달성 여부의 책임 평가(책임성)

지역사회 통합 건강증진사업
지자체가 지역주민을 대상으로 지역사회 특성과 주민의 요구가 반영된 프로그램 및 서비스 등을 기획·추진하는 사업으로, 기본방향은 다음과 같다.
• 단위사업 중심(분절적) → 대상자 중심 통합서비스 제공(효율성)
• 정해진 지침에 따라 운영(경직적) → 지역 여건에 맞추어 탄력적 운영(자율성)
• 정해진 사업의 물량 관리 위주 평가(수동적) → 사업 목적·목표 달성 여부의 책임 평가(책임성)

12

우리나라 '국민건강증진종합계획(Health Plan) 2020'의 목표는?

① 요람에서 무덤까지 질병 없는 세상
② 온 국민이 함께 만드는 건강세상
③ 질병으로부터 해방과 국민 건강증진
④ 국민의료비의 절감과 평균수명 연장
⑤ 건강수명의 연장과 건강형평성의 제고

제4차 국민건강증진종합계획(제4차 HP2020 : 2016~2020년)

구 분	중점과제	대표지표
목 표	건강수명의 연장과 건강형평성의 제고	
건강생활 실천 확산	1. 금연	성인 남성 현재 흡연율 중고등학교 남학생 현재 흡연율
	2. 절주	성인 연간 음주자의 고위험 음주율
	3. 신체활동	유산소 신체활동 실천율
	4. 영양	건강식생활 실천율
만성퇴행성 질환관리	5. 암	암 사망률
	6. 건강검진	일반(생애) 건강검진 수검률
	7. 관절염	
	8. 심뇌혈관질환	고혈압 유병률 당뇨병 유병률
	9. 비만	성인 비만 유병률
	10. 정신보건	자살 사망률 감소
	11. 구강보건	아동청소년 치아우식 경험률(영구치)
감염질환관리	12. 예방접종	
	13. 비상방역체계	
	14. 의료관련감염	
	15. 결핵	신고 결핵 신환자율
	16. 에이즈	
안전환경보건	17. 식품안전	
	18. 손상예방	손상사망률
인구집단 건강관리	19. 모성건강	모성사망비(출생 10만 명당)
	20. 영유아건강	영아사망률(출생아 천 명당)
	21. 노인건강	노인활동제한율[일상생활수행능력(ADL) 장애율]
	22. 근로자건강증진	
	23. 군인건강증진	
	24. 학교보건	
	25. 취약가정건강	
	26. 장애인건강	
사업체계관리	27. 사업체계관리	

13 제4차 국민건강증진종합계획(HP 2020)의 정책 효과를 측정하기 위해 설정한 대표 지표가
아닌 것은?

▐ 서울시 9급 2017

① 모성사망비
② 영아사망률
③ 건강식생활 실천율
④ 노인 삶의 질

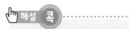

'노인 삶의 질'이 아니라 노인건강에 대한 지표로 '노인활동제한율[일상생활수행능력(ADL) 장애율]'을
들고 있다.

14 제4차 국민건강증진종합계획(Health Plan 2020)의 주요사업 분야의 내용으로 가장 옳지
않은 것은?

▐ 서울시 9급 2020

① 안전환경보건 – 식품안전, 손상예방
② 만성퇴행성 질환과 발병위험 요인관리 – 구강보건, 정신보건
③ 인구집단 건강관리 – 근로자건강증진, 학교보건
④ 건강생활 실천 확산 – 신체활동, 비만관리

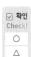

④ 건강생활 실천 확산 – 금연, 절주, 신체활동, 영양
※ 비만관리는 만성퇴행성 질환관리의 주요사업 분야의 내용이다.

15 기본권으로서 건강개념과 관련하여 보건의료서비스의 형평성으로 옳지 않은 것은?

① 질적 형평성
② 기능적 형평성
③ 접근의 형평성
④ 이용의 형평성

건강과 형평성
• **접근의 형평성** : 건강요구에 대한 보건의료서비스의 동등한 접근
• **이용의 형평성** : 건강요구에 대한 동등한 이용
• **질적 형평성** : 동등한 질적 보건의료서비스의 제공

16  우리나라의 건강증진사업 추진방향에 대한 설명으로 옳지 <u>않은</u> 것은? ┃지방직 9급 2012

① 예방 중심의 보건의료 활동으로 전개한다.
② 건강증진사업은 건강취약집단을 최우선 순위에 둔다.
③ 국민건강증진을 위해 금연·절주 운동을 강화한다.
④ 건강장애요소를 최소화하기 위해 보건교육 활동을 강화한다.

🖐️ 해설 콕 ···

건강증진사업은 지역사회주민의 건강수준 향상을 최우선 순위에 둔다.

17 다음의 ㉠, ㉡에 공통으로 들어갈 용어는? ┃간호직 8급 2015

> • 1999년 세계보건기구(WHO) 유럽사무국은 'Health 21'을 발표하였는데, 이 보고서는 (㉠)을
> (를) 강조하며 유럽지역내 국가간 기대수명의 격차를 최소 30%를 줄이고, 사회경제적 집단간
> 기대수명의 격차를 최소 25%를 줄일 것을 권고하였다.
> • 우리나라의 제3차 국민건강증진 종합계획에 따르면 건강수명 연장과 (㉡)을(를) 제고하는
> 것을 목표로 하고 있다.

① 공중보건 ② 건강형평성
③ 일차보건의료 ④ 질병예방

🖐️ 해설 콕 ···

세계보건기구 유럽지역사무소에서 1999년 발간한 'Health 21'에서는 기본 가치로 근본적 인권으로서의
건강, 건강형평성과 연대에 의한 활동, 그리고 개인·집단·공동체의 책임과 참여를, 4가지 주요 활동전
략으로 건강의 결정요인을 해결하기 위한 다부문 전략, 건강결과의 개선을 목표로 하는 프로그램, 통합
적인 가족 및 공동체 중심의 일차보건의료, 모든 수준에서 건강과 관련된 자원들이 관여하는 참여적
건강개발 과정을 제시하고 있다.

제3차 및 제4차 국민건강증진종합계획(Health Plan 2020) 총괄목표
건강수명 연장('07년 71세 → '20년 75세) 및 <u>건강형평성</u> 제고

18 세계보건기구가 제시하는 건강도시의 특징으로 옳은 것만을 모두 고른 것은?

┃간호직 8급 2016

☑ 확인
Check!
○
△
×

> ㄱ. 깨끗하고 안전한 물리적 환경
> ㄴ. 모든 시민의 기본 욕구 충족 노력
> ㄷ. 건강과 복지에 대한 시민 참여
> ㄹ. 모든 시민에 대한 적절한 공중보건 및 치료서비스의 보장

① ㄱ, ㄴ   ② ㄷ, ㄹ

③ ㄱ, ㄴ, ㄷ   ④ ㄱ, ㄴ, ㄷ, ㄹ

 해설 콕

건강도시의 요건
- 주거환경을 포함한 양질의 <u>깨끗하고 안전한 물리적 환경</u>
- 균형 있고 안정적인 생태계
- 강력하고 상호지원적이며 통합적, 비착취적인 지역사회
- <u>시민들이 스스로의 생활, 건강과 안녕에 영향을 주는 결정에 참여하고 조정</u>
- 거주하는 <u>모든 사람들의 기본 욕구, 즉 음식, 물, 주거, 소득, 직장 등의 충족</u>
- 모든 시민들이 건강과 관련된 자원, 경험, 서비스에 공평하게 접근할 수 있어야 함
- 다양하고 혁신적인 도시 경제
- 도시의 역사적, 문화적 유산에 대한 인식을 높임
- 지역문화, 특성을 유지시키고 촉진시키는 도시 구조와 행정체계
- <u>모든 시민들의 접근이 용이한 적절한 수준의 공공 의료 시설 및 건강 서비스 보장</u>
- 모든 시민들이 완전한 건강과 안녕에 도달할 수 있는 공평한 기회

CHAPTER 02

역학과
질병관리

CHAPTER 02 역학과 질병관리

01 역 학

01 역학의 목적이 아닌 것은?

|경기 9급 2004

① 질병발생의 원인규명　　　　② 감염원의 확인
③ 보건서비스 향상　　　　　　④ 질병의 치료

역학의 목적
- 질병발생의 원인규명 및 예방대책 강구
- 질병의 발생이나 분포 및 유행경향 파악
- 질병의 자연사 연구
- 보건의료서비스연구 및 향상
- 임상분야에 활용

02 질병발생의 주요 3인자는?

|서울시 9급 2006

① 병인적 인자, 숙주적 인자, 환경적 인자
② 병인적 인자, 숙주적 인자, 물리적 인자
③ 병인적 인자, 생물학적 인자, 화학적 인자
④ 생물학적 인자, 환경적 인자, 물리적 인자

역학의 3대 인자(요인)는 병인, 숙주, 환경의 세 가지이며, 생태계에서 발생하는 질병은 적어도 두 가지 이상의 요인이 겹쳐서 생기게 된다.

03 감염병 전파 경로 중 맞는 것은?

서울시 의료기술직 9급 2004

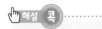

① 병원체 – 병원소 – 병원체 탈출 – 숙주 침입 – 감염
② 숙주 침입 – 병원소 – 병원체 탈출 – 병원체 – 감염
③ 병원소 – 병원체 – 병원체 탈출 – 숙주 침입 – 감염
④ 병원소 – 병원체 탈출 – 병원체 – 숙주 침입 – 감염

해설 콕

감염병 전파 경로(감염병 전파의 6요인)
병원체 → 병원소 → 병원소로부터 병원체의 탈출 → 전파 → 새로운 숙주로의 침입 → 숙주의 감수성(저항성)
※ 연쇄과정으로 진행되며, 이 과정 중 하나라도 결여, 방해, 차단되면 감염병 생성이 안 된다.

04 감염병 관리방법 중 전파과정의 차단에 대한 설명으로 가장 옳은 것은?

서울시 9급 2018

① 홍보를 통해 손씻기와 마스크 착용을 강조하였다.
② 조류인플루엔자 감염 오리를 모두 살처분하였다.
③ 노인인구에서 신종인플루엔자 예방접종을 무료로 실시하였다.
④ 결핵환자 조기발견을 위한 감시체계를 강화하였다.

해설 콕

전파과정의 차단은 병원체가 병원소를 탈출해서 새로운 숙주로 전파되기까지의 환경조건을 개선하여 감염병이 전파되는 것을 차단하는 감염병 관리방법을 말하며, 환경위생 및 개인위생(손씻기, 마스크 착용 등)과 공기의 화학소독, 곤충 매개 질환을 유발하는 곤충에 대한 조치 등이 이에 해당한다.

05 감염병 유행의 3대 인자 중 환경적 인자에 해당하는 것은?

① 감염원   ② 감염경로
③ 감수성 또는 면역성   ④ 환자, 보균자
⑤ 병원소

해설 콕

감염병 발생 3대 인자는 병인, 환경, 숙주이고, 유행의 3대 인자는 감염원, 감염경로, 감수성 있는 숙주이다.

감염원(병인)	감염병의 병원체를 내포하고 있어 감수성 숙주에게 병원체를 전파시킬 수 있는 근원이 되는 모든 것
감염경로(환경)	• 접촉감염 • 공기전파(비말전파) • 전파동물전파 • 개달물(전파체)에 의한 전파
감수성(숙주)	감염병에 대해 저항성이나 면역성이 없어서 감염이 잘되는 숙주 또는 감수성이 높은 집단

06 병원체가 생존하고 증식하면서 감수성 있는 숙주에 전파시킬 수 있는 생태적 지위에 해당하는 사람, 동물, 곤충, 흙, 물 등을 말하는 것은 무엇인가? ▎서울시 9급 2014

☑ 확인
Check!
○
△
✕

① 감염원
② 오염원
③ 병원소
④ 개달물
⑤ 매개물

해설 콕

용어 해설

감염원		• 병원체를 전파시킬 수 있는 근원이 되는 모든 것 • 환자, 보균자, 환자나 보균자의 대소변, 감염 동물, 오염식품이나 오염 식기구 및 생활용구 등을 의미
병원체		• 숙주에 침입하여 특정한 질병을 일으키는 미생물 • 바이러스, 세균, 리케차, 원충류, 진균 또는 사상류 등이 포함
병원소		• 병원체가 생활하고 증식하면서 다른 숙주에 전파될 수 있는 상태로 저장되는 장소 • 궁극적인 감염원이며 종류에는 인간병원소(환자, 보균자 등), 동물병원소, 곤충, 토양, 물 등이 있음
병원소로부터 병원체의 탈출	호흡기계 탈출	• 비강, 기도, 기관지, 폐 등의 부분에서 증식한 병원체가 외호흡을 통해서 탈출 • 주로 대화, 기침, 재채기를 통해 전파
	소화기계 탈출	• 위장관을 통한 탈출 • 소화기계 감염병이나 기생충 질환일 경우 분변이나 구토물에 의해서 체외로 배출되는 경우를 말함

전파	• 병원소로부터 탈출한 병원체는 다른 숙주에게 감염을 시켜야만 성장 및 증식이 가능 • 탈출한 병원체가 새로운 숙주에게 감염시키기까지의 전파 형태는 크게 직접전파와 간접전파로 구분됨	
	직접 전파	• 병원체가 매개체 없이 새로운 숙주로 직접 전파되는 것 • 환자의 기침, 재채기 등에 의해서 발생하는 호흡기계 질병(감기, 결핵, 홍역 등)이나 신체적 접촉에 의해서 발생하는 질병(성병과 피부병 등)이 여기에 속함
	간접 전파	• 배출된 병원체가 어떤 매개체를 통해 새로운 숙주에게 전파되는 것 • 비활성 매개체 전파, 활성 매개체 전파와 공기전파 등이 포함
매개물	질병을 전파시키는 생명력 없는 물질	
개달물	매개물 중 물, 우유, 식품 등을 제외한 장난감, 수건, 요리기구, 수술기구(주사기) 등과 같은 재료나 도구	
병원체의 신숙주 내 침입	• 병원체의 침입양식은 병원체의 탈출구와 보통 일치 • 호흡기계 감염병은 호흡기로 침입하고, 소화기계 감염병은 주로 경구로 침입 • 태반 및 경피를 통하거나 주사기 등에 의한 기계적 침입과 성병처럼 점막이나 상처부위를 통한 경피 침입이 있음	
숙주의 감수성	• 숙주 체내에 병원체가 침입하였다고 해도 반드시 감염 또는 발병되는 것이 아니고, 그 숙주가 감수성 상태에 있을 때 감염 또는 발병이 일어남 • 침입한 병원체에 대항하여 감염 또는 발병을 막을 수 있는 능력에 미치지 못하는 방어력 상태를 감수성이라고 함	

07 다음 중 개달물이 아닌 것은?

경남 9급 2004

☑ 확인
Check!
○
△
×

① 의 류
② 침 구
③ 식 품
④ 가 구

 해설 콕

개달물
병원체를 매개하는 모든 무기물 중 물, 우유, 식품 등을 제외한 환자 의류, 책, 침구, 가구, 요리기구, 수술기구 등을 말한다.

안심Touch

08 다음 중 병원소가 아닌 것은?

│경기 9급 2004

① 개달물 ② 토 양
③ 동 물 ④ 사 람

병원소란 병원체가 생존하고 증식하면서 감수성 있는 숙주에 전파시킬 수 있는 생태적 지위에 해당하는 사람, 동물, 곤충, 흙(토양), 물 등을 말한다.
※ 개달물(介達物)은 비활성 전파체인 물, 우유, 식품, 공기, 토양 다섯 가지를 제외한 병원체를 운반하는 수단으로서만 작용하는 모든 무생물을 말한다.

09 비감염성 질환의 역학적 특징으로 옳은 것은?

│서울시 9급 2001

① 직접적인 원인이 뚜렷하다.
② 원인이 다인적이다.
③ 잠재기간이 짧다.
④ 질병발생의 시점이 분명하다.
⑤ 환경위생 상태와 밀접한 관계가 있다.

비감염성 질환의 특성
• 직접적인 원인이 없다.
• 원인이 다인적이다(생활습관, 체질, 음식, 연령 등).
• 잠재기간이 길다.
• 질병발생의 시점이 분명하지 않다.

┤ 심화 **Tip** ├

감염성 질환과 비감염성 질환

감염성 질환	바이러스, 세균, 곰팡이, 기생충과 같이 질병을 일으키는 병원체가 동물이나 인간에게 전파, 침입하여 일으키는 질환
비감염성 질환	고혈압이나 당뇨와 같이 병원체 없이 일어날 수 있는 질환

10 건강과 질병을 설명하는 한 가지 이론인 생의학적 모형(biomedical model)의 설명으로 옳은 것은?

┃ 서울시 9급 2014

① 정신과 신체가 분리될 수 없다는 일원론(一元論)을 주장한다.
② 질병을 주로 생물학적 구조와 기능의 이상(비정상)으로 해석한다.
③ 만성퇴행성 질환의 발생과 관리를 설명하는데에 적합하다.
④ 지역과 문화가 다르면 의학지식과 기술이 달라진다는 특수성을 강조한다.
⑤ 인간과 질병을 사회·환경적 맥락에서 파악하려고 한다.

 해설 콕

건강모형

생의학적 모형	• 건강과 질병을 이분법적으로 구분하여 질병이 없는 상태를 건강한 상태로 보는 모형 • 질병을 주로 생물학적 구조와 기능의 이상(비정상)으로 해석한다. • 질병은 특정 세균이나 화학물질 등 단일한 원인에 의하여 발생된다고 본다. • 모든 질병이 인류에게 보편적인 어떤 형태로 나타난다고 본다.
생태학적 모형	• 건강과 질병은 병원체, 인간, 환경의 세 가지 요인이 평형 상태를 이룰 때는 건강을 유지하게 되고 균형이 깨질 때는 불건강하게 되는데, 가장 중요한 것은 환경적 요인으로 보는 모형 • 질병은 단일 요인에 의해 발생하지 않으며, 여러 가지 복합적인 요인들의 상호작용으로 발생한다.
사회생태학적 모형	• 개인의 행태적 측면이 질병발생의 원인으로 작용한다는 모형 • 만성퇴행성 질환의 발생과 관리를 설명하는데에 적합하다.

11 다음 중 건강의 개념을 설명하는 모형에서 숙주, 병인 및 환경 등 세 가지 요소의 상호관계를 통해 건강과 질병이 결정된다고 주장하는 모형은 무엇인가?

┃ 서울시 9급 2008

① 생태학적 모형
② 생의학적 모형
③ 세계보건기구 모형
④ 총체적 모형
⑤ 구조기능주의 모형

 해설 콕

생태학적 모형에 따르면 숙주요인이 우세하거나 환경요인이 숙주요인 쪽에 유리하게 작용되면 숙주요인 쪽으로 기울어지게 되고 건강의 증진을 의미한다.
반대로 병인요인이 우세하거나 환경요인이 병인요인 쪽에 유리하게 작용할 경우에는 평형파괴로 건강저해와 질병의 발생을 의미한다.

12 사회생태학적 모형을 적용한 건강증진사업에서 건강 영향 요인별 전략의 예로 옳지 않은 것은?

| 간호직 8급 2017

① 개인적 요인 – 개인의 지식·태도·기술을 변화시키기 위한 교육
② 개인간 요인 – 친구, 이웃 등 사회적 네트워크의 활용
③ 조직 요인 – 음주를 감소시키기 위한 직장 회식문화 개선
④ 정책 요인 – 지역사회 내 이벤트, 홍보, 사회 마케팅 활동

해설 콕 ....

사회생태학적 모형에 따른 전략

단 계		전 략
개인적 요인		개인의 지식·태도·기술을 변화시키기 위한 교육, 상담, 유인제공

개인간 요인		• 기존 네트워크의 활용
		• 새로운 네트워크의 개발
		  – 후원자(mentor) 활용
		  – 동료(buddy)의 활용
		  – 자조집단(동아리)의 형성
		• 자연적인(비공식적) 지도자(natural helper)의 활용

지역사회 수준	조직 요인	조직개발 이론과 조직관계 이론의 적용
	지역사회 요인	• 이벤트 • 매체 홍보 • 사회마케팅 • 지역사회 역량강화
	정책 요인	• 옹호 • 정책개발

13 질병발생의 3원론(삼각형 모형설)과 관련성이 가장 적은 내용은?

① 숙주 자신이 지니는 자체적인 요인
② 숙주와 관련되는 환경적 요인
③ 숙주와 관련되는 병인적 요인
④ 숙주와 관련되는 경제적 요인
⑤ 숙주, 환경, 병인의 복합적 요인

질병발생의 3대 주요 인자인 병인적 인자, 숙주적 인자, 환경적 인자의 상호관계에서 질병이 발생된다는 설이다.

병인적 인자	생물학적 인자인 세균, 바이러스, 기생충 및 각종 화학물질 및 이와 관계없는 미지의 어떤 요인이 될 수도 있다.
숙주적 인자	숙주의 성별, 연령별, 종족, 직업, 사회경제적 계급, 결혼 및 가족상태와 선천적 인자, 면역성 및 식습성 등 다양하다.
환경적 인자	• 생물학적 환경(병원소 활성 전파체인 매개곤충, 기생충의 중간숙주 존재) • 물리적 환경(계절의 변화, 기후, 실내의 환경, 지리적 조건, 농어촌이나 도시 등) • 사회적 환경(인구의 밀도, 직업, 사회풍습, 경제생활의 형태 등)

14 감염병 발생에 관한 수레바퀴 모형설의 역학적 인자가 아닌 것은?

① 물리화학적 환경요인
② 생물학적 환경요인
③ 사회학적 환경요인
④ 병인적 요인
⑤ 숙주 요인

수레바퀴 모형설
바퀴의 중심부분은 숙주가 되며, 그 핵심은 인간의 유전적 요인에 해당된다.
숙주를 중심으로 그 밖을 환경이 둘러싸고 있으며, 환경은 생물학적, 사회적, 물리화학적인 환경으로 분리한다.

15 다음 설명에 해당하는 질병발생 모형은?

|간호직 8급 2016

질병발생을 인간과 환경과의 상호작용의 결과로 설명하며, 질병에 대한 원인 요소들의 기여 정도에 따라 면적 크기를 다르게 표현함으로써 역학적으로 분석한다.

① 역학적 삼각형 모형
② 거미줄 모형
③ 수레바퀴 모형
④ 원인 모형

수레바퀴 모형

원인망 모형이 질병이 발생하는 경로를 표현함으로써 질병예방대책 수립에 도움이 되는 반면에 수레바퀴 모형은 질병발생에 대한 원인 요소들의 기여 정도에 중점을 두어 표현함으로써 역학적 분석에 도움이 된다.

16 질병은 선행적 요인 및 횡적 요인과 연관되어 발생된다는 질병발생설은?

① 삼각형 모형설
② 수레바퀴 모형설
③ 거미줄 모형설
④ 유전적 요인설
⑤ 환경적 요인설

거미줄 모형설

질병발생의 요인이 어느 특정한 요인에 의해서 이루어지는 것이 아니라, 여러 가지 요인들과 연결되어 질병이 발생된다는 이론이다. 복잡한 상호관계가 마치 거미줄과 같이 얽혀져 있어 거미줄 모형이라 한다.

17 다음에 해당하는 역학연구방법은?

┃ 간호직 8급 2015

건강한 지역주민 중 표준체중과 과체중을 가진 사람을 대상으로 일정한 시간이 경과한 후 고혈압 발생과의 관계를 알아보고자 한다.

① 코호트 연구
② 환자 – 대조군 연구
③ 단면적 연구
④ 기술역학

코호트 연구(Cohort study)는 특정요인에 노출된 집단과 노출되지 않은 집단을 추적하고 연구대상 질병의 발생률을 비교하여 요인과 질병발생 관계를 조사하는 연구 방법이다.

18 연구시작 시점에서 폐암에 이환되지 않은 사람을 대상으로 흡연자와 비흡연자를 20년간 추적 조사하여 폐암 발생 여부를 규명하는 역학조사 방법은? ┃서울시 9급 2020

① 전향적 코호트 연구   ② 환자대조군 연구
③ 단면 연구   ④ 후향적 코호트 연구

전향적 코호트 연구는 앞으로 일어날 사건을 연구대상으로 하며, 질병발생의 어떤 요인이나 속성에 폭로된 인구집단과 폭로되지 않은 인구집단 간에 앞으로 어떤 결과가 나타나는 지를 비교 연구하는 방법이다.
② **환자대조군 연구** : 어떤 질병에 이환된 집단을 대상으로 하여 환자군을 선택하고 이환되어 있지 않은 건강한 대조군을 선정하여, 가설된 위험요인을 과거에 갖고 있었는지 또는 위험요인에 폭로되었는지의 여부를 조사하여 비교 검토함으로써 위험요인과 질병발생과의 인과관계를 규명하고 질병발생의 원인을 찾아내는 방법이다.
③ **단면 연구** : 일정한 인구집단을 대상으로 특정한 시점 또는 기간 내에 어떤 질병 또는 상태의 유무를 조사하고, 그 인구집단의 개개 구성요원이 갖고 있는 각종 속성(연령, 성별, 사회·경제적인 요인, 교육 정도, 인종, 종교, 거주지 등)과 연구하려는 질병과의 상관관계가 있는지 여부를 규명하는 연구방법이다.
④ **후향적 코호트 연구** : 과거에 이미 일어난 사건에 대한 연구로, 과거의 기록에 의하여 원인되는 요소를 먼저 분류하고, 거기에 따른 질병발생의 결과를 관찰 분석하는 방법이다.

19 다음 내용 설명은 역학적 연구 방법 중 어디에 속하는가? ┃서울시 9급 2014

• 연구시작 시점에서 과거의 관찰시점으로 거슬러 가서 관찰시점으로부터 연구시점까지의 기간 동안 조사
• 질병발생 원인과 관련이 있으리라고 의심되는 요소를 갖고 있는 사람들과 갖고 있지 않은 사람들을 구분한 후 기록을 통하여 질병발생을 찾아내는 방법

① 전향적 코호트 연구(prospective cohort study)
② 후향적 코호트 연구(retrospective cohort study)
③ 환자 – 대조군 연구(case – control study)
④ 단면조사 연구(cross – sectional study)
⑤ 사례군 연구(case series study)

CHAPTER **2** 역학과 질병관리

① · ② 전향적 연구(전향적 코호트 연구)는 질병발생률을 볼 수 있는 것이고, 후향적 연구(후향적 코호트 연구)는 환자군과 대조군의 과거를 되돌아보는 연구이다.

③ 특정질병을 가진 사람(환자)과 그 질병이 없는 사람을 선정하여 질병발생과 관련이 있다고 생각되는 위험요인에 대해 노출된 정도를 비교하는 연구설계이다.

④ 인구집단을 특정한 시점이나 기간 내에 질병을 조사하고 각 질병과 인구집단의 관련성을 연구하는 방법으로 '상호관계 연구', '시점조사', '유병률 연구'라고도 한다.

20 다음 설명에 해당하는 역학연구 방법으로 옳은 것은?

서울시 간호직 8급 2016

대상 질병에 걸리지 않은 표본집단을 선정하여 질병발생의 원인으로 가정한 요인의 노출 여부 자료를 수집한 후, 일정 기간 계속 관찰하여 질병발생 여부 자료를 수집한다.

① 실험 연구
② 전향적 코호트 연구
③ 환자 - 대조군 연구
④ 후향적 코호트 연구

전향적 코호트 연구에 대한 설명이다.

21 표본을 대상으로 단기간에 개개인의 위험요인 노출 여부와 질병 유무를 동시에 조사하는 연구는?

① 전향적 코호트 연구(prospective cohort study)

② 후향적 코호트 연구(retrospective cohort study)

③ 환자 - 대조군 연구(case-control study)

④ 단면조사 연구(cross-sectional study)

⑤ 사례군 연구(case series study)

해설 콕

임상 연구

대조군이 없는 경우 (서술적 연구)	환자 사례보고	한 환자 또는 소수 환자의 드문 의학적 현상을 기술하는 연구 (특이한 질병의 보고, 특정 요인의 연관 가능성, 치료법의 발전 가능성 등을 보고)
	환자 사례군 연구	동일 환자군에서 관심 변수들의 빈도 등을 분석하는 연구로, 대조군 없이 시행하는 환자들 대상의 연구
대조군이 있는 경우 (분석적 연구)	단면조사 연구	표본을 대상으로 단기간에 개개인의 위험요인 노출 여부와 질병 유무를 동시에 조사하는 연구(인과관계보다는 연관성을 확인)
	환자 – 대조군 연구	질병이 있는 집단과 없는 집단을 선정하여 질병에 영향을 주었을 것으로 추정되는 예측변수들과 질병의 연관성을 연구
	전향적 코호트 연구	특정 인구집단(코호트)을 연구대상을 선정하고 그 대상으로부터 특정 질병의 발생에 관여하리라 의심되는 어떤 특성(예 흡연)과 같이 질병의 원인이라 생각되는 인자에 폭로된 정보를 수집한 후, 특정 질병의 발생을 시간 경과에 따라 전향적으로 추적, 관찰함으로써 특정 요인에 폭로되지 않은 집단에 비해 폭로된 집단에서의 질병발생률을 비교하는 역학적 연구방법

22 환자 – 대조군 연구에 대한 설명으로 옳은 것은?

| 간호직 8급 2016

 ☑ 확인 Check!
○
△
×

① 희귀한 질병을 연구하는데 적합하다.
② 질병의 자연사나 규모를 모를 때 시행하는 첫 번째 연구로서 유용하다.
③ 질병과 발생요인 간의 시간적 선후관계를 명확하게 조사할 수 있다.
④ 질병발생률과 비교위험도를 산출하는데 적합하다.

 해설 콕

각 연구설계의 장·단점

구 분	장 점	단 점
생태학적 연구	• 기존의 자료를 이용할 수 있다. • 비교적 단시간내 결과를 얻을 수 있다. • 비교적 비용이 적게 든다.	• 시간적 선후관계에 의한 오류가 있을 수 있다. • 생태학적 오류의 발생가능성이 있다.
단면 연구	• 해당 질병의 규모(유병률)를 구할 수 있다. • 질병의 자연사나 규모를 모를 때 시행할 수 있는 첫 번째 연구이다.	• 질병과 관련요인의 선후관계가 불분명하다. • 복합요인들 중 원인에 해당하는 요인만을 찾아내기 어렵다.

 안심Touch

CHAPTER **2** 역학과 질병관리

단면 연구	• 지역사회의 건강평가를 통해 보건사업의 우선순위를 정하는데 도움이 된다. • 질병발생 시점이 불분명하거나 진단까지의 시간이 많이 걸리는 질병에 적합하다. • 동시에 여러 종류의 질병과 요인의 연관성을 연구할 수 있다. • 비교적 비용과 시간적 측면에서 경제적이다.	• 유병률이 낮은 질병과 노출률이 낮은 요인은 연구가 어렵다. • 연구 대상이 연구 시점에 만날 수 있는 환자로 제한되며, 유병기간이 긴 환자가 더 많이 포함될 가능성이 있다. • 치명률이 높은 질병 연구에는 적합하지 않다.
환자- 대조군 연구	• 필요한 연구대상자 수가 적게 든다. • 비교적 시간, 노력, 경비가 적게 든다. • 비교적 희귀한 질병이나 잠복기가 긴 질병에 대한 연구가 가능하다. • 한 질병과 관련 있는 여러 위험요인을 동시에 조사할 수 있다.	• 위험요인과 질병 간의 시간적 선후관계가 불분명하다. • 위험요인에 대한 노출이 드문 경우 수행하기 어렵다. • 과거 노출 여부에 대한 정확한 정보수집이 어렵다. • 적절한 대조군을 선정하는데 어려움이 있을 수 있다. • 위험도의 직접적인 산출이 어렵다.
후향적 코호트 연구	• 위험요인의 노출 수준을 여러 번 측정할 수 있다. • 위험요인과 질병 간의 시간적 선후관계가 비교적 명확하다. • 질병의 발생률과 상대위험도를 구할 수 있다. • 노출과 수많은 질병 간의 연관성을 볼 수 있다. • 위험요인에 대한 노출이 드문 경우에도 연구가 가능하다.	• 시간, 노력, 경비가 많이 든다. • 장기간의 기간이 필요할 수 있다. • 추적이 불가능한 대상자가 많아지면 연구 결과에 영향을 줄 수 있다. • 진단방법과 기준, 질병분류 방법이 변할 가능성이 있다. • 질병발생률이 낮은 경우에는 연구가 어렵다.

23 환자-대조군 연구에서 짝짓기(Matching)를 하는 주된 목적은?

① 선택바이어스의 영향을 통제하기 위하여
② 정보바이어스의 영향을 통제하기 위하여
③ 표본추출의 영향을 통제하기 위하여
④ 교란변수의 영향을 통제하기 위하여

환자-대조군 연구는 질병이 있는 집단과 없는 집단을 선정하여 질병에 영향을 주었을 것으로 추정되는 예측변수들과 질병의 연관성을 연구하는 것으로, 환자-대조군 선정시 짝짓기(Matching)를 통해 교란변수의 영향을 통제한다.

24 코호트 연구에 비해 환자 – 대조군 연구의 특징으로 옳지 않은 것은?

① 편견이 적다.

② 비용이 적게 든다.

③ 대조군 선정에 어려움이 있다.

④ 한 질병과 관련된 여러 위험요인을 동시에 조사할 수 있다.

 해설 콕

코호트 연구가 속성 또는 요인에 대한 편견이 적다.

25 다음 중 전향성 조사의 대상은?　　　　　　　　　　　　　　┃충북 의료기술직 9급 2004

① 환자 – 대조군　　　　　　　　② 건강자

③ 환 자　　　　　　　　　　　　④ 실험군 – 대조군

 해설 콕

전향성 조사란 질병발생 전에 건강자를 대상으로 조사하는 것을 말한다.

26 코호트 연구(cohort study)의 장점은?　　　　　　　　　　　┃지방직 9급 2009

① 단시간에 결과를 얻을 수 있다.

② 대상자의 수가 적어도 가능하다.

③ 경비와 노력이 절감된다.

④ 의심 요인에 개입되는 편견이 적다.

 해설 콕

코호트 연구(cohort study)의 장·단점

장 점	• 속성 또는 요인에 대한 편견이 적다. • 한 연구에서 여러 개 가설 또는 다른 질환과의 관계도 검증할 수 있다(특정 위험요인과 여러 질병과의 관계를 조사할 수 있다). • 요인과 질병과의 시간적 선후관계가 분명하고 인과관계를 정확히 파악할 수 있다.
단 점	• 관찰기간이 길고 대상자가 탈락하기 쉬워 많은 대상자를 필요로 하며, 결과의 정확도에 문제가 생길 수 있다. • 장기간 계속 관찰하여야 하므로 비용, 시간, 노력이 많이 든다. • 진단방법과 기준에 변동이 생길 수 있다.

27 코호트 연구의 장점으로 옳은 것은?

① 요인과 질병과의 시간적 선후관계가 분명하다.
② 시간과 비용이 적게 든다.
③ 연구대상자 수가 적어도 된다.
④ 동시에 여러 종류의 질병과 요인의 연관성을 연구할 수 있다.

환자 – 대조군 연구는 요인과 질병과의 시간적 선후관계가 불분명한 반면에, 코호트 연구는 요인과 질병과의 시간적 선후관계가 분명하다.
② 코호트 연구는 장기간의 추적관찰이 필요하므로 시간과 비용이 많이 든다.
③ 코호트 연구는 설계상 많은 연구대상자가 필요하다. 대상자가 적은 희귀한 질병이나 잠복기가 긴 질병의 경우 환자 – 대조군 연구가 적합하다.
④ 동시에 여러 개의 질병과 요인과의 관련성을 연구할 수 있는 것은 단면 연구이다.

28 〈보기〉에서 기술한 역학적 연구 방법은?　　　　　　　　　　　　｜서울시 9급 2019

─● 보 기 ●─

첫 임신이 늦은 여성에서 유방암 발생률이 높은 원인을 구명하기 위해 1945년에서 1965년까지 내원한 첫 임신이 지연된 대상자를 모집단으로 하여, 내원 당시 분석된 호르몬 이상군(노출군)과 기타 원인으로 인한 여성들(비노출군)을 구별하고, 이 두 집단의 유방암 발생 여부를 파악하였다. 1978년에 수행된 이 연구는 폐경 전 여성들의 호르몬 이상군에서, 유방암 발생이 5.4배 높은 것을 밝혀냈다.

① 후향적 코호트 연구　　　　　　　② 전향적 코호트 연구
③ 환자–대조군 연구　　　　　　　　④ 단면 연구

〈보기〉에서 기술한 연구 방법은 연구시작 시점에서 과거의 관찰시점으로 거슬러 가서 관찰시점으로부터 연구시점까지의 기간 동안 조사하였으며, 질병발생 원인과 관련이 있으리라고 의심되는 요소를 갖고 있는 사람들과 갖고 있지 않은 사람들을 구분한 후 기록을 통하여 질병 발생을 찾아내는 방법으로 수행되었다. 이는 환자군과 대조군의 과거를 되돌아보는 후향적 코호트 연구(Retrospective cohort study) 방법이다.

29 흡연과 폐암과의 관련성을 알아보기 위해 폐암군 100명과 정상군 100명을 조사하여 과거 흡연력에 대해 조사하였다. 이 조사를 통해 흡연과 폐암과의 관계를 밝혀냈다면 이때 사용된 역학적 연구방법은 무엇인가?

┃서울시 9급 2015

① 후향성 연구 　　　　　　　　② 단면 연구
③ 전향성 연구 　　　　　　　　④ 사례 연구

역학적 연구방법

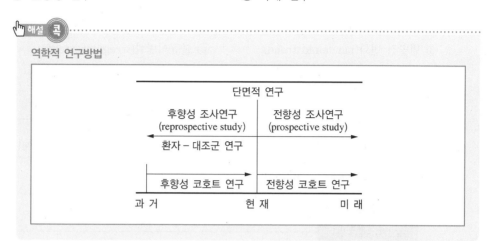

30 기술역학을 바르게 설명한 것은?

┃경기 9급 2004

① 질병발생의 분포의 경향에 대하여 인적, 지역적, 시간적 요인을 사실적으로 기술한다.
② 2차 단계의 역학이다.
③ 환자 – 대조군 연구가 있다.
④ 관찰을 통해 얻어진 결과를 토대로 질병발생과 질병발생의 요인 또는 속성과의 인과관계 (cause-effect)를 밝혀낸다.

기술역학은 인구집단을 대상으로 하여 집단에서 발생되는 질병의 분포, 경향 등을 그 집단의 특성에 따라 조사, 연구하여 사실적 현상 그대로 기록하는 1단계 역학을 말한다.
②, ③, ④는 분석역학에 대한 설명이다.
분석역학은 기술역학(1단계 역학)에서 관찰을 통해 얻어진 결과를 토대로 질병발생과 질병발생의 요인 또는 속성과의 인과관계(cause-effect)를 밝혀내는 2단계 역학으로, 단면조사 연구, 환자 – 대조군 연구 및 코호트 연구의 3가지 조사방법이 있다.

31 다음 내용으로 알 수 있는 시간적 현상(time factor)은?   ┃서울시 9급 2015

> • 외국에서 신종 H7N9형 조류인플루엔자(AI) 감염자가 계속 확산
> • 국내 외국 여행객을 통해 국내 반입 가능
> • 한국에 조류인플루엔자(AI)가 들어와 돌연 국내에 유행

① 추세변화(secular trend)
② 계절변화(seasonal trend)
③ 범발적 변화(pandemic trend)
④ 불규칙변화(irregular trend)

 해설 콕

시간적 현상(time factor)

추세변화(장기변화) (Secular trend)	수십년에 걸쳐서 발생하는 변화 예 장티푸스는 30~40년, 디프테리아는 약 20년, 인플루엔자는 30년 주기
계절변화 (Seasonal trend)	소화기계 감염병(여름), 호흡기계 감염병(겨울)
불규칙변화 (Irregular trend)	갑자기 돌발적 유행하는 경우 예 외래감염병
순환변화 (단기변화, 주기변화) (Cyclic trend)	수년의 단기간을 주기로 발생 예 홍역은 2년, 백일해는 2~4년, 유행성이하선염은 3~4년 주기

32 기술역학적 조사에서 조사범주에 속하지 않는 내용은?

① 누구(Who)
② 언제(When)
③ 장소(Where)
④ 이유(Why)
⑤ 무엇(원인)(What)

 해설 콕

기술역학
어떤 질병의 발생사실에 대해서 계획적 조사를 실시하는 것으로, 누가(who), 언제(when), 어느 곳 (where), 무엇(what)으로 그런 결과가 생겼는지를 사실 그대로 기록하는 1단계 역학이다.
• **인구학적 특성(who)** : 누구한테서 발생하였는가?
• **지역적 특성(where)** : 어디서 발생하였는가?
• **시간적 특성(when)** : 언제 발생하였는가?
• **질병의 종류(what)** : 무슨 질병이 발생하였는가?

33 역학연구방법에 관한 설명으로 옳은 것은?

① 기술역학은 질병과 특정 노출요인에 대한 정보를 특정한 시점 또는 짧은 기간 내에 얻는 방법이다.

② 단면조사 연구의 주요 변수는 인구학적 특성, 지역적 특성, 시간적 특성이다.

③ 후향적 코호트 연구는 연구시작 시점 훨씬 이전으로 거슬러 올라가 요인노출과 질병발생 간의 관련성을 추적하는 방법이다.

④ 이중맹검법(double blind method)은 환자 – 대조군 연구에서 정보편견을 최소화하는 방법이다.

  해설 콕 ···

① 질병과 특정 노출요인에 대한 정보를 특정한 시점 또는 짧은 기간 내에 얻는 방법은 단면조사 연구방법이다. 기술역학은 인구집단에서의 질병의 발생과 관계되는 모든 현상을 기술하여 질병발생의 원인에 대한 가설을 얻기 위하여 시행되는 연구이다.

② 기술역학의 주요 변수이다.

④ 이중맹검법(double blind method)은 실험역학에서 정보편견을 최소화하는 방법이다.

34 어느 지역에서 코로나19(COVID-19) 환자가 1,000여명 발생했을 때, 가장 먼저 실시해야 할 역학연구는?

① 기술역학 ② 분석역학

③ 실험역학 ④ 이론역학

해설 콕 ···

어느 지역에서 코로나19(COVID-19) 환자가 1,000여명 발생했을 때, 가장 먼저 실시해야 할 역학연구는 <u>기술역학</u>이다. 기술역학은 인구집단을 대상으로 하여 집단에서 발생되는 질병의 분포, 경향 등을 그 집단의 특성에 따라 조사, 연구하여 사실적 현상 그대로 기록하는 1단계적 역학이다.

② 분석역학은 기술역학(1단계 역학)에서 관찰을 통해 얻어진 결과를 토대로 질병발생과 질병발생의 요인 또는 속성과의 인과관계(cause-effect)를 밝혀내는 제2단계 역학이다.

③ 실험역학은 실험적으로 대상요인을 인위적으로 투여하거나 제거한 후 그 영향을 측정하는 2단계 역학이다.

④ 이론역학은 질병발생 양상에 관한 모델과 유행현상을 수리적으로 분석하여 이론적으로 유행법칙이나 현상을 수식화하고, 실제로 나타난 결과와 비교해 봄으로써 그 모델의 타당성을 검정하고 또는 그 모델 내에서의 여러 요인들 간의 상호관계를 수리적으로 규명해내는 3단계 역학이다.

35 역학연구 중 2차연구 방법은?

① 기술역학
② 분석역학
③ 이론역학
④ 실험역학

> 분석역학(analytical epidemiology)이란 기술역학의 결과를 바탕으로, 질병발생에 대한 가설을 설정하고, 이에 대한 "Why"의 대답을 구하려는 2단계 역학이다.

36 다음 중 분석역학에 대한 설명으로 가장 옳은 것은?

① 단면조사 연구는 단시간 내에 결과를 얻을 수 있어서, 질병발생과 질병원인과의 선후관계를 규명할 수 있다.
② 코호트 연구는 오랜 기간 계속 관찰해야 하는 관계로 연구결과의 정확도를 높일 수 있다.
③ 전향성 코호트 연구와 후향성 코호트 연구는 모두 비교위험도와 귀속위험도를 직접 측정할 수 있다.
④ 환자 – 대조군 연구는 비교적 비용이 적게 들고, 희귀한 질병을 조사하는데 적절하다.

> 환자 – 대조군 연구는 연구가 비교적 용이하고, 시간, 경비, 노력이 적게 들며, 희귀질병이나 잠복기가 긴 만성질환 연구도 가능하다.
> ① 단면조사 연구는 상관관계는 알 수 있지만, 인과관계를 규명하기는 어렵다.
> ② 코호트 연구는 관찰기간이 길고 대상자가 탈락하기 쉬워 많은 대상자를 필요로 하며, 결과의 정확도에 문제가 생길 수 있다.
> ③ 전향성 코호트 조사는 현재의 원인이 앞으로 어떤 결과를 가져오는지에 대한 조사이므로 비교(상대)위험도를 측정할 수 있다. 반면 후향성 코호트 연구는 현재의 결과가 과거 어떤 요인에 의한 것인지를 조사하는 것으로 귀속위험도를 측정할 수 있다.

37 인구집단을 대상으로 건강관련 문제를 연구하기 위한 단면 연구(cross-sectional study)에 대한 설명으로 옳은 것은?

① 병원 또는 임상시험 연구기관 등에서 새로운 치료제나 중재 방법의 효과를 검증하는 방법이다.
② 장기간 관찰로 추적이 불가능한 대상자가 많아지면 연구를 실패할 가능성이 있다.
③ 코호트 연구(cohort study)에 비하여 시간과 경비가 절감되어 효율적이다.
④ 적합한 대조군의 선정이 어렵다.

특정 시점, 짧은 기간 동안 대상 인구집단의 질병별 발생률과 연구하고자 하는 속성의 유무를 동시에 조사한 후 이들 간의 원인적 연관성을 찾는 연구설계이므로, 코호트 연구(cohort study)에 비하여 시간과 경비가 절감되어 효율적이다.
① 실험역학 중 임상적 실험연구에 대한 설명이다.
② 실험역학 중 코호트 연구에 대한 설명이다.
④ 분석역학 중 환자 – 대조군 연구방법에 대한 설명이다.

38 일정한 인구집단을 대상으로 특정한 시점이나 기간 내에 그 질병과 그 인구집단이 가지고 있는 속성과의 관계를 찾아내는 연구조사 방법은? ┃서울시 9급 2018

① 단면조사 연구
② 전향성 조사연구
③ 환자–대조군 조사연구
④ 코호트 연구

단면조사 연구
일정한 인구집단을 대상으로 특정한 시점이나 기간 내에 그 질병과 그 인구집단이 가지고 있는 속성과의 관계를 찾아내는 조사방법이다. 조사된 결과를 통계학적 점검이나 동시에 여러 종류의 질병과 상관관계(correlation coefficient)를 조사하여 비교 검토하는 조사로서 단시간 내에 결과를 얻을 수 있는 장점이 있는 반면에, 유행기간이 짧은 경우 조사 의미를 상실할 수 있으며, 질병발생의 선행요인을 쉽게 알아낼 수 없는 단점이 있다.

39 수학적으로 예측가능하고 이론적인 역학을 의미하는 것은? ┃전남 9급 2011

① 작전역학
② 이론역학
③ 실험역학
④ 분석역학

이론역학
• 질병발생 양상에 관한 모델과 유행현상을 수리적으로 분석하여 이론적으로 유행법칙이나 현상을 수식화하고, 실제로 나타난 결과와 비교해 봄으로써 그 모델의 타당성을 검정하고 또는 그 모델 내에서의 여러 요인들 간의 상호관계를 수리적으로 규명해내는 3단계 역학이다.
• 감염병의 발생이나 유행을 예측하는데 활용된다.

40

흡연자 1,000명과 비흡연자 2,000명을 대상으로 폐암발생에 관한 전향적 대조 조사를 실시한 결과, 흡연자의 폐암환자 발생이 20명이고, 비흡연자는 4명이었다면 흡연자의 폐암발생 비교위험도(relative risk)는?

▮서울시 9급 2018

① 1
② 5
③ 9
④ 10

 해설 콕 ....

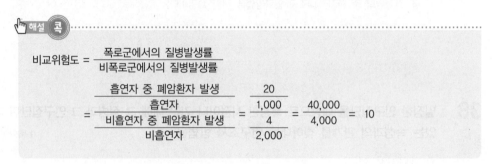

$$비교위험도 = \frac{폭로군에서의\ 질병발생률}{비폭로군에서의\ 질병발생률}$$

$$= \frac{\dfrac{흡연자\ 중\ 폐암환자\ 발생}{흡연자}}{\dfrac{비흡연자\ 중\ 폐암환자\ 발생}{비흡연자}} = \frac{\dfrac{20}{1,000}}{\dfrac{4}{2,000}} = \frac{40,000}{4,000} = 10$$

41

다음 코호트 연구(Cohort study)에서 상대위험도(relative risk)는?

(단위 : 명)

구 분	질 병		합 계
	뇌졸중 걸림	뇌졸중 안 걸림	
고혈압 상태 계속	80	4,920	5,000
정상혈압	20	4,980	5,000
합 계	100	9,900	10,000

① 0.25
② 0.99
③ 4
④ 1

해설 콕 ....

상대위험도란 '위험인자가 있는 경우의 어떤 사건발생확률'에 대한 '위험인자가 없는 경우의 사건발생확률'의 비로 정의되며, 상대위험도가 클수록 위험인자와 사건 간의 연관성이 큰 것으로 볼 수 있다.
상대위험도 = (80 / 5,000) ÷ (20 / 5,000) = 4

42

고혈압으로 인한 뇌졸중 발생의 상대위험도(relative risk)를 〈보기〉의 표에서 구한 값은?

❚서울시 9급 2020

●보기●

(단위 : 명)

구 분	뇌졸중 발생	뇌졸중 비발생	합 계
고혈압	90	110	200
정상혈압	60	140	200
합 계	150	250	1,400

① (60/200) / (90/200)

② (90/150) / (110/250)

③ (110/250) / (90/150)

④ (90/200) / (60/200)

해설 콕

상대위험도(relative risk)

$$\text{상대위험도} = \frac{\dfrac{\text{고혈압 중 뇌졸중 발생(90)}}{\text{고혈압(90+110)}}}{\dfrac{\text{정상혈압 중 뇌졸중 발생(60)}}{\text{정상혈압(60+140)}}} = \frac{\dfrac{90}{200}}{\dfrac{60}{200}}$$

43

A집단에서 흡연과 폐암에 관한 코호트 조사를 한 결과 흡연자 200,000명 중 40명의 폐암환자가 발생하였고, 비흡연자 200,000명 중 4명의 폐암환자가 발생하였다면, 이 연구에서 흡연이 폐암에 미치는 상대위험도는?

❚서울시 9급 2014

① 2   ② 4

③ 8   ④ 10

⑤ 20

해설 콕

$$\text{상대위험도} = \frac{\dfrac{\text{위험인자 있는 사람 중 발생환자 수}}{\text{위험인자에 노출된 인원}}}{\dfrac{\text{위험인자 없는 사람 중 발생환자 수}}{\text{위험인자에 노출되지 않은 인원}}} = \frac{\dfrac{40}{200,000}}{\dfrac{4}{200,000}} = 10$$

44 다음 표에 제시된 전향성 코호트 연구 결과에서 위험요인의 질병발생에 대한 기여위험도 (attributable risk)는?

Ⅰ 간호직 8급 2017

구 분		위험요인		합 계
		유	무	
위험요인	유	a	b	a+b
	무	c	d	c+d
합 계		a+c	b+d	a+b+c+d

① $\dfrac{a}{a+b} - \dfrac{c}{c+d}$

② $\dfrac{b}{a+b} - \dfrac{d}{c+d}$

③ $\dfrac{a}{a+c} - \dfrac{b}{b+d}$

④ $\dfrac{c}{a+c} - \dfrac{d}{b+d}$

 해설 콕

위험비와 기여위험도(attributable risk ; 귀속위험도)
어떤 위험요인에 의해서 초래되는 결과의 위험도를 측정하는 방법으로 위험(risk)차라고도 한다.

- $\dfrac{a}{a+b} = R_1$: 흡연 시의 폐암발생률

- $\dfrac{c}{c+d} = R_2$: 비흡연 시의 폐암발생률

- 위험(Risk)비 $= \dfrac{R_1}{R_2}$

- 귀속위험도(위험차) $= R_1 - R_2 = \dfrac{a}{a+b} - \dfrac{c}{c+d}$

45

A요인 폭로군에서의 B질병 발생률은 20%이고, A요인에 폭로되지 않은 군에서의 B질병 발생률은 5%이다. B질병에 대한 A요인의 귀속위험도(attributable risk)는? ▍지방직 9급 2012

① 0.15

② 0.25

③ 0.75

④ 4.0

해설 콕

귀속위험도 = (A요인 폭로군에서의 B질병 발생률) − (A요인에 폭로되지 않은 군에서의 B질병 발생률)
= 20% − 5% = 15% = 0.15

46

다음 표는 역학조사를 위한 환자 – 대조군 연구의 결과이다. 야간근무로 인한 수면장애의 발생 가능성에 대한 교차비(Odds Ratio)는? ▍간호직 8급 2014

(단위 : 명)

구 분		수면장애		합 계
		있 음	없 음	
야간근무 실시 여부	실 시	70	10	80
	미실시	30	90	120
합 계		100	100	200

① 3

② 3.5

③ 7

④ 21

해설 콕

교차비(Odds Ratio ; 비차비)
환자 – 대조군 연구에서 주로 사용되며, 질병을 갖고 있는 사람과 갖고 있지 않은 사람 간의 위험요인 노출 여부(폭로 여부)에 대한 비(比)이다.

$$교차비 = \frac{70 \times 90}{30 \times 10} = 21$$

CHAPTER 2 역학과 질병관리

47 운동 부족과 심혈관질환 발생과의 관계를 알아보기 위해 환자-대조군 연구를 실시하였다. 아래 표와 같은 결과가 나왔을 때 운동 부족과 심혈관질환 발생 간의 교차비는 얼마인가?

구 분	심혈관질환 발생(환자군)	심혈관질환 비발생(대조군)
운동 부족	120	880
운동 실시	48	952

① (880/952)/(120/48)

② (120/48)/(880/952)

③ (120/168)/(880/1,832)

④ (48/1,000)/(120/1,000)

 해설 콕

$$교차비 = \frac{120 \times 952}{48 \times 880}$$

48 환자-대조군 연구결과인 〈보기〉의 표를 이용하여 교차비(odds ratio)를 산출할 때, 계산식으로 옳은 것은?

질병 여부 / 노출 여부	환 자	비환자	합 계
노 출	A	D	G
비노출	B	E	H
합 계	C	F	I

① A/G - B/H

② AH / BG

③ AE / BD

④ AF / CD

교차비

- 환자 – 대조군 연구설계에서 환자군과 대조군이 과거 위험요인에 노출된 정도를 측정하는 것
- 대조군에 비해 환자군이 의심되는 위험요인(잠재적 위험요인)에 얼마나 더 많이 노출되었는지를 비교하는 것

교차비 > 1	위험요인에 대한 노출이 환자집단에서 더 높음을 의미
교차비 = 1	환자집단과 대조집단의 위험요인에 대한 노출이 같음
교차비 < 1	위험요인에 대한 노출이 환자집단에서 더 낮음을 의미

49 당뇨병을 진단하기 위하여 공복 혈당검사(fasting blood sugar test)의 기준치를 126mg/dl 에서 110mg/dl로 낮추었을 때, 민감도와 특이도의 변화는?

① 민감도와 특이도는 증가한다.
② 민감도와 특이도는 변화하지 않는다.
③ 민감도는 감소하고, 특이도는 증가한다.
④ 민감도는 증가하고, 특이도는 감소한다.

기준치를 낮추게 되면 더 많은 사람들이 병이 있다고 판정된다. 실제 병이 있는 사람을 검사한 후 병이 있다고 판정할 수 있는 정도(민감도)는 상승하게 되고, 병이 없는 사람을 병이 없다고 판정할 수 있는 정도(특이도)는 감소하게 된다.

CHAPTER 2 역학과 질병관리

정답 47 ② 48 ③ 49 ④   CHAPTER 02 | 역학과 질병관리 **65**

50 질병 발생이 어떤 요인과 연관되어 있는지 그 인과관계를 추론하는 것은 매우 중요하다. 다음 〈보기〉에서 의미하는 인과관계는?

☑ 확인
Check!
○
△
✕

● 보기 ●

서로 다른 지역에서 다른 연구자가 동일한 가설에 대하여 서로 다른 방법으로 연구하였음에도 같은 결론에 이르렀다.

① 연관성의 강도
② 생물학적 설명 가능성
③ 실험적 입증
④ 연관성의 일관성

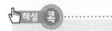 해설 콕 ....

〈보기〉는 일관성에 관한 설명이다.

┤ 심화 **Tip** ├

역학적 인과관계의 판단기준

연관성의 강도	risk비와 risk차가 크면 연관성이 강해서 인과관계를 지지하는 근거가 된다. 例 흡연과 폐암 사이의 인과관계를 지지하는 근거로는 폐암의 발생률이 비흡연자에 비해서 흡연자에서 월등히 높다.
생물학적 설명 가능성	원인으로 추정되는 인자와 결과의 관계가 생물학적·병태생리학적으로 설명이 가능하면 인과관계가 있다. 例 흡연은 실험을 통해서 수많은 발암물질을 포함한다는 것이 밝혀졌다. 또한 호흡기계 암의 발생률은 흡연력이 증가할수록 증가한다. 위와 같은 사실들이 담배와 호흡기계 암 발생의 인과관계를 높인다.
실험적 입증	인과성이 의심되는 요인을 인위적인 조작(실험)에 의해 해당 질병의 발생이 변화되는 것이 확인되면 연관성이 높다.
연관성의 일관성	문제 지문 참조
원인과 결과의 시간적 관계	원인으로 추정되는 인자가 결과발생 이전에 있으면 인과관계가 인정된다. 例 헬리코박터균이 명백하게 만성위염과 관련되며, 만성위염 환자의 약 11%가 10년에 걸쳐 십이지장궤양으로 진전된다. 따라서 헬리코박터균은 십이지장궤양의 원인균으로 인과관계가 인정된다.
용량 의존성	위험요인에 노출이(폭로가) 많이 될수록 질병발생의 확률이 높아지는 양(+)의 상관관계가 있을 경우 연관성이 높다.
관련의 가역성	해당 질병의 발병과정 또는 자연사 등이 기존지식과 부합한다면 연관성이 높다.
특이성	한 가지 원인이 한 가지 결과만을 초래하는 경우, 인과성이 인정된다.
유사성	해당되는 것과 유사한 원인들의 예가 많을수록 인과관계에 대한 증거는 강화된다. 例 임신초기 풍진의 감염이 태아의 선천적 기형의 원인이 된다는 인과관계가 이미 밝혀져 있는데, 비슷한 종류의 바이러스에 감염된 임산부에서도 선천성 기형이 발생하였다면, 이 바이러스와 선천성 기형 간에 인과관계가 인정된다.

01 감염병 발생의 3요소가 아닌 것은?

제주 9급 2008

① 병원체
② 숙 주
③ 환 경
④ 열악한 보건의료

> **해설 콕**
>
> 감염병 발생의 3요소
> 병원체(병인), 숙주, 환경

02 감수성 지수는 주로 어떤 질병에 적용되는 지수인가?

① 급성 호흡기계 감염병
② 만성 호흡기계 감염병
③ 소화기계 감염병
④ 매개곤충 감염병
⑤ 모든 감염병

>
>
> 감염병에 대한 감수성 지수란 급성 호흡기계 감염병에 적용되는 접촉에 의한 감염률이다.

03 접촉감염 지수가 큰 것부터 차례로 나열된 것은?

① 천연두 – 백일해 – 디프테리아 – 성홍열 – 소아마비
② 홍역 – 디프테리아 – 백일해 – 소아마비 – 성홍열
③ 천연두 – 홍역 – 백일해 – 소아마비 – 디프테리아
④ 홍역 – 백일해 – 성홍열 – 디프테리아 – 소아마비
⑤ 디프테리아 – 홍역 – 소아마비 – 백일해 – 성홍열

감수성 지수(접촉감염 지수)
• 주로 급성 호흡기계 질환에서 감수성자가 감염되어 발생하는 확률이다.
• 발생률은 홍역(95%), 백일해(60~80%), 성홍열(40%), 디프테리아(10%), 폴리오(0.1%) 순이다. 이들 질병 중 폴리오를 제외하고 모두 급성 호흡기계 감염병이다.

04 다음은 감염병의 중증도에 따른 분류이다. 이때, 수식 [(B+C+D+E) / (A+B+C+D+E)] × 100에 의해 산출되는 지표는?

서울시 9급 2017

총 감수성자(N)				
감염(A+B+C+D+E)				
불현성감염 (A)	현성감염(B+C+D+E)			
	경미한 증상(B)	중증도 증상(C)	심각한 증상(D)	사망 (E)

① 감염력(infectivity)
② 이차발병률(secondary attack rate)
③ 병원력(pathogenicity)
④ 치명률(case fatality rate)

감염병의 중증도

구 분	정 의	공 식
감염력	병원체가 숙주에 침입하여 알맞은 기관에 자리 잡는 능력	감염자 수 ÷ 감수성자의 수
이차발병률	감수성자 중 이들이 병원체에 노출되었을 때 발병할 확률(접촉에 의하여 전파되는 질병에 국한)	해당 병원체의 잠복기간 내 발병 환자수 ÷ 접촉자수
병원력 (발병력)	병원체가 숙주에서 현성질병을 일으키는 능력	감염자수 중에서 환자수를 의미
치명률	어떤 질환의 환자수(이환자수)에 대한 그 질환으로 인한 사망자수의 비율	(사망수 / 환자수) × 100

05

병원체의 감염력과 병원력에 대한 산출식으로 옳은 것은?

총감수성자(N = 1,000)				(단위 : 명)
감염자(n = 250)				
무증상 감염자 (n = 150)	현성감염자(n = 100)			사망자 (n = 4)
	경미한 증상자 (n = 70)	중증도 증상자 (n = 20)	심각한 증상자 (n = 6)	

① 감염력 = (100/250) × 100

② 감염력 = (100/1,000) × 100

③ 병원력 = (100/250) × 100

④ 병원력 = (100/1,000) × 100

 해설 콕 ......

- 감염력 = (250/1,000) × 100
- 병원력 = (100/250) × 100

06

「감염병의 예방 및 관리에 관한 법률」상 생물테러감염병 또는 치명률이 높거나 집단 발생의 우려가 커서 발생 또는 유행 즉시 신고하여야 하고, 음압격리와 같은 높은 수준의 격리가 필요한 감염병은? (다만, 갑작스러운 국내 유입 또는 유행이 예견되어 긴급한 예방·관리가 필요하여 질병관리청장이 보건복지부장관과 협의하여 지정하는 감염병을 포함한다)

① 결 핵

② 신종인플루엔자

③ B형간염

④ 레지오넬라증

해설 콕 ......

제1급 감염병에 대한 설명이다. 제1급 감염병에는 에볼라바이러스병, 마버그열, 라싸열, 크리미안콩고출혈열, 남아메리카출혈열, 리프트밸리열, 두창, 페스트, 탄저, 보툴리눔독소증, 야토병, 신종감염병증후군, 중증급성호흡기증후군(SARS), 중동호흡기증후군(MERS), 동물인플루엔자 인체감염증, 신종인플루엔자, 디프테리아가 있다.

07 「감염병의 예방 및 관리에 관한 법률」에서 규정한 제2급 감염병에 해당하는 것만을 고른 것은?

▮지방직 9급 2012 변형

> ㄱ. 페스트
> ㄴ. 매 독
> ㄷ. 세균성이질
> ㄹ. A형간염

① ㄱ, ㄴ   ② ㄱ, ㄷ
③ ㄴ, ㄹ   ④ ㄷ, ㄹ

해설 콕

ㄱ. 페스트는 제1급 감염병, ㄴ. 매독은 제4급 감염병에 해당한다.

제1급~제4급 감염병(감염병의 예방 및 관리에 관한 법률 제2조 제2~5호)

제1급 감염병	에볼라바이러스병, 마버그열, 라싸열, 크리미안콩고출혈열, 남아메리카출혈열, 리프트밸리열, 두창, 페스트, 탄저, 보툴리눔독소증, 야토병, 신종감염병증후군, 중증급성호흡기증후군(SARS), 중동호흡기증후군(MERS), 동물인플루엔자 인체감염증, 신종인플루엔자, 디프테리아
제2급 감염병	결핵(結核), 수두(水痘), 홍역(紅疫), 콜레라, 장티푸스, 파라티푸스, 세균성이질, 장출혈성대장균감염증, A형간염, 백일해(百日咳), 유행성이하선염(流行性耳下腺炎), 풍진(風疹), 폴리오, 수막구균 감염증, b형헤모필루스인플루엔자, 폐렴구균 감염증, 한센병, 성홍열, 반코마이신내성황색포도알균(VRSA) 감염증, 카바페넴내성장내세균속균종(CRE) 감염증
제3급 감염병	파상풍(破傷風), B형간염, 일본뇌염, C형간염, 말라리아, 레지오넬라증, 비브리오패혈증, 발진티푸스, 발진열(發疹熱), 쯔쯔가무시증, 렙토스피라증, 브루셀라증, 공수병(恐水病), 신증후군출혈열(腎症侯群出血熱), 후천성면역결핍증(AIDS), 크로이츠펠트-야콥병(CJD) 및 변종크로이츠펠트-야콥병(vCJD), 황열, 뎅기열, 큐열(Q熱), 웨스트나일열, 라임병, 진드기매개뇌염, 유비저(類鼻疽), 치쿤구니야열, 중증열성혈소판감소증후군(SFTS), 지카바이러스 감염증
제4급 감염병	인플루엔자, 매독(梅毒), 회충증, 편충증, 요충증, 간흡충증, 폐흡충증, 장흡충증, 수족구병, 임질, 클라미디아감염증, 연성하감, 성기단순포진, 첨규콘딜롬, 반코마이신내성장알균(VRE) 감염증, 메티실린내성황색포도알균(MRSA) 감염증, 다제내성녹농균(MRPA) 감염증, 다제내성아시네토박터바우마니균(MRAB) 감염증, 장관감염증, 급성호흡기감염증, 해외유입기생충감염증, 엔테로바이러스감염증, 사람유두종바이러스 감염증

08 다음 글에서 설명하는 법정감염병에 해당하는 것은?

> 그 발생을 계속 감시할 필요가 있어 발생 또는 유행시 24시간 이내에 신고하여야 하는 감염병을 말한다. 다만, 갑작스러운 국내 유입 또는 유행이 예견되어 긴급한 예방·관리가 필요하여 질병관리 청장이 보건복지부장관과 협의하여 지정하는 감염병을 포함한다.

① 인플루엔자 　　② A형간염
③ 디프테리아 　　④ 신증후군출혈열

해설 콕

제3급 감염병에 대한 설명이며, 신증후군출혈열이 제3급 감염병이다.
① 제4급 감염병, ② 제2급 감염병, ③ 제1급 감염병

09 「감염병의 예방 및 관리에 관한 법률」상 질병관리청장, 시·도지사 또는 시장·군수·구청장이 강제처분권을 가지고 감염병이 의심되는 주거시설, 선박·항공기·열차 등의 운송수단 또는 그 밖의 장소에 들어가 필요한 조사나 진찰을 하게 할 수 있는 감염병에 포함되지 않는 것은?

① 제1급 감염병
② 제2급 감염병 중 홍역 및 폴리오
③ 제4급 감염병 중 질병관리청장이 정하는 감염병
④ 세계보건기구 감시대상 감염병

해설 콕

감염병에 관한 강제처분(감염병의 예방 및 관리에 관한 법률 제42조 제1항)
질병관리청장, 시·도지사 또는 시장·군수·구청장은 해당 공무원으로 하여금 다음 각 호의 어느 하나에 해당하는 감염병환자 등이 있다고 인정되는 주거시설, 선박·항공기·열차 등 운송수단 또는 그 밖의 장소에 들어가 필요한 조사나 진찰을 하게 할 수 있으며, 그 진찰 결과 감염병환자 등으로 인정될 때에는 동행하여 치료받게 하거나 입원시킬 수 있다.
1. 제1급 감염병
2. 제2급 감염병 중 결핵, 홍역, 콜레라, 장티푸스, 파라티푸스, 세균성이질, 장출혈성대장균감염증, A형간염, 수막구균 감염증, 폴리오, 성홍열 또는 질병관리청장이 정하는 감염병
3. 제3급 감염병 중 질병관리청장이 정하는 감염병
4. 세계보건기구 감시대상 감염병

10 법정감염병에 관한 사항으로 가장 옳은 것은?

서울시 9급 2017 변형

① 군의관은 소속 의무부대장에게 보고하며, 소속 의무부대장은 국방부에 신고한다.
② 의사, 치과의사 또는 한의사는 소속 의료기관의 장에게 보고하며, 의료기관의 장은 질병관리청장 또는 관할 보건소장에게 신고한다.
③ 의료기관의 장이 즉시 신고해야 하는 감염병은 제1급부터 제3급까지의 감염병이다.
④ 의료기관에 소속되지 아니한 의사, 치과의사 또는 한의사는 질병관리청장 또는 관할 보건소장에게 신고한다.

② 감염병의 예방 및 관리에 관한 법률 제11조 제1항 및 제3항
① 군의관은 소속 부대장에게 보고 → 소속 부대장은 관할 보건소장에게 신고(감염병의 예방 및 관리에 관한 법률 제11조 제4항)
③ 의료기관의 장 및 감염병병원체 확인기관의 장은 제1급 감염병의 경우에는 즉시, 제2급 감염병 및 제3급 감염병의 경우에는 24시간 이내에, 제4급 감염병의 경우에는 7일 이내에 질병관리청장 또는 관할 보건소장에게 신고하여야 한다(감염병의 예방 및 관리에 관한 법률 제11조 제3항).
④ 의료기관에 소속되지 아니한 의사, 치과의사 또는 한의사는 그 사실을 관할 보건소장에게 신고하여야 한다(감염병의 예방 및 관리에 관한 법률 제11조 제1항).

11 다음 중 표본감시 감염병이 아닌 것은?

① 인플루엔자
② 회충증
③ 수족구병
④ 요충증
⑤ 콜레라

표본감시의 대상이 되는 감염병은 <u>제4급 감염병</u>으로 하고, 표본감시기관의 지정 및 지정취소의 사유 등에 관하여 필요한 사항은 보건복지부령으로 정한다(감염병의 예방 및 관리에 관한 법률 제16조 제6항).

제4급 감염병	<u>인플루엔자</u>, 매독(梅毒), <u>회충증</u>, 편충증, <u>요충증</u>, 간흡충증, 폐흡충증, 장흡충증, <u>수족구병</u>, 임질, 클라미디아감염증, 연성하감, 성기단순포진, 첨규콘딜롬, 반코마이신내성장알균(VRE) 감염증, 메티실린내성황색포도알균(MRSA) 감염증, 다제내성녹농균(MRPA) 감염증, 다제내성아시네토박터바우마니균(MRAB) 감염증, 장관감염증, 급성호흡기감염증, 해외유입기생충감염증, 엔테로바이러스감염증, 사람유두종바이러스 감염증

※ 콜레라는 제2급 감염병에 해당한다.

12 세균성이질에 대한 설명으로 옳지 않은 것은?

① 제2급 감염병이다.
② 환자는 격리치료를 받아야 한다.
③ 의사는 감염병환자 등을 진단한 경우 소속 의료기관의 장에게 보고하거나 관할 보건소장에게 신고하여야 한다.
④ 의료기관에 소속되지 아니한 한의사는 환자를 신고할 의무가 없다.

해설 콕 ·······

① 세균성이질은 제2급 감염병이다.
② 세균성이질은 10~200개의 적은 수의 병원체에 노출되어도 감염될 수 있으므로 환자가 발생하면 신속한 격리, 소독 등의 조치가 필요하다.
③·④ 의사, 치과의사 또는 한의사는 다음 각 호의 어느 하나에 해당하는 사실(표본감시 대상이 되는 제4급 감염병으로 인한 경우는 제외한다)이 있으면 소속 의료기관의 장에게 보고하여야 하고, 해당 환자와 그 동거인에게 질병관리청장이 정하는 감염 방지 방법 등을 지도하여야 한다. 다만, 의료기관에 소속되지 아니한 의사, 치과의사 또는 한의사는 그 사실을 관할 보건소장에게 신고하여야 한다(감염병의 예방 및 관리에 관한 법률 제11조 제1항).
1. 감염병환자 등을 진단하거나 그 사체를 검안(檢案)한 경우
2. 예방접종 후 이상반응자를 진단하거나 그 사체를 검안한 경우
3. 감염병환자 등이 제1급 감염병부터 제3급 감염병까지에 해당하는 감염병으로 사망한 경우
4. 감염병환자로 의심되는 사람이 감염병병원체 검사를 거부하는 경우

13 다음 〈보기〉에서 설명하는 수인성 감염질환으로 가장 옳은 것은?

─● 보 기 ●─
• 적은 수의 세균으로 감염이 가능하여 음식내 증식 과정 없이 집단 발병이 가능하다.
• 최근 HACCP(위해요소 중점관리기준) 도입 등 급식위생개선으로 감소하고 있다.

① 콜레라
② 장티푸스
③ 세균성이질
④ 장출혈성대장균감염증

세균성이질은 이질균(*Shigella spp.*) 감염에 의해 급성 염증성 장염을 일으키는 질환이다. 적은 수의 균주로도 감염이 발생하기 때문에 급성기 동안에 집단발병을 방지하기 위해 접촉주의지침을 준수하여 입원 또는 자가 격리를 시행하여야 한다.
① 콜레라는 감염 증상을 일으키는 데는 많은 수의 균(약 1억~100억개)이 필요하다.
② 장티푸스는 음식물을 오염되면 균이 음식물 내에서 감염되기 충분한 수로 증식하여 전파된다.
④ 장출혈성대장균감염증도 적은 수의 세균으로 감염이 가능하며, 쇠고기 이외에도 장출혈성대장균은 다른 식품에서도 쉽게 증식한다.

14 수인성 감염병의 특징을 설명한 것 중 그 내용이 잘못된 것은?

☑ 확인
Check!

○
△
×

① 오염원의 제거로 일시에 종식될 수 있다.
② 발생률이 성별, 연령별로 차이가 크다.
③ 단시간에 다수의 환자가 발생한다.
④ 환자의 발생은 그 특수지역과 관계가 있다.

수인성 감염병의 특징
• 발생상황이 폭발적이고 동시다발적이다.
• 발생지역은 대체로 급수지역과 일치한다.
• 성과 연령에 관계없이 발생하는 경향이 있다.
• 수인성 감염병은 잠복기가 길고 치명률이 낮다.
• 가족집적성은 낮다.
• 오염원의 제거로 일시에 종식될 수 있다.

15 이질과 같은 수인성 감염병의 특징에 속하지 않는 것은?

☑ 확인
Check!

○
△
×

① 잠복기가 길다.
② 급수지역과 환자 발생지역이 같다.
③ 치명률이 낮다.
④ 유행기가 지나면 일어나지 않는다.

이질과 같은 수인성 감염병은 대개 여름철에 많이 발병하지만, 언제든지 발생할 수도 있다.

16

분뇨의 적절한 위생적 처리로 수인성 감염병의 발생을 가장 많이 감소시킬 수 있는 질병은?

① 발진티푸스

② 발진열

③ 장티푸스

④ 요도염

환자의 토사물, 분뇨 및 음용수, 식품 관리 철저, 파리 구제 등을 통해 장티푸스, 콜레라 등의 수인성 감염병을 예방할 수 있다.

17

심한 설사로 탈수 상태와 위 경련 등 전신 증상을 보이고, 동남아시아에서 많이 발병하며 전파되는 제2급 감염병은?

┃서울시 9급 2015 변형

① 콜레라

② 장티푸스

③ 파라티푸스

④ 장출혈성대장균감염증

감염병의 진단기준

질 병	증 상
콜레라	문제 지문 참조
장티푸스	일주일 이상 지속적인 39℃ 이상의 고열, 두통, 권태감, 상대적 서맥, 변비 또는 설사, 장미진(장미빛 반점), 비장 비대 등 증상을 나타내고 장출혈, 장천공이 나타날 수 있음
파라티푸스	일주일 이상 지속적인 39℃ 이상의 고열, 두통, 권태감, 상대적 서맥, 변비 또는 설사, 비장 비대 등 장티푸스 증상과 비슷하나 다소 경미
장출혈성대장균감염증	발열, 구토, 복통, 수양성 설사 및 혈변 등
세균성이질	발열, 구토, 경련성 복통, 잔변감을 동반한 설사, 혈변 등

18 우유계 감염병에 대한 설명 중 틀린 것은?

┃ 보건복지부 9급 2003

① 환자발생이 우유배달지역과 일치한다.
② 잠복기가 비교적 짧다.
③ 발병률과 치명률이 낮다.
④ 1차 감염병과 2차 감염병이 있다.
⑤ 2차균은 소화기계 감염병과 관계있다.

우유계 감염병과 수인성 감염병

우유계 감염병	수인성 감염병
• 환자발생이 우유의 배달지역과 일치한다. • 잠복기가 비교적 짧다. • 발병률과 치명률은 수인성 감염병보다 높다. • 수인성 감염병은 2차 감염환자가 적지만 우유계 감염병은 1차 감염병과 2차 감염병이 있으며, 2차균은 소화기계 감염병과 관계있다. • 가족집적성이 높다. • 폭발적으로 환자가 발생한다.	• 유행지역과 음료수 사용지역이 일치한다. • 치명률, 발병률이 낮다. • 2차 감염환자가 적다. • 가족집적성은 낮은 편이다. • 폭발적으로 환자가 발생한다.

19 집단급식 확대와 외식산업의 발달에 따라 대규모 발생 양상을 보이는 감염병은?

┃ 지방직 9급 2012

① 콜레라, 세균성이질, 장티푸스
② 백일해, 홍역, 디프테리아
③ 광견병, 브루셀라증, 탄저
④ 말라리아, 일본뇌염, 유행성 출혈열

단체급식 및 외식산업의 확대로 수인성 식품매개 질환이 대규모로 빈번하게 발생하고 있으며, 대표적인 감염병으로는 콜레라, 장티푸스, 파라티푸스, 세균성이질, 장출혈성대장균감염증 등이 있다.

20 제1급 감염병부터 제3급 감염병까지의 감염병 외에 유행 여부를 조사하기 위하여 표본감시 활동이 필요한 감염병이 아닌 것은?

ⓘ충남 9급 2006 변형

① 인플루엔자　　　　　　　　　② 매 독
③ 급성호흡기감염증　　　　　　④ A형간염

해설 콕

제4급 감염병에 대한 설명이다. A형간염은 제2급 감염병에 해당한다.

제1급 감염병	에볼라바이러스병, 마버그열, 라싸열, 크리미안콩고출혈열, 남아메리카출혈열, 리프트 밸리열, 두창, 페스트, 탄저, 보툴리눔독소증, 야토병, 신종감염병증후군, 중증급성호흡기증후군(SARS), 중동호흡기증후군(MERS), 동물인플루엔자 인체감염증, 신종인플루엔자, 디프테리아
제2급 감염병	결핵(結核), 수두(水痘), 홍역(紅疫), 콜레라, 장티푸스, 파라티푸스, 세균성이질, 장출혈성대장균감염증, A형간염, 백일해(百日咳), 유행성이하선염(流行性耳下腺炎), 풍진(風疹), 폴리오, 수막구균 감염증, b형헤모필루스인플루엔자, 폐렴구균 감염증, 한센병, 성홍열, 반코마이신내성황색포도알균(VRSA) 감염증, 카바페넴내성장내세균속균종(CRE) 감염증
제3급 감염병	파상풍(破傷風), B형간염, 일본뇌염, C형간염, 말라리아, 레지오넬라증, 비브리오패혈증, 발진티푸스, 발진열(發疹熱), 쯔쯔가무시증, 렙토스피라증, 브루셀라증, 공수병(恐水病), 신증후군출혈열(腎症侯群出血熱), 후천성면역결핍증(AIDS), 크로이츠펠트-야콥병(CJD) 및 변종크로이츠펠트-야콥병(vCJD), 황열, 뎅기열, 큐열(Q熱), 웨스트나일열, 라임병, 진드기매개뇌염, 유비저(類鼻疽), 치쿤구니야열, 중증열성혈소판감소증후군(SFTS), 지카바이러스 감염증
제4급 감염병	인플루엔자, 매독(梅毒), 회충증, 편충증, 요충증, 간흡충증, 폐흡충증, 장흡충증, 수족구병, 임질, 클라미디아감염증, 연성하감, 성기단순포진, 첨규콘딜롬, 반코마이신내성장알균(VRE) 감염증, 메티실린내성황색포도알균(MRSA) 감염증, 다제내성녹농균(MRPA) 감염증, 다제내성아시네토박터바우마니균(MRAB) 감염증, 장관감염증, 급성호흡기감염증, 해외유입기생충감염증, 엔테로바이러스감염증, 사람유두종바이러스 감염증

21 SARS는 몇 급 감염병에 속하며, 며칠 이내에 신고하여야 하는가?

ⓘ인천시 9급 2004 변형

① 제4급 감염병, 7일
② 제3급 감염병, 24시간 이내에
③ 제2급 감염병, 24시간 이내에
④ 제1급 감염병, 지체 없이
⑤ 제2급 감염병, 지체 없이

제1급 감염병에 해당하며(감염병의 예방 및 관리에 관한 법률 제2조 제2호), 의료기관의 장 및 감염병병원체 확인기관의 장은 제1급 감염병의 경우에는 즉시, 제2급 감염병 및 제3급 감염병의 경우에는 24시간 이내에, 제4급 감염병의 경우에는 7일 이내에 질병관리청장 또는 관할 보건소장에게 신고하여야 한다(감염병의 예방 및 관리에 관한 법률 제11조 제3항).

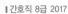

22

「감염병의 예방 및 관리에 관한 법률」 제2조 제8호에 따른 세계보건기구 감시 대상 감염병만을 모두 고른 것은?

┃간호직 8급 2017

> ㄱ. 두 창
> ㄴ. 폴리오
> ㄷ. 중증급성호흡기증후군(SARS)
> ㄹ. 콜레라

① ㄱ, ㄷ

② ㄱ, ㄴ, ㄹ

③ ㄴ, ㄷ, ㄹ

④ ㄱ, ㄴ, ㄷ, ㄹ

세계보건기구 감시대상 감염병의 종류
- 두 창
- 폴리오
- 신종인플루엔자
- 중증급성호흡기증후군(SARS)
- 콜레라
- 폐렴형 페스트
- 황 열
- 바이러스성 출혈열
- 웨스트나일열

23 인수공통감염병으로만 나열된 것은?

① 일본뇌염, 탄저, 브루셀라증
② 살모넬라증, 콜레라, 장티푸스
③ 결핵, 파라티푸스, 성홍열
④ 브루셀라증, 백일해, 풍진

인수공통감염병의 종류(감염병의 예방 및 관리에 관한 법률 제2조 제11호)
- 장출혈성대장균감염증
- 일본뇌염
- 브루셀라증
- 탄 저
- 공수병
- 동물인플루엔자 인체감염증
- 중증급성호흡기증후군(SARS)
- 변종크로이츠펠트-야콥병(vCJD)
- 큐 열
- 결 핵
- 중증열성혈소판감소증후군(SFTS)

24 다음 중 인축공통매개 질병이 아닌 것은?

① 결 핵
② 브루셀라
③ 살모넬라
④ 장티푸스

장티푸스는 감염병관리기관에서 입원치료를 받아야 하는 감염병의 종류이다.
① · ② 인수공통감염병이다.
③ 살모넬라는 쥐, 파리, 바퀴벌레 등에 의해 식품을 오염시키는 균으로 보균자나 보균 동물에 의해
일어나는 인축공통적 특성을 갖는다.

25 다음 〈보기〉의 내용과 관련이 있는 동물은?

> 결핵, 탄저, 브루셀라증, 살모넬라증

① 소   ② 돼 지
③ 개   ④ 양
⑤ 쥐

해설 콕 ···

인축공통감염병의 전파 동물과 질병명

전파 동물	질 병
소	결핵, 탄저, 브루셀라증(파상열), 살모넬라증
돼 지	브루셀라증, 살모넬라증, 일본뇌염
개	광견병(공수병)
말	탄저, 일본뇌염, 살모넬라증
양	탄저, 파상열
쥐	페스트, 발진열, 렙토스피라증, 살모넬라증, 서교증

26 「감염병의 예방 및 관리에 관한 법률」상 특별자치도지사 또는 시장·군수·구청장이 관할 보건소를 통하여 필수예방접종을 실시하여야 하는 질병만을 모두 고른 것은?

┃간호직 8급 2017

ㄱ. 디프테리아	ㄴ. 풍 진
ㄷ. 폐렴구균	ㄹ. C형간염

① ㄱ, ㄴ   ② ㄱ, ㄴ, ㄷ
③ ㄴ, ㄷ, ㄹ   ④ ㄱ, ㄴ, ㄷ, ㄹ

해설 콕 ···

필수예방접종(감염병의 예방 및 관리에 관한 법률 제24조 제1항)

특별자치도지사 또는 시장·군수·구청장은 다음 각 호의 질병에 대하여 관할 보건소를 통하여 필수예방접종을 실시하여야 한다.
1. 디프테리아
2. 폴리오
3. 백일해
4. 홍 역
5. 파상풍
6. 결 핵
7. B형간염
8. 유행성이하선염
9. 풍 진
10. 수 두
11. 일본뇌염
12. b형헤모필루스인플루엔자
13. 폐렴구균
14. 인플루엔자
15. A형간염
16. 사람유두종바이러스 감염증
17. 그 밖에 질병관리청장이 감염병의 예방을 위하여 필요하다고 인정하여 지정하는 감염병

27 유행성이하선염이나 홍역 같은 감염성 질환이 몇 년을 주기로 유행하는 현상과 관계있는 것은?

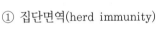 ▌지방직 9급 2012

① 집단면역(herd immunity)
② 역학적 이행(epidemiologic transition)
③ 공동매개 전파(vector-borne transmission)
④ 유전적 감수성(genetic susceptibility)

 해설 콕 ···

홍역, 풍진, 백일해 등의 질병은 3~4년마다 유행을 일으키는데, 이는 집단면역으로 설명된다. 즉, 어떤 지역사회 혹은 집단에 유행이 일어나면, 집단면역이 높아져 그 후 몇 년간은 유행이 일어나지 않는다. 그동안 면역이 없는 신생아가 계속해서 태어나면서 집단면역의 정도는 점차 감소하다가 일정한 한도 이하로 떨어지면 유행이 다시 일어난다.

28 후천성면역결핍증 또는 그것과 관련된 요인에 대한 설명으로 옳은 것은? Ⅰ서울시 9급 2015

① 한국에서는 동성간 성접촉에 의한 감염자가 이성간 성접촉에 의한 감염자보다 많다.
② 합병증보다는 감염 그 자체가 주 사망원인이다.
③ 차별을 막기 위해 익명 검사(anonymous testing)를 활용할 수 없다.
④ 항HIV제제 병합요법은 HIV의 전파력을 억제시킬 수 있다.

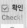

1990년대 중반 항바이러스제제 병합요법(에이즈 치료약)의 도입을 계기로 환자의 건강유지는 물론 전파력 자체를 획기적으로 억제하는 것이 가능하게 되었다.
① 질병관리청 '2015년 HIV/AIDS 신고 현황' 통계연보에 따르면, 2015년 '성접촉'을 통해 감염됐다고 밝힌 652명 중에서 이성과의 성 접촉은 364명인데 반해, 동성간의 성접촉은 288명이었다.
② HIV는 Human Immunodeficiency Virus의 약자로 AIDS를 일으키는 원인 바이러스를 말하며, AIDS는 Acquired Immune Deficiency Syndrome의 약자로 HIV 감염 후 질병이 진행되어 나타나는 면역결핍증후군을 말한다. 자신의 감염사실을 모르고 수년이 지나면 체내의 면역체계가 장기간에 걸쳐 서서히 파괴되고 결국 면역결핍으로 인한 다양한 기회질환에 걸려 사망하게 된다.
③ AIDS에 대한 사회의 편견과 차별로 인해 많은 사람들이 AIDS 검사받는 것을 두려워하므로 정부는 익명검사를 법으로 규정하여 장려하고 있다. HIV익명검사를 원하는 사람은 보건소나 의료기관을 찾아가 검사 전에 익명검사를 원한다고 요청하면 된다.

29 유행병 조사의 과정과 주의사항에 대한 설명으로 옳은 것은? Ⅰ서울시 9급 2015

① 유행병이 발생한 후 유행 여부의 판단과 크기를 측정하여야 한다. 이때 비슷한 질환군이면 동일질환 여부 확인은 중요하지 않다.
② 유행질환을 조사할 때는 먼저 원인 물질이 무엇인지에 대한 분석역학 조사를 시행한 후 차분하게 기술역학 조사를 시행한다.
③ 유행병의 지리적 특성을 파악하는 것은 유행의 원인을 추정하는데 도움이 되므로 지도에 감염병 환자를 표시하는 점지도(spot map) 작성이 필요하다.
④ 역학조사의 시작은 이미 질병 유행이 모두 일어난 시점에 시작되기 때문에 시간적으로 전향적 조사라는 특성을 가진다.

지역사회 감염에서는 감염원 및 감염경로에 대한 정보제공을 하기 때문에 점지도의 작성이 중요하다.

역학조사의 단계

1단계	유행의 확인과 크기 측정	역학조사는 유행이 의심되는 시기에 바로 시작하여, 유행 여부를 판단하고 그 크기를 측정하는 것으로 다음 방법을 따른다. ① 환자 또는 의심되는 사례들의 발생 규모를 정확하게 파악한다. 일단 확진되지 않은 환자라도 의심되는 환자들은 모두 몇 명인지를 파악한다. 또한 비슷한 질환군이 발생되더라도 이들이 동일질환인지를 확인한다. ② 통상 역학조사 초기에는 어떤 질병인지 알기 어렵기 때문에 초기 환자들의 면담을 통해서 해당 유행의 사례정의를 내린다. 처음에 확진적 사례정의를 사용하기는 어렵기 때문에 넓은 범위의 사례정의를 정한 후 정보가 더 모이면 차츰 엄격한 사례정의를 사용할 수 있다. ③ 또한 검사실 확진이 나오면 확진 환자, 검사실 확진은 없으나, 역학적 연관성과 해당 질환의 증상을 보이면 의심 환자로 환자를 분류하여 환자의 규모를 평가한다. 의심 환자 중에서 검사실 확진이 나오면 확진 환자로 분류가 바뀌게 된다. ④ 환자 발생 규모가 확인이 되었으면 유행 여부를 판단한다. 유행 여부를 판단할 때는 과거 자료를 기초로 기대되는 발생 수가 얼마인지를 알아야 한다. 만약 장기간의 변동이라면 더욱 과거자료와의 비교가 필요하다. 그러나 신종 감염병과 같이 이전에 우리나라에 환자가 없었거나, 페스트와 같이 과거 장기간 발생한 적이 없지만, 유행의 가능성이 있는 질병은 1명의 환자라도 발생하면 유행의 가능성이 매우 높을 것으로 판단해야 한다.
2단계	유행의 기술 역학적 분석	① 인적 특성(연령, 성별, 인종, 결혼이나 경제적 상태, 직업이나 가족상태, 고위험), 지역적인 특성(국가나 지역사회의 특성), 시간적인 특성(질병 유행의 주기적, 계절적 변화) 등을 분석한다. ② 특히 유행병의 지리적 특성을 파악하는 것은 유행의 원인을 추정하는데 도움이 되므로 지도에 감염병 환자를 표시하는 점지도(spot map) 작성이 필요하다.
3단계	가설의 설정	환자군의 특성, 병원체의 특성(잠복기, 전파양식, 매개체, 전파경로), 감염원에 의한 질병의 특성, 양반응 관계 등을 고려하여 가설을 설정한다)
4단계	가설의 검증	환자 – 대조군 연구 또는 후향적 코호트 연구 등을 통한 가설의 검증을 한다. 기본적으로 역학조사는 이미 유행의 원인을 제공한 행위와 그 결과인 질병의 유행이 모두 일어난 시점에서 시작하기 때문에 시간적으로 후향적 조사라는 특징을 가진다.
5단계	유행관리평가와 커뮤니케이션	역학조사 중에도 유행의 확산을 막는 관리대책을 수행하고 수행 후에는 관리방법의 효과를 평가하며, 주요결과는 고위험군이나 관련 노출 종사자들에게 전달되어야 한다.

CHAPTER **2** 역학과 질병관리

30 보균자의 특성에 대한 설명으로 옳은 것은? ▎지방직 9급 2012

① 추후 합병증 발생가능성이 높다.
② 일반적으로 보균자 수가 환자 수보다 적다.
③ 본인이 조심하고 타인이 경계하기 때문에 감염 기회가 적다.
④ 활동에 제한이 없어 감염시킬 수 있는 영역이 넓다.

보균자는 사회생활면에서 자유롭게 활동하기 때문에 감염시킬 수 있는 영역이 넓다.
① 추후 합병증 발생가능성이 높은 것은 환자이다.
② 보균자 수는 일반적으로 환자 수보다 많다.
③ 주위 사람들이 경계하지 않기 때문에 전파 기회가 많다.

31 질병과 매개체의 연결이 가장 옳은 것은? ▎서울시 9급 2018

① 발진티푸스 – 벼룩
② 신증후군 출혈열 – 소, 양, 산양, 말
③ 쯔쯔가무시병 – 파리
④ 지카바이러스 감염증 – 모기

주요 절족동물 매개 감염병

매개체	감염병
벼 룩	페스트, 발진열
모 기	말라리아, 일본뇌염, 지카바이러스 감염증
이	발진티푸스
진드기	유행성 출혈열(신증후군 출혈열), 쯔쯔가무시병

32 두 가지 이상의 감염병에 감염된 상태를 무엇이라 하는가?

① 중감염   ② 혼합감염
③ 자가감염   ④ 불현성감염
⑤ 현성감염

 해설 콕

병원체의 인체 감염상태

현성감염	임상적인 증세가 있는 감염상태이다.
불현성감염	임상증세가 없는 감염상태이다.
혼합감염	두 종류 이상의 병원균이 함께 침입한 경우이다.
중감염	동일 병원균이 감염상태에서 다시 침입한 경우이다.
자가감염	자신이 가지고 있는 병원균에 의해 자기 자신이 다시 감염되는 경우이다.

33 잠복기보균자가 병원소 역할을 하는 감염병이 아닌 것은?

① 디프테리아   ② 홍 역
③ 백일해   ④ 폴리오
⑤ 유행성이하선염

 해설 콕

보균자의 분류

구 분	정 의	예 시
회복기보균자 (병후 보균자)	감염병이 경과하고 그 임상증상이 전부 소실되었는데도 불구하고 병원체를 배출하는 자	장티푸스, 세균성이질, 디프테리아 등
잠복기보균자	발병전 보균자로서 잠복기간 중에 병원체를 배출하여 감염성을 가지고 있는 자	디프테리아, 홍역, 백일해, 유행성이하선염 등
건강보균자	병원체의 감염을 받고도 전혀 임상증상을 나타내지 않고 발병하지 않는 건강자와 구별이 어려운 보균자	폴리오, 디프테리아, 일본뇌염 등

34 다음 중 만성보균자인 질환은? ⅠI인천시 9급 2001

① B형간염　　　　　　　② 홍 역
③ 백일해　　　　　　　　④ 파상풍
⑤ 디프테리아

해설 콕

만성보균자(보균기간이 3개월 이상인 자) : B형간염, 장티푸스, 콜레라 등

35 〈보기〉에서 설명하는 것은? ⅠI서울시 9급 2019

● 보 기 ●

인위적으로 항원을 체내에 투입하여 항체가 생성되도록 하는 방법으로 생균백신, 사균백신, 순화 독소 등을 사용하는 예방접종으로 얻어지는 면역을 말한다.

① 수동면역　　　　　　　② 선천면역
③ 자연능동면역　　　　　④ 인공능동면역

해설 콕

예방접종을 통해 인위적으로 항원을 체내에 투입하여 얻어지는 면역은 인공능동면역이다.

36 소아마비 예방접종 후 생기는 면역은? ⅠI지방직 9급 2009

① 자연능동면역　　　　　② 인공능동면역
③ 자연피동면역　　　　　④ 인공피동면역

해설 콕

후천적 면역(획득면역)

자연능동면역	인공능동면역	자연피동면역	인공피동면역
감염병에 감염되어 생기는 면역	인공적으로 항원을 투여해서 생기는 면역(예방접종)	태아가 모체의 태반을 통해 항체를 받거나, 생후에 모유수유를 통해서 생기는 면역	항체를 사람 또는 동물에게서 얻어 주사하는 면역

37

다음 중 감마글로불린(γ-globulin) 또는 항독소(antitoxin) 등의 인공제제를 주입하여 생긴 면역은?

┃서울시 9급 2016

① 인공피동면역(artificial passive immunity)
② 인공능동면역(artificial active immunity)
③ 자연피동면역(natural passive immunity)
④ 자연능동면역(natural active immunity)

> 인공피동(수동)면역은 회복기혈청, 면역혈청, 감마글로불린(γ-globulin), 항독소(antitoxin) 등의 항체를 사람 또는 동물에게서 얻어 주사하는 것으로 예방목적 외에 치료목적으로 이용되며, 접종 즉시 효력이 생기지만 비교적 저항력이 약하고 효력의 지속시간이 짧다는 단점이 있다.

38

인공수동면역에 해당하는 것은?

┃서울시 9급 2014

① 파상풍 항독소
② BCG 백신
③ 디프테리아 백신
④ 예방적 항결핵제
⑤ 타미플루

면역의 종류

구 분	종 류	
자연능동면역	홍 역	
인공능동면역 (백신, 톡소이드)	생균백신 : 병원미생물의 독력을 약하게 만든 생균의 현탁액	홍역, 결핵(BCG), 풍진, 볼거리(유행성이하선염), 탄저병, 광견병, 황열, 독감, 폴리오
	사균백신 : 병원미생물을 물리적, 화학적 방법으로 죽인 것	장티푸스, 콜레라, 주사용 소아마비(Salk), 백일해, 인플루엔자(독감), 일본뇌염, 파라디푸스, B형간염, 타미플루, 폴리오 * 폴리오는 생균백신과 사균백신을 모두 이용할 수 있다.
	톡소이드 : 유독소, 세균의 체외 독소를 변질시켜 약하게 만든 것	파상풍, 디프테리아
자연수동면역	태아가 모체의 태반을 통해 항체를 받거나, 생후에 모유에서 항체를 받는 방법(경태반 수동항체)	
인공수동면역	회복기혈청, 면역혈청, 감마글로불린, 항독소(antitoxin) 등의 항체를 사람 또는 동물에게서 얻어 주사하는 면역	

39 인공능동면역 중 생균백신을 사용하는 것은?

① 파라티푸스　　　　　　　② 폴리오(Sabin)
③ 장티푸스　　　　　　　　④ 일본뇌염

생균백신

홍역, 결핵(BCG), 풍진, 볼거리(유행성이하선염), 탄저병, 광견병, 황열, 독감, 폴리오이며, 특히 폴리오는 생균백신과 사균백신을 모두 이용할 수 있다.

40 모유수유를 한 영아가 모유수유를 하지 않은 영아에 비해 감염균에 대한 면역력이 높았다. 이에 해당하는 면역(Immunity)의 종류는?

① 자연능동면역　　　　　　② 자연수동면역
③ 인공능동면역　　　　　　④ 인공수동면역

후천적 면역(획득면역)

자연능동면역	인공능동면역	자연수동면역	인공수동면역
감염병에 감염되어 생기는 면역	인공적으로 항원을 투여해서 생기는 면역(예방접종)	태아가 모체의 태반을 통해 항체를 받거나, 생후에 모유수유를 통해서 생기는 면역	항체를 사람 또는 동물에게서 얻어 주사하는 면역

41 인공능동면역원으로 순화독소(toxoid)를 이용하는 감염병은?

① 백일해, 탄저　　　　　　② 소아마비, 일본뇌염
③ 홍역, 두창　　　　　　　④ 디프테리아, 파상풍
⑤ 콜레라, 결핵

순화독소(toxoid)

생균 백신도 아니고, 사균 백신도 아닌 것으로 세균에서 생성된 독소를 무독화시켜 만든 물질이며 디프테리아, 파상풍 등이 있다.

42 숙주의 면역에 대한 설명으로 옳은 것은?

간호직 8급 2014

☑확인
Check!
○
△
×

① 인공수동면역은 감마글로불린이나 항독소 등의 인공제제를 투여하는 것이다.
② 인공능동면역은 각종 질환에 이환된 후 숙주 스스로가 면역체를 형성하여 생기는 면역이다.
③ 인공능동면역은 인공수동면역에 비해 면역 효력이 빨리 나타난다.
④ 인공수동면역은 인공능동면역에 비해 효력 지속기간이 길다.

② 자연능동면역
③·④ 인공수동면역이 인공능동면역에 비해 효력이 빨리 나타나고 빨리 사라진다.

---

43 감염병 중 바이러스성이면서 호흡기계 질병인 것은?

제주 9급 2008

☑확인
Check!
○
△
×

① 황 열
② 결 핵
③ 홍 역
④ 뇌 염

바이러스성 호흡기계 질병 : 홍역, 풍진, 유행성이하선염

---

44 소화기계 감염병이 아닌 것은?

☑확인
Check!
○
△
×

① 장티푸스
② 세균성이질
③ 파상풍
④ 콜레라

소화기계 감염병에는 장티푸스, 세균성이질, 콜레라, 파라티푸스, 폴리오, 유행성간염, 세균성 및 아메바
성이질 등이 있다. 파상풍은 호흡기계 감염병이다.

CHAPTER 2 역학과 질병관리

감염성 질병 가운데 호흡기 감염병과 소화기 감염병의 특성에 대한 설명으로 옳지 않은 것은?

ㅣ지방직 9급 2009

① 소화기 감염병은 대부분 간접전파의 양식을 나타내며, 원인매개체를 지적할 수 있는 경우가 많다.

② 호흡기 감염병은 계절적으로 많은 변화 양상을 나타내며, 소화기 감염병에 비하여 그 관리가 어려운 경우가 많다.

③ 소화기 감염병은 지역사회의 사회·경제적 여건 및 환경위생 상태와 밀접하여 그 발생과 유행규모는 지역사회 보건수준의 지표가 된다.

④ 호흡기 감염병은 질병의 증상발현 이후에 감염성이 강하고, 만성보균자의 존재가 문제시되는 경우가 많다.

소화기계 감염병과 호흡기계 감염병

구 분	특 징
소화기계 감염병	• 환자, 보균자 또는 숙주 동물의 분뇨를 통해 배출된 병원성 미생물이 식품, 음료수, 우유 및 기타 매개체로 숙주의 소화기에 침입하여 감염을 일으키는 질병들이다. • 매개체에 따라 수인성, 식품매개 및 우유매개 감염병으로 분류한다. • 대부분 간접전파의 양식을 나타낸다. • 원인매개체를 지적할 수 있는 경우가 많다. • <u>질병의 증상발현 이후에 감염성이 강하고, 만성보균자의 존재가 문제시 되는 경우가 많다.</u> • 지역사회의 사회·경제적 여건 및 환경위생 상태와 밀접한 관계가 있다. • 소화기 감염병의 발생과 유행 규모는 그 지역의 보건수준의 지표가 된다. • 지역적 및 계절적 특성이 크고, 폭발적으로 발생한다. • 매개체, 감염경로에 따라 발병률, 치명률, 2차 발병률 등에 현저한 차이를 나타낸다.
호흡기계 감염병	• 대체로 초기에 다량의 삼출성 분비물을 배출한다. • 대부분 보균자에게서 감수성자에게 직접 전파된다. • 연령, 성, 사회경제적 상태에 따라 그 발생에 많은 차이를 나타낸다. • 계절적으로 많은 변화 양상을 나타내며, 소화기 감염병에 비해 관리가 어려운 경우가 많다. • 대부분의 인구집단에서 이병손실일수(질병에 걸려 입게 되는 손실)의 가장 많은 비율을 차지한다.

46 호흡기계 감염병에 대한 설명으로 틀린 것은?

서울시 9급 2008

① 대부분 인간보균자에게서 감수성자에게 직접 전파된다.
② 성별, 연령별, 지역별, 사회적 계층에 따라 차이가 난다.
③ 계절적으로 많은 변화 양상을 나타내며, 소화기 감염병에 비해 관리가 어려운 경우가 많다.
④ 만성보균자, 건강보균자가 문제시 되는 경우가 많다.
⑤ 대부분의 인구집단에서 이병손실일수의 가장 많은 비율을 차지한다.

만성보균자, 건강보균자는 콜레라 같은 소화기계 감염병에서 문제된다.

47 급성감염병 발생시 제일 먼저 해야 할 역학조사는 무엇인가?

경기 9급 2004

① 병원체의 확인
② 감염원 및 병원소 확인
③ 환자치료방법
④ 환자관리방법
⑤ 환자발생분포

급성감염병 발생시 제일 먼저 알아내야 할 역학조사는 감염원 및 병원소를 확인하는 일이다.

48 병원체가 세균(bacteria)이 아닌 것은?

① 콜레라, 한센병 　　　　② 성병, 결핵
③ 디프테리아, 백일해 　　④ 홍역, 광견병

홍역, 광견병의 병원체는 바이러스이다.

49 원인균이 Virus가 아닌 것은?

인천시 9급 2004

① 감 기　　　　　　　　　　② 유행성간염
③ 발진티푸스　　　　　　　　④ 홍 역
⑤ AIDS

해설 콕

병원체

구 분	특 징	종 류
박테리아 (세균)	바이러스나 리케차보다 더 발전한 생물로, 적절한 온도와 습도의 환경 조건하에서는 급속하게 증식한다. 항생제의 남용으로 항생제에 저항성이 높은 돌연변이 박테리아들이 많이 생겼는데, 이를 슈퍼박테리아라고 부른다.	• 간균 : 디프테리아, 장티푸스, 결핵균 등 • 구균 : 연쇄상구균, 폐렴균, 임균 등 • 나선균 : 콜레라균 등
바이러스	0.01~0.3μm 정도의 크기로 전자현미경으로만 볼 수 있고, 세포 내에 기생한다.	감기, 홍역, 폴리오(Polio), 유행성간염, 일본뇌염, 광견병, 유행성이하선염, AIDS 등
리케차	박테리아와 크기가 흡사하며, 세포 내에 기생하는 점은 바이러스와 비슷하다.	발진티푸스 · 발진열 · 쯔쯔가무시병(양충병) · 록키산 홍반열
기생충	단세포와 다세포 기생충으로 구분된다.	말라리아, 아메바성이질, 회충, 십이지장충, 유구조충, 무구조충, 간디스토마, 폐디스토마 등
진균 (사상균)	진핵세포를 가진 고등 미생물로 곰팡이라고도 한다.	무좀 및 칸디다증

50 다음 중 크기가 가장 작으면서 조직의 세포 안에 기생하여 암까지도 유발시키는 것은?

① 장티푸스균　　　　　　　　② 폐렴균
③ 바이러스　　　　　　　　　④ 리케차

해설 콕

바이러스

세균보다 작아서 세균여과기로도 분리할 수 없고, 전자현미경을 사용하지 않으면 볼 수 없다. 바이러스는 DNA나 RNA를 유전체로 가지고 있으며, 혼자서 증식이 불가능하여 숙주세포(host cell) 내에서 복제를 하며, 세포 간에 감염(infection)을 통해서 증식한다.

51 한탄바이러스(Hantaan virus)에 의해 발생되는 감염병은?

┃지방직 9급 2010

① 렙토스피라증(Leptospirosis)

② 유행성 출혈열(Epidemic hemorrhagic fever)

③ 쯔쯔가무시증(Tsutsugamushi)

④ 유행성이하선염(Mumps)

유행성 출혈열(신증후군 출혈열) : 한탄바이러스(Hantaan virus)
① **렙토스피라증(Leptospirosis)** : 렙토스피라균
③ **쯔쯔가무시증(Tsutsugamushi)** : 리케차 쯔쯔가무시
④ **유행성이하선염(Mumps)** : 뭄프스바이러스(Mumps virus)

52 호흡기 계통으로 병원체가 침입하여 발병되는 감염성 질환은?

┃간호직 8급 2016

① 콜레라   ② B형간염

③ 장티푸스   ④ 신증후군출혈열

신증후군출혈열은 한탄바이러스 등에 의해 감염되어 나타나는 '유행성출혈열'이다. 한탄바이러스는 특정의 설치류에 만성 감염을 일으키는데, 이렇게 감염된 설치류의 분변, 오줌, 타액 등으로 배출되고 공기 중에 건조된 바이러스가 호흡기를 통해 전파된다. 쥐가 많이 서식하는 야외에서 눕거나 작업을 할 때 감염 위험이 높다. 연중 산발적으로 발생할 수 있으나, 주로 건조한 시기인 10~12월과 5~7월에 많이 발생한다.

53 신증후군출혈열에 관한 설명으로 틀린 것은?

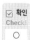

① 병원체가 리케차의 일종이다.

② 병원소가 들쥐이며, 들쥐에 기생하는 좀진드기가 전파한다.

③ 늦봄과 늦가을에 많이 발생한다.

④ 증상으로는 고열, 출혈성 신장염에 의한 혈뇨 등이다.

신증후군출혈열의 병원체는 한탄바이러스이다.

54 들쥐에서 문제가 되어 초기에는 감기 증상을 일으키는 나선균 병원체인 질병은?

① 렙토스피라증   ② 황 열

③ 탄저병   ④ 양충병

⑤ 발진티푸스

렙토스피라증

나선균(렙토스피라균)에 의하여 감염된 들쥐가 배설물을 통해 나선균을 배출하고, 오염된 물과 토양에 사람이 접촉하면 경피감염이 발생하거나, 오염된 식품과 음료수를 섭취하여 경구감염이 일어날 수도 있다.

55 우리나라는 아직도 연간 결핵감염률이 높은 후진국형 모습에서 벗어나지 못하고 있다. 폐결핵의 특성에 대한 설명으로 가장 옳지 않은 것은?
ㅣ서울시 9급 2017

① 결핵균은 환자가 기침할 때 호흡기 비말과 함께 나오며, 비말의 수분 성분이 마르면 공기 매개전파의 가능성은 거의 없다.

② 환자관리를 위해서 객담도말양성은 결핵전파의 중요한 지표이지만, 민감도가 50% 미만으로 낮은 단점이 있다.

③ 대부분의 2차 전파는 치료 전에 이루어지며, 일단 약물치료를 시작하면 급격히 감염력이 떨어진다.

④ 결핵균에 감염이 되면 약 10%는 발병하고 90% 잠재 감염으로 남게 되며, 폐결핵이 발병해도 초기에는 비특이적 증상으로 조기발견이 어렵다.

결핵균은 환자가 대화 또는 기침할 때 호흡기 비말과 함께 나오며, 비말의 수분 성분이 마르면 비말핵 형태로 상당 기간 공기 중에 떠다니며 흡입되어 공기매개전파로 감염된다.

56 다음 감염병 중 모기를 매개체로 한 감염병으로 옳지 않은 것은?

① 뎅기열
② 황 열
③ 웨스트나일열
④ 발진열

 해설 콕

- **모기** : 뎅기열, 황열, 웨스트나일열, 뇌염, 말라리아, 사상충증 등
- **진드기** : 재귀열, 라임병, 진드기매개뇌염, 중증열성혈소판감소증후군 등
- **쥐** : 유행성출혈열, 발진열, 페스트, 쯔쯔가무시병 등

57 쥐와 관계가 가장 적은 감염병은?

① 발진티푸스
② 바일병
③ 발진열
④ 쯔쯔가무시병

 해설 콕

이와 쥐의 매개질병

구 분	매개질병
이	발진티푸스, 페스트, 재귀열 등
쥐	페스트, 바일병, 서교증, 렙토스피라병, 이질, 살모넬라증, 발진열, 쯔쯔가무시병(양충병), 유행성출혈열, 아메바성이질 등

※ 바일병은 스피로헤타의 일종인 황달 출혈성 렙토스피라에 의한 급성 감염병이다. 쥐의 오줌에 있는 병원체가 피부나 점액을 통하여 감염되며, 처음에는 높은 열이 나고 점차 황달, 심장기능 상실 따위의 증상을 보인다. 1886년 독일의 바일(Weil, A)이 처음으로 보고하였다.

58 위생해충이 매개하는 질병의 연결이 잘못된 것은?

① 파리 - 장티푸스, 이질
② 모기 - 말라리아, 사상충증
③ 바퀴벌레 - 콜레라, 장티푸스
④ 쥐 - 뎅기열, 황열

 해설 콕

모기 - 뎅기열, 황열, 말라리아, 사상충증

정답 54 ① 55 ① 56 ④ 57 ① 58 ④

CHAPTER 02 | 역학과 질병관리 **95**

CHAPTER 2 역학과 질병관리

59 동일한 매개체에 의해 전파되는 감염병으로 묶인 것은?

① 말라리아, 일본뇌염, 사상충증
② 신증후군출혈열, 뎅기열, 콜레라
③ 황열, 쯔쯔가무시증, 발진열
④ 페스트, 신증후군 출혈열, 일본뇌염
⑤ 발진티푸스, 장티푸스, 파라티푸스

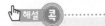

> 말라리아 매개체는 중국 얼룩날개모기, 일본뇌염 매개체는 작은 빨간집모기, 사상충 매개체는 토고숲모기 등으로 매개체는 모두 '모기'이다.
> ② 신증후군출혈열(유행성출혈열)의 매개체는 쥐, 뎅기열은 모기가 매개체, 콜레라의 매개체는 물이다.
> ③ 황열의 매개체는 모기, 쯔쯔가무시증은 진드기, 발진열은 쥐나 쥐벼룩 등이다.
> ④ 페스트의 매개체는 쥐벼룩이다.
> ⑤ 발진티푸스의 매개체는 이, 장티푸스의 매개체는 파리, 파라티푸스의 매개체는 오염된 음식이나 물이다.

60 절지동물에 의한 전파 중 생물학적 전파양식과 이에 해당하는 질병들의 연결이 바르지 않은 것은?

① 증식형 – 발진티푸스, 쯔쯔가무시병
② 발육형 – 로아사상충증, 말레이사상충증
③ 발육증식형 – 수면병, 말라리아
④ 경란형 – 록키산 홍반열, 재귀열

생물학적 전파양식

구 분	특 징	질 병
경란형	병원체가 난소(알)에서 증식 생존하여 주로 진드기의 흡혈시 전파	참진드기, 록키산 홍반열, 재귀열, 쯔쯔가무시병
발육형	곤충의 체내에서 발육만 하는 경우 숙주에 의하여 감염	로아사상충증, 말레이사상충증
발육증식형	곤충의 체내에서 증식과 발육으로 전파	수면병, 말라리아, 텍사스우열
증식형	곤충의 체내에서 수적으로 증식하며 자교(접촉)시 피부상처를 통하여 감염	페스트, 황열, 뎅기열
배설형	배설물이 피부나 호흡계로 전파	발진티푸스, 발진열, 페스트

* 페스트는 증식형, 배설형에 모두 포함됨

61 병원체가 병원소로부터 탈출할 때 기계적 탈출을 하는 감염병이라고 할 수 없는 것은?

① 홍 역 ② 뇌 염
③ 황 열 ④ AIDS

 해설 콕

병원소로부터 병원체의 탈출

유 형	감염병
호흡기계 탈출	대화, 기침, 재채기(폐결핵, 폐렴, 백일해, 홍역, 디프테리아, 인플루엔자 등)
소화기계 탈출	분변, 구토물(이질, 콜레라, 장티푸스, 파라티푸스, 폴리오 등)
비뇨생식기계 탈출	소변, 성기분비물(성병, 매독)
개방병소(화농성 질병의 농양)로 직접 탈출	농양, 피부병(한센병)
기계적 탈출	흡혈성 곤충(말라리아, 일본뇌염, 황열, 뎅기열) 주사기(AIDS, B · C형간염)

62 활성전파체의 생물학적인 전파형태와 감염병의 연결이 잘못된 것은?

① 증식형 전파 – 페스트
② 발육형 전파 – 사상충
③ 발육증식형 전파 – 발진열
④ 배설형 전파 – 발진티푸스
⑤ 난소전이형 – 록키산 홍반열

 해설 콕

• 증식형 – 페스트, 황열, 뇌염
• 발육형 – 로아사상충증, 말레이사상충증
• 발육증식형 – 말라리아, 수면병
• 배설형 – 발진티푸스, 발진열
• 경란형 – 록키산 홍반열

63 다음은 매개곤충에 의해 발병하는 감염병들이다. 이 중에서 곤충의 체내에서 생활환의 일부를 거치면서 수적인 증식을 하여 전파되는 질병은?

① 발진티푸스
② 말라리아
③ 렙토스피라증
④ 사상충

발육증식형 전파에 대한 설명이며, 이에 해당하는 것은 말라리아이다.

64 다음 중 일본뇌염의 특징이 아닌 것은 무엇인가?

ㅣ충북 의료기술직 9급 2004

① 작은 빨간집모기가 매개한다.
② 대부분 현성감염으로 옮긴다.
③ 병원소가 돼지이다.
④ 우리나라에서 8~9월에 유행한다.

병원소는 돼지이며, 잠복기는 5~15일이고, 현성감염은 500~1,000명에 한명 정도가 임상증상을 나타내며, 대부분 불현성 또는 무증상 감염자가 많다.

65 구충, 구서의 방법으로 잘못된 것은?

① 구제대상 동물의 발생원을 제거한다.
② 대상동물의 생태습성에 따라서 실시한다.
③ 구충, 구서는 광범위하게 동시에 실시한다.
④ 구충, 구서는 성충시기에 구제한다.

구충과 구서의 구제는 발생초기에 한다.

01 성인병에 대한 설명으로 틀린 것은?

보건복지부 9급 2003

☑ 확인
Check!

○
△
×

① 질병 자체가 영구적이다.
② 불가역적 병적 변화를 일으킨다.
③ 불구, 무능력 같은 후유증을 일으킨다.
④ 특수 재활훈련이 필요하다.
⑤ 단기간의 전문 관리가 필요하다.

성인병(만성퇴행성 질환)의 특징
1. 질병 자체가 영구적이다.
2. 불가역적 병적 병화를 가지는 질병이다.
3. 후유증으로 불구·무능력 상태를 가지는 질환이다.
4. 재활을 위한 특별한 훈련이 필요한 질환이다.
5. 장기간의 보호, 감시 및 치료가 필요한 질환 등이다.

02 다음 중 만성질환의 특징으로 올바르게 기술한 것을 모두 고르면?

서울시 9급 2015 변형

☑ 확인
Check!

○
△
×

ㄱ 만성질환은 일반적으로 다양한 위험요인이 복잡하게 작용하여 발생한다.
ㄴ 제2형 당뇨병은 성인형 당뇨병으로 불리며, 주로 인슐린 저항성이 생겨 발생한다.
ㄷ 본태성 고혈압 환자보다 속발성 고혈압 환자가 더 많다.
ㄹ 2019년 기준 우리나라 10대 사망원인 1위는 암이다.

① ㄱ, ㄷ
② ㄱ, ㄴ, ㄷ
③ ㄱ, ㄴ, ㄹ
④ ㄱ, ㄴ, ㄷ, ㄹ

1차성인 본태성 고혈압은 다른 병과는 관계없이 발생한 것으로서 전체 고혈압의 85~90% 정도를 차지하며, 2차성인 속발성 고혈압은 다른 병에 의하여 발생한 것으로서 10~15%를 차지하고 있다.

사망원인 순위(2019)
악성신생물(암) - 심장 질환 - 폐렴 - 뇌혈관 질환 - 고의적 자해(자살) - 당뇨병 - 알츠하이머병 - 간 질환 - 만성 하기도 질환 - 고혈압성 질환

03 만성질환의 역학적 특성으로 가장 옳지 않은 것은?

▌서울시 9급 2019

① 악화와 호전을 반복하며 결과적으로 나쁜 방향으로 진행한다.
② 원인이 대체로 명확하지 않고, 다요인 질병이다.
③ 완치가 어려우며 단계적으로 기능이 저하된다.
④ 위험요인에 노출되면, 빠른 시일 내에 발병한다.

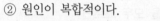

만성질환은 그 원인이 복합적이고, 질병 발생의 시점이 불분명하며 잠재기간이 길다. ④는 만성질환이 아닌 감염성 질병의 일반적인 특성이다.

만성퇴행성 질환의 특성
1. 만성질환은 일반적으로 3개월 이상 지속된다.
2. 호전과 악화를 반복하면서 병리적인 방향으로 진행되며, 치료가 어려우므로 건강관리가 중요하다.
3. 대부분의 질환이 연령이 증가되면 그 유병률이 증가하는 특징을 가지고 있다.
4. 만성퇴행성 질환의 여러 원인이 복합적으로 작용하므로 직접 원인 규명이 어렵다.

04 만성퇴행성 질환의 역학적인 특성이 아닌 것은?

① 직접적인 원인이 존재한다.
② 원인이 복합적이다.
③ 잠재기간이 길다.
④ 질병 발생의 시점이 불분명하다.

만성퇴행성 질환은 직접적인 원인이 존재하지 않으며, 원인이 복합적이고, 잠재기간이 길다. 또한 질병 발생의 시점이 불분명하다.

05 만성퇴행성 질환 중 심혈관계 질환에 해당하지 않는 것은?

① 고혈압
② 당뇨병
③ 허혈성 심장질환
④ 동맥경화증

만성퇴행성 질환의 유형

구 분	질 환
심혈관계 질환 (심장 및 혈관계 질환)	고혈압, 동맥경화증, 심장질환(협심증, 심근경색증, 부정맥 등) 등
내분비계 질환	당뇨병, 갑상선질환, 뇌하수체질환, 부신질환, 골대사질환, 성선기능이상, 지질대사이상, 비만 등

06 서울특별시는 대사증후군 오락(5樂) 프로젝트를 통해 건강생활 실천과 질병을 예방하고자
하는 사업을 추진 중이다. 다음 중 대사증후군의 진단기준으로 옳지 않은 것은?

┃서울시 9급 2017

☑ 확인
Check!
○
△
×

① 허리둘레   ② 지방간
③ 고혈당   ④ 중성지방

오락(5樂) 프로젝트
1락 빼자! 허리둘레
2락 내리자! 혈압
3락 막자! 혈당
4락 잡자! 중성지방
5락 높이자! 좋은 콜레스테롤

07 우리나라 대사성증후군의 진단 기준 항목으로 가장 옳은 것은? ┃서울시 9급 2018

☑ 확인
Check!
○
△
×

① 허리둘레 : 남자 ≥ 90cm, 여자 ≥ 85cm
② 중성지방 : ≥ 100mg/dL
③ 혈압 : 수축기/이완기 ≥ 120/80mmHg
④ 혈당 : 공복혈당 ≥ 90mg/dL

해설 콕
대사증후군의 진단 기준
아래의 기준 중 세 가지 이상이 해당되면 대사증후군으로 정의한다.

구 분	기 준
허리둘레	남자 90cm, 여자 85cm 이상
중성지방	150mg/dL 이상
고밀도지방(고밀도 콜레스테롤)	남자 40mg/dL 미만, 여자 50mg/dL 미만
혈 압	130/85mmHg 이상 또는 고혈압약 투약 중
공복혈당	100mg/L 이상 또는 혈당조절약 투약 중

08 만성질환 유병률이 증가하는 이유와 관련 없는 것은? ▎광주시 9급 2006

① 평균수명의 증가 ② 생활습관의 변화
③ 정확한 진단기술 발전 ④ 질병에 대한 저항력 저하

 해설 콕

유병률의 증가 이유
1. 국민수명의 연장
2. 저출산 및 노인 인구의 증가
3. 노인인구에 잘 이환되는 만성질환자의 수가 상대적으로 증가
4. 젊은 층에서도 아토피피부염, 알레르기성 비염 등의 만성질환자 증가
5. 정확한 진단기술 발전
6. 신체활동의 부족

09 성인병이 아닌 것은? ▎경기 9급 2005

① 당뇨병 ② 고혈압
③ 뇌졸중 ④ 간 염

 해설 콕

성인병은 고혈압 · 뇌혈관질환 · 당뇨병 · 동맥경화 · 심장질환 등을 말한다.

10 당뇨병(Diabetes mellitus)의 분류별 병인에 대한 설명으로 가장 옳지 않은 것은?

┃ 서울시 9급 2018

① 1차성 당뇨병 : 원인이 분명하지 않고 체질적, 가계적 유전과 깊은 관계가 있다.
② 2차성 당뇨병 : 중년기에 주로 발생하며 활동인구의 인력 손실을 가져오는 병으로 다량의 음주습관이 원인이다.
③ 소아형 당뇨병 : 인슐린 양의 감소로 생기며, 갑작스러운 다뇨·다식·다갈증의 증상과 함께 비만아에게 많다.
④ 성인형 당뇨병 : 인슐린 본래의 기능장애에서 비롯되며, 중년기 이후(45세가 가장 절정기)에 많이 발생한다.

 해설 콕 ....

2차성 당뇨병은 췌장질환이나 간질환, 내분비질환 등의 원인에 의해 이차적으로 발생하는 당뇨병을 말하며, 다량의 음주습관으로 발생한다고 볼 수는 없다.

11 인슐린 의존성 당뇨병의 전형적인 특성이 아닌 것은?

┃ 보건복지부 9급 2002

① 다 식   ② 다 뇨
③ 다 갈   ④ 다 한

해설 콕 ....

• **인슐린 의존형 당뇨병의 3대 증상** : 다뇨, 다음(다갈), 다식
• **인슐린 비의존형** : 제1형 당뇨병에 비해 임상증상이 뚜렷하지 않다. 제1형 당뇨병은 췌장에서 인슐린 분비세포가 파괴되어 인슐린이 분비되지 않아 인슐린 투여가 필요한 당뇨병이다.

12 이상체중(ideal weight)이란 어떤 체중을 의미하는가?

┃ 경남 9급 2004

① 평균 체중
② 평균보다 항상 낮은 체중
③ 청소년기는 평균보다 낮고, 장년기 이후에는 평균보다 높은 체중
④ 청소년기는 평균보다 높고, 장년기 이후에는 평균보다 낮은 체중

해설 콕 ....

이상체중(표준체중, 정상체중 ; Ideal or desirable body weight, IBW)
건강과 장수를 위해서 가장 바람직한 체중을 의미하며, 청소년기에는 평균보다 높고, 장년기 이후에는 평균보다 낮다.

13

 비만증 환자의 증상이 아닌 것은?

ㅣ충북 9급 2003

① 고혈압   ② 당뇨병

③ 간경화증   ④ 동맥경화증

> 비만은 지방조직의 과잉 축적으로 인해 **당뇨, 고혈압, 이상지질혈증, 동맥경화증** 등의 동반질환의 유병률을 증가시킨다. 이외에도 비만은 인슐린 저항성, 담낭질환, 수면무호흡증, 골관절염, 대장암, 유방암, 난소암 등의 발생빈도를 증가시키며 불면증과 우울증 또한 증가시킬 수 있다.
> ※ 간경화의 4대 위험요인은 만성 B형간염, 만성 C형간염, 과도한 음주, 비알코올성 지방간이다.

14

 과다체중과 관련이 없는 것은?

ㅣ보건복지부 9급 2004

① 당뇨병   ② 심장질환

③ 뇌졸중   ④ 괴혈병

⑤ 고혈압

> 괴혈병은 비타민 C의 부족으로 출혈 장애가 체내의 각 기관에서 발생하는 질병이다.

15

 알코올중독자가 영양실조가 되는 이유는?

ㅣ경기 9급 2005

① 간의 알코올 분해효소가 기능이 떨어지기 때문에
② 알코올은 칼로리가 있지만 영양소가 없기 때문에
③ 과도한 칼로리가 지방으로 간에 저장되기 때문에
④ 간장세포가 죽기 때문에

> 알코올은 영양소가 거의 없으나 열량이 높아서 술을 많이 마시게 되면 비만증이 오기 쉽고, 술만 마실 경우 비타민 부족 등 영양결핍 상태에 빠질 위험이 높으며, 여러 가지 건강상의 문제들을 가져온다.

16 환경적 요인에 의한 만성질환이 아닌 것은?

┃인천시 9급 2003

① 암
② 당뇨병
③ 고혈압
④ 뇌졸중
⑤ 장티푸스

장티푸스는 오염된 식수나 식품(환자 보균자의 대소변에 오염된 음식물 혹은 물)을 매개로 전파되는 급성 전신성 발열성 질환으로 만성질환에 해당하지 않는다.

17 심근경색의 원인으로 맞는 것은?

┃경기 9급 2003

① 흡연, 고혈압, 스트레스
② 흡연, 과체중, 고염식이
③ 당뇨병, 고염식이, 흡연
④ 고혈압, 과체중, 당뇨병

심근경색의 주요 위험인자
흡연, 비만, 고혈압, 고지혈증, 당뇨, 가족력, 고령, 폐경 등

18 고혈압의 여러 가지 원인 중 가속적 원인이 아닌 것은?

┃서울시 9급 2002

① 고식염
② 고지방 섭취
③ 비 만
④ 스트레스
⑤ 심계항진

고혈압의 위험인자에는 지나친 염분 섭취, 섭취열량 과다에 의한 비만, 음주, 흡연, 운동부족, 스트레스 등이 있다.

심계항진
심계항진(가슴 두근거림)은 심장 박동이 강하거나, 불규칙하게 혹은 빠르게 느껴져 불쾌한 기분이 드는 증상을 말한다. 심계항진은 운동 후나 힘든 일을 한 후에 나타나는 느낌과는 달리 불안감이나 긴장감을 유발한다. 심하면 가슴 부위의 통증과 호흡 곤란을 유발하기도 한다.

19 고혈압의 합병증이 아닌 것은?

① 심부전증　　　　　　　　　② 동맥경화증
③ 뇌출혈　　　　　　　　　　④ 빈 혈

　　고혈압의 주요 합병증 : 심부전증, 요독증, 뇌출혈, 동맥경화증 등

20 고혈압과 심장질환의 예방대책 중 적절하지 않은 것은?

① 적절한 체중관리
② 염분 섭취의 제한
③ 당분 등의 고칼로리 식품의 섭취
④ 충분한 칼륨 및 칼슘 섭취

　　고혈압과 심장질환의 예방은 적절한 체중관리, 염분 섭취의 제한, 혈청 콜레스테롤의 관리, 충분한 칼륨
　　및 칼슘 섭취 등이다.

21 니코틴, 카페인, 코카인의 작용으로 옳은 것은?　　　　　　　┃경기 9급 2002

① 중추신경 억제　　　　　　　② 말초신경 흥분
③ 중추신경 흥분　　　　　　　④ 말초신경 억제

　　의존 및 중독약물
　　• **중추신경억제제** : 마약(아편, 몰핀, 헤로인), 진정제(바비튜레이드), 신경안정제(벤조디아제핀계), 수면
　　　제, 술 등
　　• **중추신경흥분제** : 암페타민, 코카인, 니코틴, 카페인 등
　　• **환각제** : 대마초, 해시시, 아나볼릭 스테로이드 등

22 악성신생물(암)에 비해 양성종양의 특징은?

① 나이가 많아지면 많이 발생한다.
② 백혈병이 속한다.
③ 서구인에게는 폐암이 많이 발생하고, 동양인에게는 위암이 많이 발생한다.
④ 피막을 형성한다.
⑤ 전이한다.

양성종양과 악성신생물(악성종양)의 비교

특 성	양성종양	악성종양
성장속도	• 천천히 자란다. • 성장이 멈추는 휴지기를 가질 수 있다.	• 빨리 자란다. • 저절로 없어지는 경우는 매우 드물다.
성장양식	• 점점 커지면서 성장하나 범위가 한정되어 있다. • 주위 조직에 대한 침윤이 없다.	주위 조직으로 침윤하면서 성장한다.
피막 형성 여부	• 피막이 있어 종양이 주위 조직으로 침윤하는 것을 방지한다. • 피막이 있으므로 수술적 절제가 쉽다.	피막이 없으므로 주위 조직으로의 침윤이 잘 일어난다.
세포의 특성	• 분화가 잘 되어 있다. • 분열상은 없거나 적다. • 세포가 성숙하다.	• 분화가 잘 안 되어 있다. • 정상 또는 비정상의 분열상이 많다. • 세포가 미성숙하다.
인체에의 영향	인체에 거의 해가 없다.	항상 인체에 해가 된다.
전이 여부	없다.	흔하다.
재발 여부	수술로 제거시 재발은 거의 없다.	수술 후 재발이 가능하다.
예 후	좋다.	종양의 크기, 림프절 침범 여부, 전이 유무에 따라 달라진다.

23 **암의 예방대책 중 적절한 방법이 아닌 것은?**

① 영양분을 골고루 균형 있게 섭취한다.
② 과도한 햇빛 노출을 피한다.
③ 통곡물과 콩류를 피한다.
④ 술, 담배를 피한다.

세계보건기구(WHO) 산하 국제암연구소(IARC)의 암예방 지침
1. 담배를 피우지 말아라. 어떤 형태의 담배도 피워서는 안 된다.
2. 집안을 금연 구역으로 만들어라. 직장의 금연 조치를 지지해라.
3. 건강한 체중을 만들기 위한 행동에 나서라.
4. 활동적인 생활을 해라. 앉아있는 시간을 줄여라.
5. 건강한 식단을 유지해라.
   • 통곡물과 콩류, 채소와 과일을 충분히 섭취해라.
   • 당분과 지방 함유량이 많은 고칼로리 식품을 제한하고 설탕이 든 음료를 피해라.
   • 가공처리된 육류를 피해라. 붉은 고기와 염도가 높은 음식 섭취를 제한해라.
6. 술은 어떤 종류이든 절주해라. 술을 마시지 않는 것이 암 예방에 더 좋다.
7. 과도한 햇빛 노출을 피해라. 특히 어린이가 해당된다.
8. 직장에서 건강과 안전 수칙을 준수함으로써 암 유발 물질로부터 자신을 보호해라.
9. 가정에서 높은 라돈 수치로 인해 방사선에 노출됐는지 측정해라. 라돈 수치를 낮추기 위한 조치를 해라.
10. (여성의 경우) 모유수유는 산모의 암 위험을 줄여준다. 할 수 있으면 모유수유를 해라. 호르몬 대체요법(HRT)은 특정 암의 위험을 높여준다. HRT 사용을 제한해라.
11. 신생아는 B형간염 백신, 여아는 인유두종바이러스(HPV) 백신주사를 반드시 맞도록 해야 한다.
12. 장암(남녀 모두 해당)과 유방암, 자궁경부암 검진을 받아라.

24 **대규모 집단에 대한 집단검진(mass screening)시 고려해야 하는 사항으로 우선순위가 가장 낮은 것은?**

▮서울시 9급 2014

① 대상 질환이 중요한 건강문제여야 한다.
② 질병을 발견하면 치료하거나 악화를 예방할 수 있어야 한다.
③ 비용-효과적이어야 한다.
④ 증상이 나타나기 전까지 어느 정도의 잠복기가 있어야 한다.
⑤ 검진방법이 지나치게 복잡하지 않아야 한다.

해설 콕

검진방법이 복잡하더라도 일반인들이 쉽게 받아들일 수 있고, 집단검진의 목적달성에 용이하여야 한다.

※ 질병이 잠복기나 초기기간이 없으면 집단검진의 의미가 없다. 예컨대 백혈병은 진단 즉시 병이 진행되기 때문에 검진의 의미가 없다.

┤심화 **Tip** ├

집단검진의 조건
1. 질병이 비교적 흔해서 많은 사람에게 이득이 돌아갈 수 있어야 한다.
2. 조기발견에 따른 효과적인 치료 방법이 있어야 한다.
3. 치료에 의해 생명과 주요 기능에 지장이 없을 만큼 조기에 진단할 수 있는 방법이 있어야 한다.
4. 검진 방법이 정확하여 민감도, 특이도, 예측도 등이 모두 높아야 한다.
5. 비용이 싸고 일반인들이 쉽게 받아들일 수 있는 방법이어야 한다.

25 다음 글에서 설명하는 것은?

┃지방직 9급 2012

☑ 확인
Check!
○
△
×

- 특별한 중재를 받지 않아도 연구에 참여함으로써 행동에 변화를 유발하여 요인 자체의 변화를 가져오게 된다.
- 결과적으로 요인 – 결과간 관련성에 영향을 미친다.

① 자발적 참여자 바이어스(volunteer bias)
② 호손 효과(Hawthorne effect)
③ 버크슨 바이어스(Berkson's bias)
④ 확인 바이어스(ascertainment bias)

해설 콕

호손 효과는 실험 상황에서 특별한 중재를 받지 않아도 연구에 참여하고 있다는 것을 피험자들이 인식함으로써 행동에 변화를 유발하여 요인 자체의 변화를 가져오게 된다. 따라서 연구자의 개입을 최소화시키거나 가능한 자연스러운 환경을 유지하려는 연구 방법을 발전시키게 되었다.

선택편견과 정보편견

선택 편견	연구대상자가 연구의 결론으로 도출된 인구집단을 대표하지 못할 때 발생하는 편견	
	버크슨 바이어스 (Berkson's bias)	입원환자를 대상으로 환자 – 대조군 연구를 할 때 병원에 입원한다 는 특수조건에 연유되어 발생하는 편견
	자발적 참여자 바이어스 (volunteer bias)	• 관심 있는 사람만 연구에 자발적으로 참여해서 생기는 편견 • 질병이 심각한 환자들이 연구에 자발적으로 지원하기 때문에 발 생하는 편견
	선택적 생존 바이어스 (selective survival bias)	병이 심한 사람은 죽고 심하지 않은 사람만 연구 대상에 남아서 생기는 편견으로 단면조사, 후향적 코호트 연구에서 발생
	무응답 편견 (non-response bias)	무응답자들로 부터는 아무런 정보를 얻지 못하기 때문에 발생하는 편견
정보 편견	• 연구대상자로부터 얻은 정보가 부정확하여 잘못 분류됨으로써 생기는 편견 • 환자가 본인에게 불리한 질문에 대해 거짓정보를 제시하는 경우가 있으며, 이를 자료로 선택할 경우 정반대의 결과가 발생함	
	호손 효과	문제 지문 참조
	확인 바이어스 (ascertainment bias)	코호트 연구에서 요인에 노출된 대상자를 요인에 노출되지 않은 대상 에 비해 철저하게 질병발생 조사하는 과정에서 생기는 편견
	회상 바이어스	환자가 된 사람은 정상적인 대조군에 비해 심리적인 이유로 해서 과거 자신의 위험요인에 대한 노출 행위를 특별히 잘 기억해 내어 발생하는 편견
	시간 바이어스	시간흐름에 따라 개인적 요인이 변화되어 발생하는 편견
	면담자 바이어스 (interviewer bias)	설문조사자의 편견이나 유도질문으로 인한 편견
	출판편견 (publication bias)	유의하지 않은 연구결과는 출간되는 경우가 드물어서 생기는 편견

26 질병의 1차예방 대책으로 맞는 것은?

|경남 9급 2004

① 예방접종, 건강검진
② 예방접종, 금연교육
③ 건강검진, 재활치료
④ 건강검진, 약물치료

해설 콕

질병예방의 원칙

구 분	특 징	대 책
1차예방	발병하기 이전에 원인에의 폭로를 방지함으로써 발병 자체를 예방하는 것으로, 이론적으로는 가장 이상적인 차원의 예방이다.	금연, 규칙적인 운동, 영양상담, 각종 예방접종, 화학적 예방요법 등
2차예방	1차예방에 실패하여 질병이 발생한 후 가능한 한 조기에 진단하고, 조기에 치료 및 관리를 실시하여 조숙사망 및 불구, 심각한 합병증으로의 진행을 막는 예방이다(조기진단, 조기치료).	선별검사(집단검진)항목의 대부분이 이에 속하며, 2차예방의 핵심 대상 분야가 암을 포함한 만성퇴행성 질환군이다.
3차예방	만성퇴행성 질환이 발병하였을 때, 불능으로의 진행을 예방하며, 재활치료를 통하여 정상생활 및 사회생활로의 복귀를 촉진시키는 예방이다.	재활치료

04 기생충 질환

01 다음 중 기생충의 분류와 이에 해당하는 기생충들의 연결이 바르지 않은 것은?

┃서울시 9급 2017

① 흡충류 – 요코가와흡충, 만손주혈충
② 선충류 – 고래회충, 트리코모나스
③ 조충류 – 광절열두조충, 왜소조충
④ 원충류 – 말라리아 원충, 리슈마니아

해설 콕

원충류 – 트리코모나스, 리슈마니아
선충류 – 회충, 구충, 편충 등

02 기생충증과 중간숙주의 연결이 옳은 것은?

┃지방직 9급 2010

	기생충증	제1중간숙주	제2중간숙주
①	광절열두조충증	물벼룩	가재
②	요코가와흡충	다슬기	은어
③	간흡충증	왜우렁이	고등어
④	아니사키스증	새우	잉어

해설 콕

	기생충증	제1중간숙주	제2중간숙주
①	광절열두조충증	물벼룩(갑각류)	송어
②	요코가와흡충	다슬기	담수어(은어)
③	간흡충증	쇠(왜)우렁이	참붕어
④	아니사키스증	새우(갑각류)	고등어, 조기, 청어, 갈치, 대구, 오징어

03 집단감염이 잘 되고 맹장부위에 기생하며, 항문 주위에 산란하므로 테이프로 검사할 수 있는 기생충은?

① 회 충　　　　　　　　　　② 십이지장충

③ 요 충　　　　　　　　　　④ 무구조충

요충은 장내에서 기생하는 동안 산란하지 않고, 항문 밖으로 기어 나와 항문 주위의 피부에서 산란한다. 요충란은 항문 주위에 산란된 후 수 시간 내에 감염형인 자충포장란이 되어 전파력이 매우 강하고, 일차적으로 항문 주위를 긁은 손에 충란이 묻어 전파가 시작되고, 일부는 옷이나 침구류 등에 의해 전파된다. 항문주위도말법을 이용하여 특징적인 충란 및 충체를 검출할 수 있다.

04 육식으로 감염될 수 있는 기생충은?　　　　　　　　　　┃경기 의료기술직 9급 2003

① 회충, 유구낭충, 선모충

② 편충, 구충, 무구조충

③ 요충, 무구조충, 유구조충

④ 무구조충, 유구조충, 선모충

기생충 질환

감염 경로	기생충
수육을 통한 감염	• 돼지고기 – 유구조충, 선모충 • 쇠고기 – 무구조충
야채를 통한 감염	회충, 십이지장충(구충), 편충, 요충, 동양모양선충, 유구낭충증
담수어를 통한 감염	• 쇠우렁이·담수어 – 간디스토마 • 다슬기·가재·게 – 폐디스토마(폐흡충) • 물벼룩·송어·연어 – 광절열두조충 • 잉어 – 간흡충
해산 어류를 통한 감염	갑각류, 고등어, 갈치, 전갱이, 청어 – 아니사키스증

CHAPTER **2** 역학과 질병관리

05 쇠고기, 돼지고기의 생식으로 감염될 수 있는 기생충은?

① 촌 충 ② 폐흡충
③ 간흡충 ④ 선모충
⑤ 편 충

 해설 콕
- **무구조충(민촌충)** : 쇠고기 생식
- **유구조충(갈구리촌충)** : 돼지고기 생식
- **선모충** : 돼지선모충증은 선모충(*Trichinella spiralis*)에 감염된 고기를 날것으로 먹거나 덜 익혀 먹어서 감염되는 인수공통 기생충성 질병

06 기생충과 매개되는 식품을 바르게 연결한 것은?　　　　　　　┃지방직 9급 2009

① 폐흡충 – 송어
② 간흡충 – 가재
③ 무구조충 – 돼지고기
④ 아니사키스 – 오징어

해설 콕
① 폐흡충 – 참게, 가재 등
② 간흡충 – 잉어, 붕어
③ 무구조충 – 쇠고기
④ 아니사키스증 – 대구, 고등어, 오징어, 조기, 청어

07 다음 기생충과 인체감염 원인 식품의 연결이 틀린 것은?　　　　　　┃인천시 9급 2005

① 유구조충, 선모충 – 돼지고기
② 무구낭충 – 쇠고기
③ 간흡충, 광절열두조충 – 민물고기
④ 폐흡충 – 가재, 게
⑤ 아니사키스 – 바다생선

충란 속의 유충은 중간숙주에 섭취되어 낭충이 되고 이 중간숙주를 날 것 또는 덜 익혀 먹을 경우에 최종숙주의 장내에서 발육해 성충이 된다. 즉 무구낭충은 소에 있지만 인체에 해가 되지 않으므로 ②가 정답이 된다. 인체에 주로 기생하는 것으로 돼지가 중간숙주인 유구조충과 소가 중간숙주인 무구조충 등이 있다

08 현재 우리나라에서 발생하는 기생충 발병률이 높은 것은?

| 경기 의료기술직 9급 2002

① 조충류   ② 선충류
③ 흡충류   ④ 원충류

1990년 이후 우리나라에서 토양매개성 기생충 감염은 크게 감소하였으나, 음식을 통한 감염, 특히 간흡충(*Clonochis sinensis*)은 일정 수준에서 그대로 유지되어 2019년 기준 현재 우리나라에서 가장 감염률이 높은 기생충이다(전체 63%). 또 바다생선회를 먹은 후 *Anisakis simplex*에 의한 고래회충유충증도 보고되고 있다.

09 오염된 흙에서 맨발로 걸어 다녔을 때 걸릴 수 있는 기생충은?

| 보건복지부 9급 2003

① 회 충   ② 구 충
③ 요 충   ④ 편 충
⑤ 간흡충

구충은 사람의 폐와 소장을 침범한다. 사람은 대변에 오염된 흙에 있는 구충의 알과 애벌레를 통해 감염된다. 애벌레는 피부로 들어와, 혈류를 타고 이동하여 폐로 들어간다.

10 기생충 중에서 민촌충에 관한 설명으로 틀린 것은?

① 주로 인분에 의해서 민촌충 충란에 오염된 풀을 중간숙주가 먹게 된다.
② 민촌충은 주로 돼지나 게에 의해서 감염이 된다.
③ 민촌충증은 불쾌감이나 상복부 둔통, 식욕부진 등 주로 소화기계 증상이 나타난다.
④ 주로 민촌충은 중간숙주를 날로 먹었을 때 감염이 된다.

해설 콕

무구조충(민촌충, Taenia saginata)은 전 세계적으로 분포하는데, 소고기를 육회로 먹거나 덜 익혀 먹는 습성이 있는 나라에서 주로 발생한다.

11 간흡충 예방대책으로 맞게 연결된 것은?

가. 민물고기 생식을 금한다.
나. 양어장이 오염되지 않게 한다.
다. 조리기구를 깨끗이 사용한다.
라. 환자의 객담을 위생적으로 처리한다.

① 가, 나, 다   ② 가, 다
③ 나, 라   ④ 가, 라
⑤ 가, 나, 다, 라

해설 콕

환자의 객담을 위생적으로 처리하여야 하는 것은 <u>폐흡충(폐디스토마)</u>이다.

┤심화 **Tip**├

간흡충 예방대책
1. 민물고기를 생식하지 않고 충분히 가열해서 섭취한다.
2. 제1의 중간숙주인 우렁이를 제거한다.
3. 인분을 위생적으로 처리한다.
4. 생수 또는 양어장이 오염되지 않도록 한다.
5. 민물생선을 조리 후 도마, 칼 등 조리기구는 모두 깨끗하게 씻고 소독(뜨거운 물에 7초 이상)을 해줘야 다른 감염을 막을 수 있다.

12 다음 중 중간숙주 없이도 생활이 가능한 기생충은?

┃서울시 9급 2002

① 회 충
② 민촌충
③ 선모충
④ 폐흡충

 해설 콕 ....

중간숙주와 기생충

구 분	기생충
중간숙주가 없는 것	회충, 구충, 편충, 요충
중간숙주가 한 개인 것	• 무구조충(민촌충) : 소 • 유구조충(갈고리촌충) : 돼지 • 선모충 : 돼지
중간숙주가 두 개인 것	• 간흡충(간디스토마) : 제1중간숙주(왜우렁이) → 제2중간숙주(담수어 : 붕어, 잉어) • 폐흡충(폐디스토마) : 제1중간숙주(다슬기) → 제2중간숙주(가재, 게) • 요코가와흡충(횡천흡충) : 제1중간숙주(다슬기) → 제2중간숙주(담수어, 특히 은어) • 광절열두조충(긴촌충) : 제1중간숙주(물벼룩) → 제2중간숙주(담수어 : 연어, 송어)
사람이 중간숙주의 역할을 하는 것	말라리아

13 경피 · 경구감염이 되고 빈혈을 일으키는 것은?

┃서울시 9급 2001

① 요 충
② 구 충
③ 회 충
④ 편 충
⑤ 간흡충

 해설 콕 ....

구충의 전파양상
• **경피감염** : 유충이 부착된 야채 취급과 맨발 또는 흙 묻은 손에 의해 피부로 침입한 후 폐를 거쳐 소장에서 성장하여 산란한다.
• **경구감염** : 야채에 묻어 있던 감염형 유충이 구강점막을 침입해서 감염된다.

14 다음 중 우리나라에서 완전 퇴치된 기생충은?

- ① 사상충
- ② 요 충
- ③ 간흡충
- ④ 말라리아

해설

말레이사상충증의 국내 유행은 1970년대까지도 지속되었었으나, 여러 전문가들이 관여한 집단치료의 시행으로 더 이상 양성자를 찾을 수 없을 정도로 완전히 소멸되었고, 완전 퇴치된 사실을 2007년 WHO에 보고하였다.

②·③ 기생충에 대한 집단관리의 성공적 추진과 그 성과로 간흡충과 요충을 제외한 모든 기생충감염이 격감하고 더 이상 공중보건학적 문제로 남아 있지 않게 되었다. 흡충류의 감염 퇴치에는 우리 국민들의 담수어 생식습관의 교정이 선행필수조건이었다.

④ 우리나라는 경제협력개발기구(OECD) 국가 중 말라리아 발생률이 1위이며, 휴전선 접경지역(경기·인천·강원)에서 말라리아 환자의 90%가 발생하고 있다. 질병관리청은 2024년까지 세계보건기구 (WHO)로부터 말라리아 퇴치인증을 목표로 「말라리아 재퇴치 5개년 실행계획(2019~2023)」을 마련하였다.

15 기생충의 인체내 기생 부위와의 연결이 옳지 않은 것은?

- ① 십이지장충 – 맹장
- ② 무구조충 – 소장
- ③ 간흡충 – 간의 담도
- ④ 일본주혈흡충 – 혈관
- ⑤ 요코가와흡충 – 소장

해설 콕

십이지장충의 감염은 주로 입을 통해 이루어지며, 소장점막으로 침입하여 일정한 발육을 거친 후 소장으로 나와 성충이 된다. 또 일부 유충은 점막에 침입한 후 혈관을 타고 허파로 들어가 기관, 인두를 거쳐 소장에 이르는 것도 있고, 피부로 감염되는 것도 있다.

16 다음 기생충 중 집단감염이 가장 잘 되는 것은?

① 요 충
② 십이지장충
③ 회 충
④ 간흡충

요충은 건조한 실내에서도 장기간 생존하기 때문에 생활을 함께 하는 사람 중에 감염자가 있으면 집단감염이 생길 수 있다. 따라서 감염자의 전 가족 또는 단체생활에서의 전 구성원이 동시에 치료를 받아야 한다.

CHAPTER 03

식품위생

CHAPTER 03 식품위생

01 식품위생 일반

01 「식품위생법」상 "식품"이란?

① 의약품 이외의 모든 음식물　　　② 섭취되는 모든 음식물

③ 무해 의약품 및 음식물　　　　　④ 영양가 있는 모든 음식물

"식품"이란 모든 음식물(의약으로 섭취하는 것은 제외한다)을 말한다(식품위생법 제2조 제1호).

02 우리나라 식품위생의 대상은?　　　　　　　　　　　　　　　ㅣ서울시 9급 2001

가. 첨가물	나. 용기
다. 포장	라. 영양소

① 가　　　　　　　　　　　　　② 가, 나

③ 가, 나, 다　　　　　　　　　　④ 가, 나, 다, 라

⑤ 가, 다, 라

"식품위생"이란 식품, 식품첨가물, 기구 또는 용기·포장을 대상으로 하는 음식에 관한 위생을 말한다(식품위생법 제2조 제11호).

03 식품위생에서의 건전성이 의미하는 것은?   ┃전남 9급 2003

① 부패하지 않아야 한다.
② 통상 식용으로 사용하는 원료를 사용하여야 한다.
③ 인체에 해를 미칠 유해요소가 함유되어서는 안 된다.
④ 영양소를 적당히 함유하고 있어야 한다.

식품위생의 정의(WHO)
"식품위생이란 식품의 생육, 생산, 제조에서 최종적으로 사람에게 섭취될 때까지의 모든 단계에서 식품
의 안전성, 건전성 및 완전무결성을 확보하기 위한 모든 수단을 말한다."
1. **안전성** : 인체에 해를 미칠 유해요소가 함유되어서는 안 된다.
2. **건전성** : 통상 식용으로 사용하는 원료를 사용하여야 한다.
3. **완전무결성** : 영양소를 적당히 함유하고 있어야 한다.

04 식품위생에 대한 설명 중 틀린 것은?   ┃경기 9급 2003

① 식품위생이란 식품의 생육, 생산, 제조에서 최종적으로 사람에게 섭취될 때까지의 위생과
  관계있다.
② 완전무결성과는 관계없다.
③ 식품위생이라 함은 식품, 식품첨가물, 기구 및 용기와 포장을 대상으로 하는 음식에 관한
  위생을 말한다.
④ 안전성을 확보해야 한다.

식품위생이란 식품의 재배·사육부터 생산가공 공정을 거쳐 최종 소비에 이르기까지의 모든 단계에
있어서 식품의 <u>안전성, 건전성 및 완전성</u>을 유지하는데 필요한 모든 수단을 말한다.

05 다음 중 식인성 질환의 외인성 요인이 아닌 것은?

① 동물성 자연독
② 식중독 균
③ 곰팡이 독소
④ 기생충

식인성 질환의 생성 원인에 따른 분류

내인성 요인	• 식품 원재료의 본래 성분이 유독, 유해성분이 있어서 병해가 발생하는 요인 • 동물성 자연독, 식물성 자연독, 식이성 알러지, 식품 중의 변이원성 물질
외인성 요인	• 식품의 생산, 생육, 제조, 가공, 저장, 유통 및 소비 등의 과정에서 외부로부터 유해, 유독물질이 혼입되거나 오염되어 병해를 일으키는 요인 • 식중독 균, 곰팡이 독소, 기생충, 음식첨가물, 농약,
유인성 요인	• 식품이 제조, 가공, 저장 및 유통되는 과정에서 물리적, 화학적, 생물학적 요인들에 의해서 식품 중 유독물질을 생성하여 병해를 일으키는 요인 • 제조 · 조리과정 생성물, 벤조피렌

01 질소성분이 함유되지 않은 유기화합물로서 당질이나 지방질의 식품이 미생물에 의해 분해되어 변질되는 것은?

▍지방직 9급 2009

① 발효(fermentation)　　　　　② 변패(deterioration)
③ 자기소화(self digestion)　　　④ 숙성(aging)

변 질
식품의 영양물질, 비타민 등의 파괴, 향미의 손상 등으로 먹을 수 없는 상태(부패 + 변패)를 말한다.
1. **발효** : 탄수화물이 미생물의 작용을 받아 유기산이나 알코올 등을 생성하여 사람에게 바람직한 생산물로 생화학적 변화가 일어나는 현상을 말한다. 이에 속하는 식품은 간장, 된장, 고추장, 양조주, 발효유, 치즈, 김치, 젓갈류, 기타 절임식품 등으로 이들 식품은 대량의 미생물과 대사산물을 함유하고 있으면서도 사람에게 아무런 해가 없다.
2. **변패** : 미생물 등에 의하여 식품 중의 탄수화물(당질)이나 지방질이 산화에 의해 분해된다든가 식품성분이 상호반응 또는 효소작용에 의해 변화되고 풍미가 나쁘게 되어 식용으로 부적절하게 되는 현상이다.
3. **부패** : 단백질을 함유한 식품이 미생물의 작용으로 분해되어 아민(amine)류 등의 유해물질이 생성되고 인돌, 스키톨, 암모니아 등의 악취나 유해물질을 생성하는 현상을 말한다. 부패와 발효는 모두 유기물에 미생물이 작용하여 일으키는 분해작용 현상을 말하는데, 편의상 사람에게 유해한 물질이 만들어지면 "부패"라고 한다.

02 식품 변질에 대한 설명으로 가장 옳은 것은?

▍서울시 9급 2019

① 부패 : 탄수화물이나 지질이 산화에 의하여 변성되어 맛이나 냄새가 변하는 것
② 산패 : 단백질 성분이 미생물의 작용으로 분해되어 아민류와 같은 유해물질이 생성되는 것
③ 발효 : 탄수화물이 미생물의 작용을 받아 유기산이나 알코올 등을 생성하는 것
④ 변패 : 유지의 산화현상으로 불쾌한 냄새나 맛을 형성하는 것

① **부패** : 단백질 성분이 미생물의 작용으로 분해되어 아민류와 같은 유해물질이 생성되는 것
② **산패** : 유지의 산화현상으로 불쾌한 냄새나 맛을 형성하는 것
④ **변패** : 탄수화물이나 지질이 산화에 의하여 변성되어 맛이나 냄새가 변하는 것

03

산패와 관련 없는 것은?

ㅣ충남 9급 2004

① 산 소   ② 미생물

③ 지 방   ④ 효 소

⑤ 이산화탄소

산패(酸敗 ; rancidity)
유지 중의 불포화지방산이 산화에 의하여 불쾌한 냄새나 맛을 형성하는 현상이다.

자동산화에 의한 산패	유지가 대기 중의 산소를 자연발생적으로 흡수하고, 흡수된 산소가 유지를 산화시켜 과산화생성물을 형성시키는 산패
생화학적 산패	미생물에서 분비하는 lipoxidase(지방산화효소)와 lipohydroperoxidase 또는 heme(헤모글로빈 ; 각종 호흡색소화합물)화합물, chlorophyll(엽록소) 같은 생화학적 물질에 의해 지방산의 산화가 촉진되어 일어나는 산패

04

방사성 세슘(Cs-137)의 생체 내 반감기가 30년이라고 할 때, 10세인 사람의 체내에 20mg 의 방사성 세슘이 있다면, 70세가 되었을 때 체내에 남아 있는 방사성 세슘의 양(mg)은?

ㅣ지방직 9급 2011

① 1mg   ② 2mg

③ 5mg   ④ 10mg

'반감기'란 어떤 물질이 줄어드는데 걸리는 시간을 뜻한다. 반감기가 30년이므로 40세 때는 10mg의 방사성 세슘이 있고, 다시 30년 후인 70세 때는 5mg의 방사성 세슘이 남게 된다.

05

미생물이 식품에서 번식되기 위한 가장 근본요인은?

ㅣ전남 9급 2003

① 낮은 pH

② 25~37℃

③ 수분함량

④ 충분한 산소공급

미생물 생육에 필요한 환경 조건(부패 세균의 증식 조건)은 영양, 수분(습도), 온도, pH, 산소 등이며, 이 중 수분함량이 가장 중요하다.

미생물의 발육 억제 방법
설탕 농도 50% 이상, 소금 농도 10% 이상, pH 4.5 이하의 산성

06 식품보존방법에 대한 설명으로 옳은 것은?

① 냉장법은 0~10℃ 범위의 온도로 식품을 보존하는 방법이다.
② 저온가열법은 50℃ 이하에서 30분간 가열하는 보존방법이다.
③ 당장법은 5~8%의 설탕절임 보존방법이다.
④ 건조법은 수분함량을 20%에서 식품을 건조시키는 보존방법이다.

② 저온가열(살균)법은 63℃ 이하에서 30분간 가열하는 보존방법이다.
③ 당장법은 설탕 50% 이상의 농도에서 삼투압이 일어나 미생물의 증식이 억제되는 것을 이용한 보존방법이다.
④ 건조법은 탈수에 의하여 미생물의 발육과 효소작용에 필요한 수분을 제거하는 방법이다.

07 식품의 저장법이 잘못된 것은?

경남 9급 2004

① 건조법 - 수분 20% 이하
② 냉동법 - 0℃ 이하
③ 냉장법 - 0~10℃
④ 염장법 - 10% 이상

건조법은 탈수에 의하여 미생물의 발육과 효소작용에 필요한 수분을 제거하는 방법이다. 건조법으로는 천일건조(자연건조), 열풍건조, 진공건조, 동결건조, 전기건조, 분무건조, 약품건조 등이 있다. 건조법의 경우에는 수분함량 15% 이하가 적당하다.
염장법의 경우는 10% 소금 농도에서 미생물이 발육이 억제되므로 적정 농도는 10% 이상을 유지해야 한다.

03 ⑤ 04 ③ 05 ③ 06 ① 07 ①

CHAPTER 03 | 식품위생 **127**

08 짧은 시간에 균일한 품질의 제품을 만들 수 있는 건조법은?

① 천일건조법

② 열풍건조법

③ 분무건조법

④ 배건법

⑤ 동결건조법

해설 콕

건조법

구 분	특 징
천일건조법	• 방법 : 태양의 복사열과 바람으로 표면의 수분을 제거한다. • 장점 : 설비가 필요 없어 경비가 적게 든다. • 단점 : 날씨의 영향을 많이 받으며, 건조 시간이 길고, 건조 중에 착색, 퇴색, 산화 등의 화학적 변화와 효소에 의한 변화가 일어난다. • 사용 식품 : 건포도, 곶감, 태양초 고추, 건어물, 말린 나물
열풍건조법	• 방법 : 인공건조법 중의 하나로 가장 널리 사용되는 방법이다. 적당하게 가열한 공기를 식품의 표면에 접촉시켜 수분을 제거한다. • 종류 : 터널식, 로터리식, 벨트식 • 장점 : 짧은 시간에 균일한 품질의 제품을 만들 수 있다. • 단점 : 연료비가 비싸고 유지의 산화와 단백질의 변성이 일어날 수 있다. • 사용 식품 : 전분, 고추
분무건조법	• 방법 : 액체나 슬러리 상태의 식품을 안개 모양으로 열풍에 분무하여 건조시킨다. 즉, 표면적이 최대가 되어야 건조에 걸리는 시간이 짧다. • 장점 : 짧은 시간에 건조되어 영양 성분의 파괴와 단백질의 변성이 적다. • 사용 식품 : 인스턴트 분말제조에 적합하여 분유, 분말 커피, 분말 과즙 등에 사용된다.
배건법	• 방법 : 장작불 등을 이용하여 직접 건조한다. • 장점 : 장작 연기에 향기 물질과 항산화 물질이 있으므로 독특한 향기를 내고, 유지의 산화가 방지된다. • 사용 식품 : 녹차, 원두커피, 보리차, 옥수수차

동결건조법	• 방법 : 식품을 얼린 후 얼린 상태를 유지하면서 압력을 낮추어 진공 상태가 되면 얼음이 액체 상태를 거치지 않고 고체에서 기체로 되는 승화현상을 이용하여 건조한다.
	• 장점
	  - 승화로 인한 다공질의 구조이므로 제품의 복원성이 크다.
	  - 식품의 색, 맛, 모양, 향기 성분 등의 변형이 적다.
	  - 단백질의 변성, 유지의 산화, 다른 물질의 변화가 가장 적어 식품 저장에 가장 좋은 방법이다.
	• 단점 : 비용이 비싸다.
	• 사용 식품 : 인스턴트커피, 즉석 라면의 건더기 스프

09 다음 중 부패균의 억제를 위해서 사용하는 저장법은?

① 냉장법   ② 냉동법

③ 염장법   ④ 당장법

⑤ 산저장법

🖐️ **해설 콕** ⋯⋯

저장법

구 분	특 징
냉장법	• 방법 : 식품을 0~10℃의 온도에서 저장한다. • 원리 : 10℃ 이하의 저온 상태가 되면 미생물의 증식, 산소와 효소의 작용, 수분의 증발과 같은 작용이 억제되어 품질이 오래 유지된다. • 단점 : 저온에서 자랄 수 있는 미생물의 증식과 효소의 작용이 있을 수 있으므로 오랫동안 저장할 수 없다. • 사용 식품 : 채소, 과일, 우유, 달걀, 가공 식품
냉동법	• 방법 : 0℃ 이하에서 동결시켜 저장한다. • 원리 : 냉동에 의한 살균이 아니고 수분이 얼어 미생물이 이용할 수 있는 수분이 없어 생육이 억제되는 것이다. • 종류 : 냉동 결과 큰 얼음 결정이 생기면 품질이 저하되므로 미세한 얼음 결정이 생겨야 한다.
염장법	소금을 식품에 뿌리면 삼투에 의해 식품 속의 수분은 농도가 높은 식품 밖으로 빠져나온다. 따라서 미생물이 이용할 수 있는 수분이 감소되어 저장성이 높아진다. 육류와 생선의 저장에 많이 사용되고 있다.
당장법	설탕은 삼투에 의해 식품의 수분함량을 낮추어 미생물의 생육을 저지한다. 과일 제품에 많이 사용되고 있다.
산저장법	• 방법 : 세균 중 특히 부패균은 약한 알칼리성에서는 잘 자라나 산성에서는 생육이 억제된다. 따라서 미생물의 생육은 식품의 pH에 따라 달라지는데 대체로 pH 4.5 이하에서는 부패균이 생육하기 어려우므로 산을 이용하여 식품을 저장할 수 있다. • 특징 : 산과 소금, 산과 당 등을 같이 사용하면 저장효과가 더 커진다. 김치는 소금에 절일 때 사용한 소금과 저장 중 발효로 생긴 젖산에 의해 pH가 산성화되어 저장효과가 더 커진다.

10 식품의 변질 방지를 위하여 사용하는 저장법 중 가열법과 가장 거리가 먼 것은?

❘ 서울시 9급 2017

① 저온살균법   ② 고온단시간살균법

③ 초고온법   ④ 훈연법

가열법(살균법)

분 류	저온살균법	고온단시간살균법	초고온순간살균법
가열 방법	63℃ 정도에서 30분	72~75℃에서 15초간	132℃에서 1~2초간
목 적	유해한 초기 미생물의 수 감소	유해한 초기 미생물의 수 감소	우유에 있는 대부분의 미생물 파괴
장·단점	저장 기간이 오랫동안 유지되지는 않으나 화학적·물리적·관능적 변화가 적다.	저온살균법과 같다.	화학적·물리적·관능적 변화는 많으나 저장 기간이 길다.

11 우유의 초고온가열살균법에 해당하는 살균온도와 시간은? ┃서울시 9급 2002

☑ 확인
Check!
○
△
✕

① 55℃, 1분

② 62~65℃, 30분간

③ 71℃, 15초

④ 132℃, 1~2초

해설 콕

살균법(가열법)

구 분	특 징
저온살균법	보통 60~70℃로 수분간 내지 수십분간 가열하는 방법으로, 저온살균 우유, 과즙, 맥주, 청주 등의 식품에 이용한다.
고온살균법	식품을 100℃ 이상으로 가열 살균하는 방법으로, 건조하지 않은 식품도 탈기, 밀봉하여 이 방법을 이용하면 장기간 보존할 수 있으므로 통조림 식품 등에 이용된다.
고온단시간살균법 (HTST법)	식품의 품질이나 영양가를 저하시키지 않고 확실히 살균 목적으로 달성할 수 있는 방법으로, 70~95℃에서 20초 내외로 가열한 후 급랭하는 방법이다. 우유, 과즙 등의 살균에 이용된다.
초고온순간가열법 (UHT법)	최근에 제품의 보존기간을 더욱 늘리기 위해 개발된 방법으로 액상식품을 120~135℃, 1~2초 또는 135~150℃, 0.5~1.5초간 가열하는 방법이다. 우유를 이 방법으로 가열 멸균 후 무균 충전하여 포장하면 상온에 방치하여도 수개월간 보존할 수 있다.
고온장기간살균법	120℃에서 30~60분간 가열하는 방법으로 가급적 급랭이 필요하며, 통조림 살균 등에 이용된다.
초음파가열살균법	식품에 초음파(100만~200만 사이클)를 작용시키는 방법이다. 이 방법은 균을 진동시키면 균체가 기계적으로 파손되어 식품의 전 조직에서 동시에 발열되므로 단시간(1분 내)에 행한다. 가열시간이 짧으므로 어느 정도 비타민의 손실이나 변색을 방지할 수 있다.

12 식품의 보존방법 중 화학적 보존방법에 해당하는 것은?
┃서울시 9급 2020

① 절임법
② 가열법
③ 건조법
④ 조사살균법

해설 콕 ……………………………………………………………………………………

절임법은 화학적 보존방법으로 소금절임(염장법), 설탕절임(당장법), 식초절임(산첨가법) 등으로 구분된다.
가열법(살균법), 건조법, 조사살균법은 물리적 보존방법에 해당한다.

13 식품의 소독방법으로 옳은 것은?
┃서울시 의료기술직 9급 2003

① 냉장법은 0~4℃에서 보관하는 것인데 장기간 보관이 가능하다.
② 방사선 살균법 중 알파, 베타, 감마가 있는데 알파가 제일 강하다.
③ 냉동법은 0℃ 이하에서 보관하는 것이며, 균의 성장을 억제하지만 사멸은 기대하기 어렵다.
④ 80℃에서 30분 가열하면 음식물의 완전멸균이 가능하다.

해설 콕 ……………………………………………………………………………………

① 냉장법은 0~4℃에서 보관하는 것으로 단기간 보관이 가능하다.
② 감마선은 빛과 같은 속도로 움직이며 알파입자나 베타입자보다 훨씬 투과력이 강하다.
④ 완전멸균에는 100℃에서 30분이 필요하다.

14 계란과 생선의 신선도를 유지하기 위해서 주입하는 가스는?
┃인천시 9급 2003

① CO
② O_2
③ O_3
④ 헬륨
⑤ CO_2

해설 콕 ……………………………………………………………………………………

가스저장법
생선류, 계란 또는 야채의 신선도를 유지하기 위해 이산화탄소(CO_2)나 질소(N_2)가스를 주입하는 것을
가스저장법이라고 한다.

15 다음 중 가스저장법에 적당하지 않은 과일은?

① 사 과   ② 포 도
③ 토마토   ④ 바나나
⑤ 딸 기

가스저장법
- 과일이나 채소는 저장 중에도 호흡작용을 하며 탄산가스, 수분 등을 배출하여 소모한다. 과일이나 채소를 저장할 때 공기의 조성(이산화탄소, 산소, 질소의 비율)을 변화시켜서 생채 내의 효소 활성을 낮추는 동시에 미생물의 생육을 억제한다.
- 가스저장법은 특히 수확하여 후숙하는 사이에 호흡상승현상을 가진 사과, 서양배, 토마토, 딸기, 바나나 등에 효과가 크고, 호흡상승현상을 나타내지 않는 포도, 감귤류, 레몬, 파인애플 등과 대부분의 채소는 효과가 비교적 적다.
- 저장 기간이 짧고, 저온 저장을 겸하는 것이 일반적이다.

16 다음 중 훈연법에 대한 설명으로 옳지 않은 것은?

① 오리나무, 자작나무, 참나무, 호두나무, 벚나무 등을 태워서 나온 연기를 생선이나 고기에 쏘여 저장성을 갖게 한 것이다.
② 연기에 알데히드, 케톤, 페놀류, 휘발산 등 방부성 물질이 식품에 흡수되면 변패를 방지하고, 훈연 중에 식품이 건조되며, 소금을 사용하기 때문에 보존성이 증가된다.
③ 온훈법은 50~80℃에서 2~12시간 훈연한다.
④ 냉훈법은 연기를 녹인 액체에 담근 후 건조한다.
⑤ 액훈법은 갈색으로 착색이 되지 않으나 신맛과 떫은맛이 있어 풍미가 떨어진다.

훈연법

온훈법	• 50~80℃에서 2~12시간 훈연하며 수분함량이 50% 이상이다. • 저장성은 낮으나 풍미는 좋다.
냉훈법	• 15~30℃에서 훈연하며 수분함량이 40% 정도이다. • 저장성은 높으나 풍미는 떨어진다.
액훈법	• 연기를 녹인 액체에 담근 후 건조한다. • 갈색으로 착색이 되지 않으나 신맛과 떫은맛이 있어 풍미가 떨어진다.

01 식중독에 대한 설명이 가장 바르게 된 것은?

① 물로 인해서 발생하는 콜레라 등을 말한다.
② 유해물질이 음식물과 함께 섭취되어 일어나는 장해나 질병이다.
③ 일반 감염병과 중독증상의 통칭이다.
④ 유독물질에 의한 화학적 장해만을 말한다.

🖐️해설 콕 ┈┈

식중독
유해한 물질이 음식물과 함께 입을 통하여 섭취됨으로써 일어나는 건강장해 또는 질병을 말한다.

02 다음 중 식중독을 일으킬 수 없는 기전은?   ┃충북 9급 2004

① 병원성 미생물   ② 동·식물성 기전
③ 식품 자체 내에서의 물리적 변화   ④ 화학적 변화

🖐️해설 콕 ┈┈

식중독의 분류방법에는 여러 가지가 있으나, 대체로 원인물질에 따라 세균성 식중독, 자연독 식중독,
곰팡이독 식중독, 화학물질에 의한 식중독 등으로 분류한다.

┤심화 **Tip**├

식중독의 종류
• **세균성(생물학적) 식중독** : 일정한 수 이상으로 증식한 세균·바이러스 또는 이들이 만들어 낸 독소를
  함유하는 식품을 섭취해 발생하는 경우로 감염형과 독소형으로 구분
• **화학적 식중독** : 수은, 납, 비소 등 중금속류, 농약 등의 화학물질에 의한 식중독
• **자연독 식중독** : 동물성 자연독(복어독, 마비성 패독 등)과 식물성 자연독(독버섯, 감자싹 등)으로 구분

03 세균성 식중독의 특성에 대한 설명으로 옳지 않은 것은?   ┃지방직 9급 2012

① 잠복기가 비교적 짧다.
② 면역이 생기지 않는다.
③ 2차 감염이 주로 일어난다.
④ 여름철에 많이 발생한다.

세균성 식중독은 2차 감염성이 거의 없다.

04 세균성 식중독의 특징이 아닌 것은?

서울시 9급 2001

✓ 확인
Check!
○
△
✕

① 다량의 세균이나 독소량이 있어야 한다.
② 2차 감염이 없다.
③ 잠복기가 짧다.
④ 면역이 획득되지 않는다.
⑤ 급성형과 만성형이 있다.

해설 콕

급성형과 만성형이 있는 식중독은 곰팡이에 의한 식중독에 해당한다. 세균성 식중독은 독소형과 감염형으로 구분된다.

심화 Tip

경구 감염병과 세균성 식중독의 비교

항 목	소화기계(경구) 감염병	세균성 식중독
섭취 균량	극소량으로도 감염된다.	다량 섭취해야 발병한다.
잠복기	일반적으로 길다.	아주 짧다.
경 과	대체로 길다.	대체로 짧다.
감염성	감염성이 높다(2차 감염이 빈번).	감염성이 거의 없다.
발생시기	주로 여름철	주로 여름철
면역성	면역성이 생긴다.	면역이 생기지 않는다.
증 식	주로 인체 내에서 증식한다.	주로 음식물에서 잘 증식한다.

05 다음 중 감염형 식중독에 속하는 것은?

✓ 확인
Check!
○
△
✕

① 살모넬라 식중독
② 보툴리누스 식중독
③ 포도상구균 식중독
④ 웰치균 식중독
⑤ 알레르기성 식중독

②, ③, ④, ⑤는 독소형 식중독에 해당한다.

---

06 다음의 세균성 식중독 중 감염형 식중독이 아닌 것은?

간호직 8급 2015

① 살모넬라 식중독

② 황색포도상구균 식중독

③ 장염비브리오 식중독

④ 병원성 대장균 식중독

세균성 식중독의 분류

감염형	세균의 체내 증식에 의한 것 예 살모넬라, 병원성 대장균, 바실러스세레우스균, 캠필로박터, 장염비브리오균, 아리조나균 등
독소형	• 세균독소에 의한 것 예 보툴리누스균, 황색포도상구균, 웰치균, 장구균 등 • 부패 산물에 의한 것 예 알레르기성 식중독

---

07 독소형 식중독으로서 치명률이 높으며 햄, 소세지, 통조림 등을 통해 감염되고 시력저하, 복시, 동공확대와 같은 신경계 증상을 나타내는 식중독은?

지방직 9급 2011

① 보툴리누스 식중독

② 장염비브리오 식중독

③ 살모넬라 식중독

④ 포도상구균 식중독

보툴리누스균 식중독은 클로스트리디움 보툴리눔이 원인세균이며, 균이 증식하는 과정 중에 생산된 독소를 섭취함으로써 일어나는 독소형 식중독이다. 통조림, 소시지 등이 혐기성 상태에서 A, B, C, D, E형이 분비하는 신경독소가 식중독의 원인이다.

---

08 식중독은 세균이 대량 증식해서 일어나는 것과 체외 독소가 작용하여 일어나는 것이 있다. 그 중 대량 증식에 의해 일어나는 것에 대한 설명으로 틀린 것은?　┃경기 9급 2004

① 가열하면 병원균이 죽는다.
② 잠복기가 짧다.
③ 열이 발생한다.
④ 균체 내 독소이다.

해설 콕 ....

대량 증식해서 일어나는 것은 감염형 식중독에 대한 설명이다. 감염형 식중독은 잠복기가 대체로 길다.

┤심화 **Tip** ├

감염형 식중독과 독소형 식중독

구 분	감염형	독소형
정 의	• 세균 자체로 인한 식중독 • 체내에서 대량으로 증식균이 소화기에 작용해서 일어나는 식중독	• 세균이 분리한 독소에 의한 식중독 • 세균이 증가할 때 발생하는 체외독소가 소화기에 작용하여 일어나는 식중독
독 소	균체 내 독소	균체 외 독소
잠복기	길다.	짧다.
균의 생사와 발병과 관계	균이 사멸하면 식중독이 발생하지 않는다.	생균이 전혀 없어도 발생 가능성이 있다.
가열요리에 의한 예방효과	효과 있다.	효과가 없는 경우가 많다.
증 상	원인식품을 먹고 나서 수시간 내지 수십시간 후에 급성 위장염 증상(복통, 메스꺼움, 구토, 설사)이 있고 열이 난다.	증상이 빠르게 나타나며, 구토, 설사 등의 증상이 갑자기 발생하고, 열은 발생하지 않는다.

09 밀폐된 포장식품 중에서 식중독이 발생했다면 주로 어떤 균에 의해서인가?

① 살모넬라균
② 대장균
③ 아리조나균
④ 클로스트리디움 보툴리눔균

클로스트리디움 보툴리눔균

주된 원인식품은 부적절하게 멸균처리한 통조림, 병조림과 어류의 훈연제품, 햄, 소시지 등 가열처리 후 밀봉 저장된 식품 등이며, 일본의 경우 초밥 등이다.

10 통조림에 번식하여 용기팽창의 원인이 되는 혐기성 포자형성 세균은?

① 바실러스 서브틸리스(*Bacillus subtilis*)

② 클로스트리디움 보툴리눔(*Clostridium botulinum*)

③ 바실러스 세레우스(*Bacillus cereus*)

④ 클로스트리디움 니그리피칸스(*Clostridium nigrificans*)

부적절하게 멸균처리한 통조림, 병조림과 어류의 훈연제품, 햄, 소시지 등 가열처리 후 밀봉 저장된 식품, 초밥 등에서 식중독을 일으키는 원인세균은 클로스트리디움 보툴리눔이다.

11 통조림관을 통해 주로 중독될 수 있는 유해금속은?

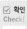

① 수은(Hg)

② 주석(Sn)

③ 비소(As)

④ 카드뮴(Cd)

과일류 통조림은 주석도금 관을 주로 사용하는데, 이 경우 개봉과 동시에 들어간 공기 중 산소와 반응한다. 이때 캔 내면은 산화 현상으로 새까맣게 될 뿐만 아니라, 점점 부식이 진행되어 주석도금 층 안쪽 철면이 빨갛게 녹이 슬게 된다. 오렌지, 복숭아, 망고 등 과일류 통조림 캔 내면은 일반적으로 주석도금 캔이 사용되며, 다류·커피제품 등은 에폭시 수지 코팅을 하게 된다.

12 신경계 증상을 나타내는 식중독은?

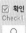

☑ 확인
Check!
○
△
×

① 포도상구균
② 보툴리누스균
③ 비브리오 식중독
④ 살모넬라 식중독

 해설 **콕** ·····································

보툴리누스균

증 상	• 신경계 증상이 주 증상으로 신경마비를 일으키며 높은 치명률을 가지고 있는 독소형 식중독이다. • 눈 증상(약시, 백내장, 복사, 사시, 눈꺼풀하수, 동공확대 등), 마비증상(발음장애, 연하장애, 이명, 난청 호흡곤란 등), 분비장애(타액 등의 분비현상이 현저하고 눈물은 마르고 구강점막은 건조해지며 혀에 회백색의 설태가 낀다)의 3가지 중요한 증상이 특징이다. • 전체 환자의 1/3은 통상 3~7일 이내에 심장 또는 호흡마비로 사망한다.
감염원	• 병원소는 토양, 물, 동물이나 어류의 장관, 독소는 식품 중에서 아포의 혐기성 발육에 의해 생산되어 이것이 직접 중독을 일으킨다. • 식품 섭취에 의해 일어나기 때문에 보통은 끓이지 않고 먹는 경우나 부적절한 살균처리에 의한 통조림을 먹을 경우 발생한다.

13 세균성 식중독 중 잠복기가 가장 짧은 것은?

☑ 확인
Check!
○
△
×

① 포도상구균
② 살모넬라
③ 보툴리누스
④ 장염비브리오
⑤ 병원성대장균

 해설 **콕** ·····································

식중독의 종류와 잠복기

식중독의 종류	잠복기
포도상구균 식중독	3시간(1~6시간)
살모넬라 식중독	12~24시간
장염비브리오균 식중독	16~18시간
보툴리누스균 식중독	12~24시간(빠르면 5~6시간, 늦으면 2~3일)

14

오후 6시 경에 저녁을 먹고 11시쯤부터 오심, 구토 등의 증상을 보였다. 어떤 식중독을 의심할 수 있는가?

┃ 서울시 9급 2004

① 살모넬라
② 비브리오
③ 포도상구균
④ 보툴리즘
⑤ 병원성대장균

☞해설 콕 ....

포도상구균

잠복기	잠복기가 가장 짧고, 잠복기는 대체로 1~6시간이며 평균 3시간 전후인 경우가 흔하다.
증상	급성 위장염으로 타액분비, 구토, 복통, 설사를 일으키는데 구기(메스꺼움), 구통의 증상은 반드시 나타나지만 발열은 38℃ 이하이다.
감염원	• 사람의 화농소, 건강인의 비강 내나 분변 중에 많이 존재하며 가축이나 동물도 보균하고 있으므로 사람이나 동물에서의 식품오염 기회는 매우 높다. • 병원소는 사람의 감염된 손, 눈, 농양 여드름, 가끔은 유두염을 앓는 젖소의 우유나 유가공품과 동물이다.
원인식품	김밥, 초밥, 도시락 등 쌀밥을 주체로 한 음식물, 우유, 유제품, 가공육(햄, 소시지 등), 어육제품, 생과자 및 만두 등이 주요 원인식품이다.

15

우리나라에서 가장 많이 발생하는 포도상구균 식중독에 대한 설명으로 가장 옳은 것은?

┃ 서울시 9급 2018

① 신경계 주 증상을 일으키며 사망률이 높다.
② 다른 식중독에 비해 발열증상이 거의 없는 것이 특징이다.
③ 원인물질은 장독소로 120℃에 20분간 처리하면 파괴된다.
④ 원인식품은 밀봉된 식품, 즉 통조림, 소시지 등이다.

☞해설 콕 ....

① 보툴리누스균 식중독에 대한 설명이다. 포도상구균 식중독은 급성 위장염으로 발병이 급격히 시작되고 발열증상이 거의 없는 것이 특징이며, 사망 사례는 드물다.
③ 포도상구균 식중독의 원인물질은 엔테로톡신(Enterotoxin)이며, 이 독소는 내열성이 있으므로 100℃에서 30분간 또는 120℃에서 20분간 가열하여도 무독화되지 않는다.
④ 포도상구균 식중독의 원인식품은 유가공품(우유, 크림, 버터, 치즈), 조리식품(떡, 콩가루, 김밥, 도시락) 등이다.

16 포도상구균 식중독에 대한 설명으로 틀린 것은?

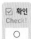

① 잠복기가 1~6시간으로 짧다.

② 원인균은 *Staphylococcus aureus*이다.

③ 신경독소를 분비한다.

④ 그람양성균이다.

⑤ 내열성이다.

독소형 식중독균 중 포도상구균은 장독소를 분비하고 보툴리누스균은 신경독소를 분비한다.

포도상구균	식중독의 원인물질은 균이 생성하는 장독소(enterotoxin)이다. 장독소는 A, B, C, D, E 등 5형이 알려져 있다.
보툴리누스균	토양 및 자연계에 널리 분포되어 있으며 통조림, 소시지 등 식품의 혐기성 상태에서 발육하여 신경독소(neurotoxin)를 분비하는데, 독소는 A, B, C, D, E형이 있다.

┤ 심화 **Tip** ├

황색포도상구균(Staphylococcus aureus)

• 잠복기는 짧으며, 1~6시간(평균 3시간) 정도이다.

• 화농성 질환 및 식중독의 원인균으로서, 저항성이 강하여 공기, 토양 등의 자연계에 광범위하게 분포하고 있고, 건강한 사람과 동물의 피부 등에도 상재하고 있어 식품에 쉽게 오염된다.

• 그람양성구균으로 구형이며, 한쌍, 4개씩 또는 포도송이 모양으로 불규칙하게 배열되어 있다.

17 살모넬라균의 증식에 필요한 최적 조건은 다음 중 어느 것인가?

① 온도 5℃, pH 5~6   ② 온도 10℃, pH 5~6

③ 온도 25℃, pH 6~7   ④ 온도 37℃, pH 7~8

⑤ 온도 45℃, pH 6~7

살모넬라균의 특징

• 막대형 세균(간균)으로 운동성이 있으며, 포자는 형성하지 않고 토양이나 물속에서는 비교적 오랫동안 생존할 수 있다.

• 최적 생장 온도는 35~37℃이며, 15℃ 이하에서는 생장이 급격하게 떨어지지만 최저 7℃에서 최고 49.5℃에서도 생장할 수 있다.

• pH 6.8~7.8 사이에서 생육하며, 56℃에서 1시간 살균하면 완전 사멸된다.

• 수분활성도 0.93 이하 또는 염 농도 4% 이상의 식품에서는 생육이 억제된다.

인천시 9급 2003

인천시 9급 2005

18 살모넬라균을 발병시키는 주요 원인식품은?

ㅣ전남 9급 2003

① 어 류   ② 육류, 우유, 계란

③ 통조림, 소세지   ④ 떡, 김밥, 도시락

살모넬라균

증 상	• 일반적으로 급성 위장염 같은 증상을 나타낸다. • 구역/구토/설사/복통 또는 발열을 주 증상으로 하며 수양성 설사가 대부분이다. • 소아에서는 증상이 다양하게 나타나며 중증의 경우 경련과 의식장애를 일으키는 경우도 있으며, 신생아나 영아는 특히 감수성이 높다.
감염원	• 사람 이외에 가축, 가금, 설치류, 애완동물, 야생동물 등이다. • 주요 감염원은 닭고기이며, 계란/난가공품/우유/유가공품/육류/육가공품도 주요 원인식품이다. • 영아의 감염원은 보균자일 경우가 많으며 오염된 침구, 의류, 우유병 등을 통하여 감염된다.

19 식염 농도에서도 발육·생존할 수 있는 식중독 원인균은?

ㅣ지방직 9급 2010

① 웰치균(*Clostridium perfringens* ; *Cl welchii*)

② 세레우스균(*Bacillus cereus*)

③ 살모넬라균(*Salmonella enteritidis*)

④ 장염비브리오균(*Vibrio parahaemolyticus*)

장염비브리오균

특 징	통성 혐기성으로 아포를 형성하지 않는 운동성 간균이며, 호염성이 있어 식염(NaCl)농도 2~5%(3%에서 최적)에서도 발육 성장할 수 있는 균이다.
증 상	• 높은 농도로 오염되어 있는 해산물을 생식하거나 다루었을 때 균은 회장에 이르러 장관벽을 뚫고 혈류로 침입하여 원발성 비브리오 패혈증 및 봉소염을 일으킨다. • 균의 증식에 따라 분비되는 균 독소나 효소에 의해 여러 가지 전신증상과 피부증상이 나타난다. • 해산물 생식 후 2일이 경과하면 오한과 발열 증상이 나타나고 이후 홍반성 국소부종수포 및 괴사성의 피부증상이 특히 하지에 많이 나타난다. • 대부분 환자의 경우 상당히 진행된 상태로 피부병변, 패혈성 쇼크, 범발성 혈액내 응고증 및 다기관 기능부전의 상태에서 발견되어 48시간 내에 치명률이 평균 60% 정도로 높다.
감염원	• 여름철 해산물의 생식이나 창상감염으로 발생한다. • 통상적으로 오염된 어패류의 불충분한 조리와 생식에 의하여 발생한다.

20 염분에 절인 해산물을 생식할 경우 감염될 수 있는 균은?

① *Sallmonella*

② *Staphylococcus aureus*

③ *Vibrio cholera*

④ *Vibrio parahaemolyticus*

> 해설 콕
>
> 장염비브리오균(*Vibrio parahaemolyticus*)은 식염농도에서 생존할 수 있으므로, 염분에 절인 해산물을 생식할 경우 감염되기 쉽다.

21 장염비브리오균에 의한 식중독 예방법 중 식품 처리시 가장 효과적인 것은?

① 담수 세척 후 냉장고 보존

② 식염수 세척 후 냉장고 보존

③ 상온 보존

④ 식초액에 보존

> 해설 콕
>
> 예방 대책
> • 담수에 약하므로 어패류를 깨끗한 담수로 씻는다.
> • 장염비브리오균이 증식되지 않도록 저온 관리한다.
> • 열에 약하므로 취식 전에 반드시 가열한다.
> • 다른 식품으로의 2차 오염을 방지하여야 한다.

22 다음은 어떤 식중독에 대한 설명인가?

ㅣ서울시 9급 2017

> • 통조림, 소시지 등이 혐기성 상태에서 A, B, C, D, E형이 분비하는 신경독소
> • 잠복기 12~36시간이나 2~4시간 이내 신경증상이 나타날 수 있음
> • 증상으로 약시, 복시, 연하곤란, 변비, 설사, 호흡곤란
> • 감염원은 토양, 동물의 변, 연안의 어패류 등

① 살모넬라 식중독
② 포도알균(포도상구균) 식중독
③ 보툴리누스 식중독
④ 독버섯 중독

 해설 콕

보툴리누스균에 의한 식중독

원인세균	• 보툴리누스균 식중독은 클로스트리듐 보툴리눔(*Clostridium botulinum*)이 원인 세균이며, 균이 증식하는 과정 중에 생산된 독소를 섭취함으로써 일어나는 독소형 식중독이다. • 통조림, 소시지 등이 혐기성 상태에서 A, B, C, D, E형이 분비하는 신경독소가 식중독의 원인이다.
원인식품	주된 원인식품은 부적당하게 멸균처리한 통조림, 병조림과 어류의 훈연제품, 햄, 소시지 등 가열처리 후 밀봉 저장된 식품, 초밥 등이다.
감염원	토양, 하천, 호수, 갯벌, 동물의 분변이며, E형균은 이외에 어류, 갑각류의 장관 등에 널리 분포하고, 육류, 야채, 어패류가 1차 오염되어 감염원이 된다.
증상	• 보툴리누스균 식중독의 잠복기는 보통 12~36시간이며, 잠복기가 짧을수록 중증 이라 할 수 있으며, E형 중독의 경우는 대개 A, B형보다 짧다. • 주증상은 메스꺼움, 구토, 복통, 설사, 변비 등이며, 이어서 식중독 특유의 신경증 상으로 약시, 복시, 동공확대, 광선자극에 대한 무반응 등이 나타나고, 인후부의 마비, 언어장애, 연하곤란, 호흡곤란, 사지운동마비 등의 증상이 나타난다. 치사율 은 30~80%로 세균성 식중독 중에서 가장 높다.
예방 대책	• 토양 등에 의해 식품이 오염되지 않도록 하고, 야채 등은 잘 씻어야 한다. • 어류를 조리할 때에는 장관 내용물이 육질에 오염되지 않도록 주의하여야 한다. • 독소 자체가 80℃에서 30분 정도 가열하면 무독화되므로, 식품 섭취 전에 가열하 면 식중독 예방에 효과적이다.

23 일본의 미나마타 지역에서 오염된 해산물을 섭취하여 발생한 식중독의 원인 물질은?

① 납(Pb) ② 카드뮴(Cd)
③ 구리(Cu) ④ 수은(Hg)

> **미나마타병**
> 1952년 일본의 미나마타지역의 어촌에서 처음 발생된 병으로 공장 폐수 중에 함유된 유기수은에 의해 오염된 농작물이나 어패류를 섭취했을 때 발생한다.

24 실험기구를 생산하는 공장지대 근처에 살고 있는 김씨는 주변 지하수를 식수로 사용하고 있다. 얼마 전부터 김씨는 입안에 출혈이 있고 손 떨림이 심해져 병원을 방문하게 되었다. 김씨에게 의심되는 중독으로 가장 옳은 것은?

ㅣ서울시 간호직 8급 2015

① 납중독 ② 수은중독
③ 크롬중독 ④ 카드뮴중독

> 수은중독 증상은 식욕저하와 신체가 떨리는 증상, 주로 손떨림이 나타난다. 만성적으로 노출되면 정신흥분증, 불안 등의 정신장해를 일으킬 수 있다. 무기수은은 호흡기로 흡수되지만 피부와 위장관에서도 흡수된다. 주로 신장이 표적 장기가 된다.

25 독이 있는 물질과 그 종류가 바르게 연결된 것은?

① 홍합 – venurupin ② 버섯 – muscarine
③ 청매 – aflatoxin ④ 고사리 – mycotoxin
⑤ 맥각 – amygdalin

>
> ① 홍합 – saxitoxin
> ③ 청매 – amygdalin
> ④ 고사리 – ptaquiloside
> ⑤ 맥각 – ergotoxin

26 다음 중 마비성 패독은?

┃ 서울시 9급 2001

① Ergotoxin　　　　　　　　② Saxitoxin
③ Venerupin　　　　　　　　④ Solanin
⑤ Tetrodotoxin

해설 콕 ···

마비성 패중독(조개독)
- 섭조개, 검은 조개, 대합조개 등에 의해서 일어나는 조개중독을 마비성 패중독이라 한다. 특히 알래스카 지방에서 많이 발생하며, 캐나다, 미국, 일본 등에서도 발생 보고 사례가 있다.
- 독 성분 : 색시톡신(Saxitoxin)으로 섭조개, 홍합, 대합조개 등에 있으며, 5~9월 특히 한 여름에 가장 독성이 강해진다.

27 곰팡이가 생산하는 유독성 대사물질이 아닌 것은?

① 파툴린(patulin)　　　　　　② 아플라톡신(aflatoxin)
③ 시큐톡신(cicutoxin)　　　　④ 오크라톡신(ochratoxin)

해설 콕 ···

시큐톡신(cicutoxin)은 독미나리에서 나오는 독이다.

┤ 심화 **Tip** ├

곰팡이독의 종류와 성분

구 분	특 징	종 류
간장독	동물의 간경변, 간종양 또는 간세포의 장애를 일으키는 물질군	간암을 일으키는 아플라톡신을 비롯하여 스테리그마토시스틴, 루테오스키린, 이슬란디톡신 등이 있다.
신장독	신장에 급성 또는 만성의 질병을 일으키는 물질군	시트리닌, 오크라톡신, 시트레오미세틴 등이 있다.
신경독	뇌와 중추신경계에 장애를 일으키는 물질군	시트레오비리딘, 시클로피아존산, 파툴린, 말토리진 등이 있다.

CHAPTER **3** 식품위생

28 노로바이러스에 대한 설명으로 옳지 않은 것은?

① 사람의 위와 장에 염증을 일으키는 크기가 매우 작은 바이러스이며, 이 바이러스 감염에 의한 식중독을 말한다.
② 기온이 낮으면 번식력이 떨어진다.
③ 감염력이 매우 강해서 사람에서 사람으로 쉽게 퍼진다. 소량의 바이러스만 있어도 쉽게 감염될 수 있을 정도로 감염성이 높다.
④ 보통 24~48시간의 잠복기를 거치고 구토, 메스꺼움, 오한, 복통, 설사 등의 증상이 나타난다.

대부분의 바이러스는 기온이 낮으면 번식력이 떨어지지만 노로바이러스는 낮은 기온에서 오히려 활동이 활발해지며, 겨울철 식중독의 주된 원인이 된다.
노로바이러스는 바이러스성 장염을 일으키며, 바이러스가 오염된 식품섭취 24~48시간 후 발병한다. 대부분의 사람은 1~2일 내에 호전된다. 주요 증상은 설사·복통·구토 등으로 때로는 어린이, 노인과 면역력이 약한 사람에게는 탈수증상이 일어날 수 있다.

29 〈보기〉에서 설명하는 대표적인 식중독 원인 바이러스는?　　　　■ 서울시 9급 2018 변형

┌─ 보 기 ●────────────────────────────
│
│ • 우리나라 질병관리청에서 1999년부터 검사를 시작하였다.
│ • 저온에 강하여 겨울철에도 발생한다.
│
└──────────────────────────────────

① 장출혈성 대장균
② 살모넬라
③ 비브리오
④ 노로바이러스

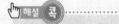

노로바이러스는 사람의 위와 장에 염증을 일으키는 식중독 원인 바이러스이다. 노로바이러스는 저온에 강하여 겨울철에도 발생하며, 우리나라 질병관리청에서는 1999년부터 검사를 시작하였다.

30 E-coli O157에 대한 설명으로 맞는 것은?

① 황색포도상구균이다.
② 열에 강하다.
③ 베로톡신이라는 독소로 인한 출혈성 장염을 일으킨다.
④ 환자의 배변, 분뇨가 원인이다.

 해설 콕

베로톡신(verotoxin)을 생성하는 장관출혈성 대장균(enterohemorrhagic E-coli ; EHEC)은 1982년 E-coli O157이 처음 보고되면서 주요한 식중독 원인균으로 인식되었다.
장관출혈성 대장균은 75℃에서 3분만 가열하면 사멸하며, 광범위하게 분포하기 때문에 햄, 치즈, 소시지, 채소샐러드, 분유, 두부, 음료수, 어패류, 도시락, 급식 등이 주요 원인식품이다.

31 개발도상국의 영유아 설사질환과 여행자 설사증의 원인이 되는 병원성 대장균은?

① 장독소형 대장균
② 장병원성 대장균
③ 장출혈성 대장균
④ 장침입성 대장균
⑤ 장부착성 대장균

 해설 콕

병원성 대장균

• 증 상
대장균은 자연계에서는 비교적 생존기간이 짧기 때문에 적절한 오염지표가 되며, 대장균군 가운데 가장 내열성이 높다.
• 병원성 대장균은 장관에서의 발병 증상에 따라 5가지 형으로 분류한다.

장독소형 대장균	개발도상국의 영유아 설사질환과 여행자 설사증의 원인이 되는 병원성 대장균
장병원성 대장균	• 증상은 점액이 섞인 수양성 설사, 탈수증, 발열이 나타남 • 감염부위는 소장이며, 유아에서 흔히 발병하고 치사율은 높음 • 원인식품은 이유식과 유아식품 등
장출혈성 대장균	완전히 조리되지 않은 쇠고기, 원유, 사이다, 마요네즈 등이 원인식품이며, 소독하지 않은 물, 감염된 호수에서 수영, 사람에서 사람으로 전파 가능함
장침입성 대장균	• 이질과 유사한 증상, 복통, 설사, 점액이 섞인 변, 장과 점막에 염증, 대장에 궤양형성 등 • 점막에 대해 침입성을 가지며 세포내에 침입 후 증식하여 세포를 사멸시킴
장부착성 대장균	저개발국가의 신생아와 소아 설사증의 주원인균

32 초등학교 아이들의 급식에서 O157균이 발견되었다. 이 균은 다음 중 어디에 속하는가?

| 인천시 9급 2003

① 살모넬라균   ② 비브리오균

③ 포도상구균   ④ 병원성 대장균

⑤ 보툴리누스균

병원성 대장균 중 베로독소(verotoxin)를 생성하여 대장점막에 궤양을 유발하여 조직을 짓무르게 하고 출혈을 유발시키는 대장균을 장관출혈성 대장균이라고 부른다.
장관출혈성 대장균은 혈청형에 따라 O26, O103, O104, O146, O157 등이 있으며, 대표적인 균이 대장균 O157:H7이다.

33 장에 영향을 미치는 것이 아닌 것은?

| 충북 9급 2003

① 콜레라(*Vibrio cholera*)

② 포도상구균(*Staphylococcus aureus*)

③ 비브리오(*Vibrio parahaemolyticus*)

④ 병원성 대장균(*E-coli O157*)

⑤ 연쇄상구균(*Streptococcus*)

연쇄상구균은 그람양성의 통성 혐기성으로 연쇄상 배열을 한다. 인간에게 질병을 일으키는 여러 균종이 있으며, 주된 질환으로는 농가진(impetigo), 인두염, 성홍열, 신생아패혈증, 수막염, 세균성 심내막염 등이 있다.
① 콜레라(Cholera)는 콜레라 비브리오(cholera vibrio)에 의한 급성 장감염이며, 구토 및 분변으로 인한 체액 및 전해질의 손실로 인한 급속한 탈수로 인한 위장 증상을 특징으로 한다.
② 포도상구균은 여러 가지 종류가 있지만 식중독을 일으키는 균은 황색포도상구균이다. 황색포도상구균이 증식한 식품에서는 장독소가 생산되고 이 독소가 들어있는 식품을 섭취하게 되면 위 또는 장에 흡수되어 구토 및 설사, 복통 등을 일으킨다.
③ 장염비브리오균(*Vibrio parahaemolyticus*)은 호염성 세균으로 운동성이 있는 그람음성 간균이며, 굴, 조개 등과 같은 패류 및 연안에서 서식하는 각종 해조류를 섭식한 사람에게 흔히 급성위장염을 일으킨다.
④ 병원성 대장균 중 베로독소(verotoxin)를 생성하여 대장점막에 궤양을 유발하여 조직을 짓무르게 하고 출혈을 유발시키는 대장균은 장관출혈성 대장균이다.

34 학교 집단급식으로 발생하기 어려운 질환은?

서울시 9급 2001

① 일본뇌염　　　　　　　　② 소아마비
③ 파라티푸스　　　　　　　④ 유행성간염
⑤ 세균성이질

 해설 콕 ···

급식으로 발생되는 질환은 경구 감염병과 식중독이다.

─┤ 심화 Tip ├─

병원체에 따른 경구 감염병의 분류

구 분	질 환
세균성 감염병	세균성이질, 장티푸스, 성홍열, 콜레라, 디프테리아, 파라티푸스 등
바이러스성 감염병	소아마비(폴리오), 유행성간염, 위장염 등
기생충성 감염병	아메바성이질 등

35 다음 중 식중독을 일으키는 식품과 원인물질이 맞게 짝지어진 것은?

서울시 9급 2016

① 고사리 – 아미그달린
② 청매 – 솔라닌
③ 목화 – 프타퀼로시드
④ 독미나리 – 시쿠톡신

 해설 콕 ···

식물성 자연독과 관련 식물

구 분	식 물
감자, 토마토	솔라닌
고사리	프타퀼로시드
청매실, 은행, 복숭아씨, 살구씨, 목화씨	시안배당체(듀린, 리나마린, 아미그달린)
피마자	리신, 리니신
대 두	트립신 저해제
독미나리	시쿠톡신

36 식중독 원인 식품과 식중독균이 맞게 연결된 것은? ▌보건복지부 9급 2003

> 가. 바지락, 굴 – venerupin
> 나. 복어 – tetrodotoxin
> 다. 독미나리 – cicutoxin
> 라. 알광대버섯 – amanitatoxin

① 가, 나, 다   ② 나, 다, 라
③ 가, 다, 라   ④ 가, 나, 라
⑤ 가, 나, 다, 라

모두 맞게 연결되어 있다.

37 복어를 먹고 난 후 입술 및 혀끝의 지각마비, 발성불능, 운동장애를 일으키는 독소는? ▌지방직 9급 2009

① Solanine
② Ergotoxin
③ Amygdaline
④ Tetrodotoxin

④ Tetrodotoxin : 복어
① Solanine : 토마토, 감자
② Ergotoxin : 맥각독
③ Amygdaline : 미숙한 매실(청매), 살구, 복숭아, 아몬드 등

38 독버섯의 독소가 아닌 것은?

① choline

② amanitatoxin

③ phaseolunatine

④ muscarin

해설 콕

독버섯 유독성분

muscarine, muscaridine, choline, neurine, phaline, amanitatoxin, agaric acid, pilztoxin 등이 있으며, phaseolunatine는 오색콩의 독소이다.

┤ 심화 **Tip** ├

독버섯 중독

증 상	섭취 후 군침, 땀 등의 각종 분비액이 증진되고 호흡곤란, 위장장애 등을 일으킨다.
감염원	• 사람의 화농소, 건강인의 비강내나 분변 중에 많이 존재하며, 가축이나 동물도 보균하고 있으므로 사람이나 동물에서의 식품오염 기회는 매우 높다. • 병원소는 사람의 감염된 손, 눈, 농양 여드름, 가끔은 유두염을 앓는 젖소의 우유나 유가공품과 동물이다. • 김밥, 초밥, 도시락 등 쌀밥을 주체로 한 음식물, 우유, 유제품, 가공육(햄, 소시지 등), 어육제품, 생과자 및 만두 등이 주요 원인식품이다.

39 테트로도톡신은 복어의 어느 부위에 가장 많이 들어 있는가?

① 난 소

② 고 환

③ 간

④ 위 장

⑤ 지느러미

해설 콕

tetrodotoxin은 난소, 간장, 장, 피부, 근육에 존재하는데 그 중 난소에 가장 많이 들어있다.

40 다음 중 연결이 틀린 것은?

① 감자 – solanin
② 버섯 – temulin
③ 바지락 – venerupin
④ 복어 – tetrodotoxin
⑤ 목화씨 – gossypol

해설 콕 ....

버섯의 독성분은 muscarine이다.

41 자연독에 의한 식중독의 원인이 되는 독성분이 아닌 것은?

┃서울시 9급 2020

① 테트로도톡신(tetrodotoxin)
② 엔테로톡신(enterotoxin)
③ 베네루핀(venerupin)
④ 무스카린(muscarine)

해설 콕 ....

엔테로톡신(enterotoxin)은 포도상구균에 의한 독소형 식중독의 원인이 되는 독성분이다.
① 테트로도톡신(tetrodotoxin) : 복어독(동물성 자연독)
③ 베네루핀(venerupin) : 굴, 모시조개(바지락), 고동 등의 독성분(동물성 자연독)
④ 무스카린(muscarine) : 독버섯(식물성 자연독)

42 농약에 의해 식품이 오염될 수 있는 것은?

┃인천시 9급 2003

① 납
② 염화물
③ 비 소
④ 시 안
⑤ 요오드

해설 콕 ....

농약 : 비소제, 수은제, 유기인제, 유기염소제, 유기불소제 등

01 우리나라의 식품위생행정에 관한 업무를 총괄 기획하며, 지방행정기관의 식품위생행정 업무를 지휘 감독하는 기관은?

① 고용노동부   ② 기획재정부

③ 행정안전부   ④ 보건복지부

보건복지부의 직무(보건복지부와 그 소속기관 직제 제3조)
보건복지부는 생활보호·자활지원·사회보장·아동(영·유아 보육을 포함한다)·노인·장애인·보건위생·의정(醫政) 및 약정(藥政)에 관한 사무를 관장한다.

02 식품·축산물의 원료 관리, 제조·가공·조리·소분·유통·판매의 모든 과정에서 위해한 물질이 식품 또는 축산물에 섞이거나 식품 또는 축산물이 오염되는 것을 방지하기 위하여 각 과정의 위해요소를 확인·평가하여 중점적으로 관리하는 기준은?

① HACCP   ② CODEX

③ SPS   ④ JECFA

"HACCP(Hazard Analysis and Critical Control Point)"이란 식품·축산물의 원료 관리, 제조·가공·조리·소분·유통·판매의 모든 과정에서 위해한 물질이 식품 또는 축산물에 섞이거나 식품 또는 축산물이 오염되는 것을 방지하기 위하여 각 과정의 위해요소를 확인·평가하여 중점적으로 관리하는 기준을 말한다(식품의약품안전처 고시 제2017-80호).

03 식품위해요소 중점관리기준(HACCP)에 대한 설명으로 옳지 않은 것은? ▮서울시 9급 2015

① 식품 생산과 소비의 모든 단계의 위해요소를 규명하고, 이를 중점관리하기 위한 예방적 차원의 식품위생관리방식이다.

② 국내에 HACCP 의무적용 대상 식품군은 없다.

③ HACCP시스템이 효율적으로 가동되기 위해서는 GMP와 SSOP가 선행되어야 한다.

④ 1960년대 미항공우주국(NASA)에서 안전한 우주식량을 만들기 위해 고안한 식품위생관리 방법이다.

HACCP 주요 변천

1960년	안전한 우주식량을 만들기 위해 고안한 식품위생관리방법
2014년 05월	HACCP 한글 명칭(식품위해요소 중점관리기준 → 식품안전관리인증) 변경(식품위생법) 8개 품목 및 100억 매출업체 의무적용 대상지정(식품위생법 시행규칙) ① 과자·캔디류, ② 빵류·떡류, ③ 초콜릿류, ④ 어육소시지, ⑤ 음료류, ⑥ 즉석섭취식품, ⑦ 국수·유탕면류, ⑧ 특수용도식품
2016년 04월	의무적용 대상 품목 지정 ① 순대, ② 떡볶이떡(떡류), ③ 알 가공품

※ HACCP은 식품을 위생적으로 생산할 수 있는 시설, 설비로서, GMP 여건 하에서 SSOP를 준수하였을 때 효과적으로 작동한다. 왜냐하면 HACCP 시스템은 기본적인 위생관리가 효과적으로 수행된다는 전제조건 하에 중점적으로 관리하여야 할 점을 파악하여 집중관리하는 시스템이기 때문이다.

GMP (우수제조기준)	위생적인 식품 생산을 위한 시설/설비 요건 및 기준, 건물위치, 시설/설비 구조, 재질요건 등에 관한 기준
SSOP (표준위생관리기준)	일반적인 위생관리 운영기준, 영업장관리, 용수관리, 보관 및 운송관리, 검사관리, 회수관리 등의 운영절차

04 HACCP에 대한 설명으로 틀린 것은?

① 어떤 위해를 미리 예측하여 그 위해요인을 사전에 파악하는 것이다.

② 위해 방지를 위한 사전 예방적 식품안전관리체계를 말한다.

③ 미국, 일본, 유럽연합, 국제기구(Codex, WHO) 등에서도 모든 식품에 HACCP을 적용할 것을 권장하고 있다.

④ HACCP 12절차의 첫 번째 단계는 위해요소 분석이다.

해설 콕 ......

HACCP의 첫 번째 단계는 'HACCP팀 구성'이다.

HACCP 12절차

1. HACCP팀 구성
2. 제품설명서 작성
3. 제품의 용도 확인
4. 공정흐름도 작성
5. 공정흐름도 현장 확인
6. 위해요소분석
7. 중요관리점 결정
8. 한계기준 설정
9. 모니터링 체계 확립
10. 개선조치방법 설정
11. 검증절차 및 검증방법 설정
12. 문서 및 기록유지방법 설정

05 HACCP에 대한 설명 중 틀린 것은?

① 위해요소분석(HA)과 중요관리점(CCP)을 의미한다.
② 자율적 위생관리에서 정부 주도형 위생관리를 하기 위한 제도이다.
③ HACCP 도입 업소는 회사의 신뢰성이 향상될 수 있다.
④ 위해발생요소를 사전에 관리하는 방법이다.

해설 콕 ......

기존의 정부주도형 위생관리에서 벗어나 자율적으로 위생관리를 수행할 수 있는 체계적인 위생관리시스템의 확립이 가능하도록 하는 제도이다.
위해요소분석(Hazard Analysis)이란 "어떤 위해를 미리 예측하여 그 위해요인을 사전에 파악하는 것"을 의미하며, 중요관리점(Critical Control Points)이란 "반드시 필수적으로 관리하여야 할 항목"이란 뜻을 내포하고 있다. 즉 해썹(HACCP)은 위해 방지를 위한 사전 예방적 식품안전관리체계를 말한다.

06 HACCP의 효과에 대한 설명 중 틀린 것은?

① 예상되는 위해요소를 과학적으로 규명하고, 이를 효과적으로 제어함으로써 안전성이 충분히 확보된 식품의 생산이 가능해진다.

② 모든 단계를 광범위하게 관리함으로써 위생관리체계의 효율성을 극대화시킬 수 있다.

③ 장기적으로는 관리인원의 감축, 관리요소의 감소 등이 기대되며, 제품불량률, 소비자 불만, 반품, 폐기량 등의 감소로 궁극적으로는 경제적인 이익의 도모가 가능해진다.

④ HACCP 적용업체에서는 HACCP 적용품목에 대한 HACCP 마크 부착과 이에 대한 광고가 가능하므로 소비자에 의한 회사의 이미지와 신뢰성이 향상된다.

모든 단계를 광범위하게 관리하는 것이 아니라, 위해가 발생될 수 있는 단계를 사전에 집중적으로 관리함으로써 위생관리체계의 효율성을 극대화시킬 수 있다.

07 HACCP에 대한 설명 중 틀린 것은?

ㅣ충북 9급 2008

① 탈의실은 편의를 위해서 작업장 안쪽에 배치한다.

② 화장실에는 손 말리는 기계를 설치한다.

③ 위생처리실구역은 작업실 특성에 맞게 작업장 입구에 설치한다.

④ 외부로 개방된 환기시설은 해충 및 설치류 등을 막을 수 있는 여과망이나 방충시설을 설치한다.

• 탈의실은 작업장 출입구에 설치를 권장한다.
• 작업복 등은 청결구역과 일반구역으로 구분하여 보관 및 관리한다.
• 교차오염을 방지하기 위하여 외출복과 작업복을 구분하여 보관·관리한다.

08 식품의약품안전처장의 자문에 응하여 식품위생에 관한 중요사항을 조사 및 심의하는 곳은?

① 동업자조합
② 식품공업협회
③ 명예식품위생감시원
④ 식품위생심의위원회

해설 콕

식품위생심의위원회의 설치 등(식품위생법 제57조)
식품의약품안전처장의 자문에 응하여 다음 각 호의 사항을 조사·심의하기 위하여 식품의약품안전처에
식품위생심의위원회를 둔다.
1. 식중독 방지에 관한 사항
2. 농약·중금속 등 유독·유해물질 잔류 허용 기준에 관한 사항
3. 식품 등의 기준과 규격에 관한 사항
4. 그 밖에 식품위생에 관한 중요 사항

09 식품첨가물에 대한 기준이 아닌 것은?   ┃경기 9급 2003

확인
Check!
○
△
×

① 내용에 따른 제한
② 농도(양)에 따른 제한
③ 판매목적에 따른 제한
④ 사용방법에 따른 제한

 해설 콕

우리나라 식품첨가물의 규격 및 기준 중의 사용기준에 규정된 제한 범위
1. 대상 품목의 제한
2. 용량 또는 사용농도의 제한
3. 사용목적의 제한
4. 사용방법의 제한

10 다음 중 식품첨가물과 주요 용도의 연결이 바르게 된 것은?

확인
Check!
○
△
×

① 안식향산 - 착색제
② 토코페롤 - 표백제
③ 아황산나트륨 - 산화방지제
④ 피로인산칼륨 - 품질개량제

식품첨가물과 주요 용도

용 도	사용 목적	대표적 첨가물
보존료	미생물의 증식에 의해서 일어나는 식품의 부패나 변질을 방지하기 위해 사용되는 첨가물	소르빈산, 안식향산 등
살균제	미생물을 단시간 내에 사멸시키는 작용을 가지며 음료수, 식기류, 손등의 소독에 사용되는 첨가물	차아염소산나트륨, 표백분 등
산화방지제	지방의 산화를 지연시키거나 산화에 의한 변색을 지연시킬 목적으로 첨가되는 첨가물	토코페롤, 부틸히드록시아니졸(BHA), 부틸히드록시톨루엔(BHT) 등
착색제	인공적으로 착색하여 천연색을 보완함으로써 식품의 기호적 가치를 향상시키기 위해 사용되는 첨가물	식용색소, 녹색 제3호 등
발색제	식품 중에 존재하는 색소를 결합시켜 그 색을 안정시키거나 선명하게 하는 첨가물	아질산나트륨, 질산칼륨 등
표백제	색소를 파괴하여 흰 식품을 만들거나, 혹은 색소를 착색하기 전에 일단 표백하여 그 식품이 완성되었을 때의 색을 아름답게 하기 위해 사용	아황산나트륨
조미료	식품 본래의 맛을 한층 돋우거나 기호에 맞게 조절하여 미각을 좋게 하는 첨가물	아미노산계, 핵산계 등
산미료	식품에 적합한 산미를 부여하고, 청량감을 주기 위하여 사용되는 첨가물	구연산, 빙초산 등
감미료	식품에 단맛을 부여하기 위해 사용되는 첨가물	아스파탐 등
착향료	식품의 기호적 가치를 증진할 목적으로 식품에 첨가되는 방향 물질의 첨가물	바닐린, 락톤류 등
강화제	식품에 영양을 강화하기 위하여 사용되는 비타민, 무기질, 아미노산 등의 물질	비타민류, 아미노산류 등
유화제	물과 기름같이 서로 잘 혼합되지 않는 두 종류의 액체를 혼합할 때 분리되지 않고 잘 유화되도록 하기 위해 사용되는 첨가물	글리세린지방산, 에스테르 등
호 료	식품에 점착성을 증가시키고 유화안정성을 좋게 하는 첨가물	구아검
품질개량제 (결착제)	주로 식육 제품류에 사용하여 그 결착성을 높여 씹을 때의 촉감을 향상시키기 위해 사용하는 첨가물	피로인산칼륨, 인산염, 중합인산염 등
피막제	과일 및 야채류의 신선도를 장시간 유지하기 위하여 표면에 피막을 만들어 호흡작용을 제한하고 수분 증발을 방지하기 위해 사용하는 첨가물	몰포린 지방산염, 초산비닐수지
껌기초제	껌에 적당한 점성과 탄력성을 갖게 하고 풍미를 유지케 하기 위해 사용하는 첨가물	에스테르검, 폴리부텐

11 미생물에 의한 손상을 방지하여 식품의 저장수명을 연장시키는 식품첨가물은?

① 산화방지제   ② 보존료
③ 살균제   ④ 표백제

보존료는 미생물의 증식에 의해서 일어나는 식품의 부패나 변질을 방지하기 위해 사용되는 첨가물로서 소르빈산, 안식향산 등이 있다.

12 유해성 식품보존료가 아닌 것은?

① 포름알데히드   ② 플로오르화합물
③ 소르빈산   ④ 붕 산

소르빈산은 미생물의 생육을 억제하여 가공식품의 보존료로 사용되는 식품첨가물이다.

유해성 식품보존료
엄격한 사용기준을 지키지 않거나 허용되지 않은 보존료를 사용하였을 때, 이것을 함유하는 식품에 의하여 식중독을 일으킬 수 있다. 그 종류로는 붕산, 포름알데히드, 플루오르화합물, 우트로핀, 승홍 등이 있다.

13 다음 중 식품에 사용가능한 보존료는?

┃경기 의료기술직 9급 2004

① Formaldehyde   ② Benzoic acid
③ Phenol   ④ Methanol

안식향산(Benzoic acid), 소르빈산(Sorbic Acid), 데히드로초산(Dehtdroacetic acid), 파라옥시안식향산(p-oxybenzoic), 에스테르(Ester), 프로피온산(Propionic Acid) 등이 보존료로 널리 이용된다. 포름알데히드, 페놀, 메타놀은 사용할 수 없다.

14 식품첨가물의 일종인 방부제의 조건으로 틀린 것은?

☑ 확인
Check!
○
△
✕

① 산에 안정해야 하지만 알칼리에는 무관하다.
② 무미, 무취해야 한다.
③ 식품을 변질시키지 않아야 한다.
④ 사용하기 간편해야 한다.

해설 콕 ·····

방부제의 조건
1. 독성이 없거나 적을 것
2. 무색·무미·무취로 식품과 화학반응하지 않을 것
3. 사용이 간편할 것
4. 산, 알칼리에 안정할 것
5. 소량으로 효과가 있을 것

정답 14 ①

CHAPTER 04

보건영양

04 보건영양

학습목표

☐ 보건영양에서의 각종 영양소, 무기질, 비타민을 학습한다.
☐ 국민영양관리 전반에 대하여 학습한다.
☐ 영양상태의 판정과 평가방법을 학습한다.

01 보건영양 일반

01 국가 및 지방자치단체가 영양취약계층 등의 영양관리사업을 위해 실시할 수 있는 사업에 해당하지 않는 것은?

① 영유아, 임산부, 아동, 노인, 노숙인 및 사회복지시설 수용자 등 영양취약계층을 위한 영양관리사업
② 균형식이를 위한 불균형적 식생활 영양관리사업
③ 어린이집, 유치원, 학교, 집단급식소, 의료기관 및 사회복지시설 등 시설 및 단체에 대한 영양관리사업
④ 생활습관질병 등 질병예방을 위한 영양관리사업

국가 및 지방자치단체는 다음 각 호의 영양관리사업을 실시할 수 있다(국민영양관리법 제11조).
1. 영유아, 임산부, 아동, 노인, 노숙인 및 사회복지시설 수용자 등 영양취약계층을 위한 영양관리사업
2. 어린이집, 유치원, 학교, 집단급식소, 의료기관 및 사회복지시설 등 시설 및 단체에 대한 영양관리사업
3. 생활습관질병 등 질병예방을 위한 영양관리사업

02 항산화 작용과 관련 있는 것은?

① 비타민 A
② 비타민 B
③ 비타민 D
④ 비타민 E

비타민 중 항산화 작용과 관련이 있는 것은 비타민 C와 비타민 E이다.

03 영양상태의 평가방법 중 간접적 방법에 해당하는 것은?

| 서울시 9급 2017

① 임상적 검사
② 식품섭취조사
③ 신체계측조사
④ 생화학적 검사

- **직접적 방법** : 임상적 검사, 신체계측조사, 생화학적 검사
- **간접적 방법** : 식품섭취조사

⊣ 심화 **Tip** ⊢

영양상태의 평가방법

직접적 방법	신체계측 조사	• 신체의 체조직 구성과 발육의 상태를 측정함으로써 영양상태를 판정하는 방법으로 비교적 장기간의 영양상태 판정에 유용하다. • 신체계측은 간편하고 재현성이 좋으며 비용이 적게 들고 단기간의 훈련을 통하여 수행될 수 있으므로 개인이나 집단의 영양상태 판정에 널리 사용되는 방법이다.
	임상적 검사	환자의 병력조사 및 피부, 눈, 머리카락, 점막 등 상피조직이나 기관에 나타나는 변화를 관찰하여 판정하는 방법이다.
	생화학적 검사	혈액, 적혈구, 오줌 등의 표본을 이용하여 평가하는 방법이다.
간접적 방법	식품섭취 조사	섭취하는 식품의 형태와 양뿐만 아니라 식품 내에 들어있는 영양소 및 다른 성분들에 대한 섭취량을 조사하여 잠정적이거나 노출되고 있는 식사의 문제점을 파악하고, 그 결과를 대상자의 영양 필요량과 비교해 보는 영양판정 방법이다.

CHAPTER **4** 보건영양

04 인체 조직을 구성하며 효소, 호르몬을 생성하는 성분으로, 1g당 4kcal의 열량을 내는 것은?

① 탄수화물　　　　　　　　② 단백질
③ 무기질　　　　　　　　　④ 비타민

> 단백질은 인체를 구성하는 주요 성분이 되며, 열량원으로서 작용하고, 효소나 호르몬의 주성분이 된다.
> 우리 몸 안에서 1g당 4kcal의 에너지를 만들어낸다.

05 지용성 비타민의 결핍증상 중 틀린 것은?

① 괴혈병　　　　　　　　　② 생식선 이상
③ 야맹증　　　　　　　　　④ 구루병

> 수용성 비타민 C가 부족한 경우에 괴혈병증상이 나타난다.
> ② 비타민 A가 결핍하면 생식선(sex glands)의 세포들이 변화하여 부신조직이 쇠퇴되는 경향을 보인다.
> ③ 야맹증은 비타민 A 결핍증과 관련이 있다.
> ④ 구루병은 비타민 D 결핍으로 인해 골격의 변화를 초래하는 병이다. 다리가 굽어 O자형이 된다.

│ 심화 **Tip** │

지용성 비타민과 수용성 비타민

지용성 비타민	수용성 비타민
A, D, E, F, K	그 외의 비타민
지방과 지방용매에 녹는다.	물에 용해된다.
필요량 이상 섭취시 체내에 저장된다.	필요량 이상 섭취하면 배설된다.
체외로 쉽게 방출되지 않는다.	소변으로 쉽게 방출된다.
결핍증세가 서서히 나타난다.	결핍증세가 비교적 빨리 나타난다.
필요량은 매일 공급할 필요는 없다.	필요량은 매일 꼭 공급해야 한다.

06 영양소와 결핍증이 틀리게 연결된 것은?

인천시 9급 2004

① Vit-A : 야맹증
② Vit-B1 : 각기병
③ Vit-P : 갑상선비대증
④ Vit-D : 구루병
⑤ Vit-C : 괴혈병

 해설 콕 ··

비타민 C의 부족이 장기화되면 갑상선에 비대증이 생겨서 비정상적으로 많은 갑상선 호르몬이 만들어지는데, 이를 갑상선기능항진증이라고 한다.
비타민 P는 비타민 C의 작용을 돕는다. 열에 약하고 쉽게 파괴되는 단점이 있는 비타민 C를 안정시키는 작용을 한다. 이를 통해 비타민 C의 기능을 촉진한다.

07 멜라토닌 및 헤모글로빈 생성을 돕는 비타민은?

① Vit-B1
② Vit-B2
③ Vit-B6
④ Vit-B12
⑤ Vit-C

해설 콕 ··

비타민 B6(Pyridoxin)
1. 효 능
 • 우리가 섭취한 음식을 우리 몸이 사용하는 에너지로 바꾸고, 소화계와 신경계를 건강하게 유지하며, 피부와 눈을 건강하게 하고, 호르몬 분비를 원활하게 하는 역할을 한다.
 • 멜라토닌 및 헤모글로빈 생성을 돕는다.
2. 결핍증상
  신경과민, 우울증, 주의력 결핍, 혼란, 단기기억상실, 구강염, 근무력증 등이 있다.

08 몸에서 저장(재생)되지 않기 때문에 식품으로만 섭취해야 하며, 부족시 빈혈을 일으키는 것은?

▮ 경기 9급 2008

① 칼 슘   ② 철 분

③ 요오드   ④ 인

철분(Fe)
- 1일 필요량은 성인의 경우 남자는 10~12mg, 여자는 20mg이다.
- 혈액 성분의 구성 성분으로 체내 저장이 불가하므로 음식물을 통해서 보충한다.
- 결핍 시에는 빈혈 증상이 나타난다.

09 식염의 작용 중 틀린 것은?

▮ 인천시 9급 2003

① 신경전도   ② 탈력감 방지

③ 에너지소모 방지   ④ 삼투압 조절

⑤ 열중증 방지

식염(NaCl)은 근육 및 신경의 자극, 전도(원활한 신경의 전달), 삼투압의 조절작용을 하는데에 1일 15g 정도가 필요하다. 부족하면 열중증이 발생할 수 있고, 탈력감(몸에 기운이 빠지고 정신이 멍한 느낌)이 생긴다.

※ **열중증** : 외기의 고온다습함 등이 원인으로 발생하는 고온장애로, 식염(염분)을 섭취함으로써 방지할 수 있다.

10 육류섭취가 늘어나고 있는 추세에서 부족되기 쉬운 영양소는?

▮ 전북 9급 2003

① Ca   ② 비타민

③ 단백질   ④ 탄수화물

⑤ 무기질

과일과 채소를 통해서 섭취할 수 있는 비타민은 생명유지에 반드시 필요한 영양소이므로, 비타민이 부족하게 되면 각종 질병이 생길 수 있다. 그러므로 육류, 채소, 과일 등 건강한 음식을 골고루 섭취하는 것이 중요하다.

11 주로 단백질의 부족시 생기는 현상으로 어린이에게 발생하는 것은? ▍서울시 9급 2005

① 마라스무스 ② 콰시오커 현상
③ 갑상선항진증 ④ 쿠싱증후군

> **해설 콕** ....
>
> **만성영양실조증**
>
> | 종류 | 단백결핍성 소아 영양실조증(Kwashiorkor, 콰시오커) | 마라스무스(Marasmus) |
> |---|---|---|
> | 특징 | 단백질이 모자라서 생기는 영양실조증 | 열량과 단백질이 함께 부족할 때 생기는 영양실조증 |

12 SDA(특이동적 작동)에서 가장 많이 열량이 소모되는 것은? ▍경북 9급 2003

① 단백질 ② 탄수화물
③ 지방질 ④ 비타민

> **해설 콕** ....
>
> 식사를 취한 후 영양분이 소화, 흡수되어 대사되는 과정에 필요한 에너지를 말한다. 특이동적 작용에 의한 대사량의 증가는 섭취열량에 비례하며, 단백질에서는 섭취열량의 30%, 탄수화물에서는 약 5%, 지방에서는 약 4%이다. 일상생활의 열량소요량을 산출하는 경우에는 이 작용에 의한 증가분을 생각하여야 하는데, 대체로 그 증가량은 총에너지 대사량의 약 10%이다.

13 다음 중 학교 급식의 목적에 맞지 않는 것은? ▍서울시 9급 2001

① 아동의 영양개선 ② 빈곤아동 급식
③ 아동의 편식교정 ④ 아동의 건강증진
⑤ 아동의 식사예절 교육

> **해설 콕** ....
>
> 학교 급식의 목적
> 1. 성장기 학생들의 정상적인 신체발달과 활용에 필요한 영양을 제공한다.
> 2. 편식교정, 바른 식습관 지도 및 영양교육을 한다.
> 3. 공동체 의식 및 사회성을 함양시킨다.
> 4. 국민 식생활 개선에 기여한다.

01 다음 중 한국인 영양섭취기준에 대한 설명으로 옳지 않은 것은? ▮서울시 9급 2015

① 평균필요량은 건강한 사람들의 50%에 해당하는 사람들의 1일 필요량을 충족시키는 값이다.
② 권장섭취량은 대다수 사람의 필요 영양섭취량을 말하는 것으로 평균필요량에 2배의 표준
편차를 더해서 계산된 수치이다.
③ 충분섭취량은 권장섭취량에 안전한 양을 더한 값이다.
④ 상한섭취량은 인체 건강에 독성이 나타나지 않는 최대 섭취량이다.

🖐️해설 콕 ....

영양섭취기준의 구성과 특성
• **평균필요량** : 건강한 사람들의 일일 영양필요량의 중앙값
• **권장섭취량** : 평균필요량에 표준편차의 2배를 더하여 정한 값
• **충분섭취량** : 평균필요량에 대한 정보가 부족한 경우, 건강인의 영양섭취량을 토대로 설정한 값
• **상한섭취량** : 인체 건강에 유해영향이 나타나지 않는 최대 영양소 섭취수준

02 「국민건강증진법」에 의한 국민영양조사는 몇 년마다 실시하는가? ▮지방직 9급 2009

① 1년　　　　　　　　　　　　② 2년
③ 3년　　　　　　　　　　　　④ 4년

🖐️해설 콕 ....

질병관리청장은 보건복지부장관과 협의하여 국민의 건강상태·식품섭취·식생활조사등 국민의 영양에
관한 조사(국민영양조사)를 <u>매년 실시</u>한다(국민건강증진법 제16조 제1항, 동법 시행령 제19조).

03 영양상태 판정시 객관적 판정법으로 영·유아에 주로 사용하는 판정법은? | 지방직 9급 2007

① Kaup 지수　　　　　　　　　　② Rohrer 지수
③ Broca 지수　　　　　　　　　　④ 체질량 지수
⑤ Vervack 지수

해설 콕

영양상태의 객관적 판정

Kaup 지수

- Kaup 지수 = $\dfrac{체중(kg)}{신장(m)^2}$
- 영유아 비만도 측정에 이용한다.
- 15 이하는 '마름'이며, 20 이상은 '비만'으로 판정한다.

Rohrer 지수

- Rohrer 지수 = $\dfrac{체중(kg)}{신장(cm)^3} \times 10^7$
- 학동기 이후의 비만도 측정에 이용한다.
- 신장 110~129인 경우 : 180 이상 소아비만
- 신장 130~149인 경우 : 170 이상 소아비만
- 신장 150 이상인 경우 : 160 이상 소아비만

Broca 지수

- Broca 지수 = $\dfrac{체중(kg)}{신장(cm) - 100} \times 100$
- 성인 비만도 측정에 이용한다.
- 표준체중에 비해 실제로 측정한 체중이 어느 정도인지를 표시한다.
- Broca에 의한 표준체중(kg) = (신장 - 100) × 0.9(여자는 0.85)
- 비만도(%) = $\dfrac{실측체중 - 표준체중}{표준체중} \times 100$

체질량 지수(Body Mass Index, BMI)

- BMI 지수 = $\dfrac{체중(kg)}{신장(m)^2}$
- 성인의 비만도 판정에 가장 적합한 지표이다.
- 판 정

18.5 미만	18.5~22.9	23~24.9	25~29.9	30 이상
저체중	정 상	과체중(경도비만)	비 만	고도비만

04 다음 신체지수를 나타내는 지표 중에서 비만인 것은?

전남 9급 2011 변형

☑ 확인
Check!
○
△
×

① 체질량 지수(BMI ; Body Mass Index) : 10 이상
② 로허(Rohrer) 지수 : 120 이상
③ 허리-엉덩이 둘레 비율(WHR ; Waist-Hip Ratios) : 어느 30대 여성의 비율이 0.63 이상
④ 카우프(Kaup) 지수 : 20 이상

 해설 콕

① 체질량 지수(BMI ; Body Mass Index) : 25~29.9
② 로허(Rohrer) 지수 : 160 이상(신장 150 이상인 경우)
③ 허리-엉덩이 둘레 비율(WHR ; Waist-Hip Ratios)
- 복부비만의 판정기준

성 별	허리 - 엉덩이 둘레비(WHR)
남 자	WHR > 0.9
여 자	WHR > 0.85

- 사지비만 혹은 말초비만 판정 기준

성 별	사지(말초)비만
남 자	WHR < 0.85
여 자	WHR < 0.75

05 Kaup 지수에 대한 설명으로 틀린 것은?

서울시 9급 2002 변형

☑ 확인
Check!
○
△
×

① $\dfrac{체중(kg)}{신장(m)^2}$ 로 산출한다.

② 20 이상은 비만이다.
③ 15 이하는 저체중으로 판정한다.
④ 학령기 이후 소아에게 잘 이용되는 지수이다.

 해설 콕

- **Kaup 지수** : 영유아 비만도 측정에 이용한다.
- **Rohrer 지수** : 학동기 이후의 비만도 측정에 이용한다.
- **Broca 지수** : 성인 비만도 측정에 이용한다.

06 체질량 지수[BMI = 체중 / (신장)^2]의 비만 판정 기준은?

① 18.5   ② 23

③ 25   ④ 35

⑤ 40

해설 콕

BMI 비만도 판정 기준

18.5 미만	18.5~22.9	23~24.9	25~29.9	30 이상
저체중	정 상	과체중(경도비만)	비 만	고도비만

07 학령기 이후의 소아에 대한 영양상태 판정 기준으로 신장이 150cm 이상인 경우 160 이상이면 비만으로 판정하는 지수는?

▎서울시 9급 2019

① 로렐 지수(Rohrer index)

② 카우프 지수(Kaup index)

③ 베르벡 지수(Vervaek index)

④ 체질량 지수(Body mass index)

해설 콕

영양상태의 판정 지수

영유아 비만도 측정	• 카우프(Kaup) 지수 → 20 이상이면 비만
학령기 이후의 비만도 측정	• 로렐(로허, Rohrer) 지수 → 160 이상이면 비만(신장 150 이상인 경우)
성인 비만도 측정	• 체질량 지수(BMI) → 25~29.9 이상이면 비만 • 브로카(Broca) 지수 → 표준체중을 20% 이상 초과시 비만

08 최대섭취허용량을 뜻하는 것은?

｜충북 9급 2008

① PCIR
② LD50
③ ADI
④ TDI

용어 해설

일인당섭취량 (Per Capita Intake Rate, PCIR)	일정기간 동안 해당 식품을 먹은 사람과 먹지 않은 사람 모두로 구성된 한 집단에서 1인당 소비한 식품의 평균량이다.
반수치사용량 (Lethal dose 50%, LD50)	시험물질을 실험동물에 투여하였을 때 실험동물의 50%가 죽는 투여량으로, 보통 체중 kg당 mg으로 나타낸다.
일일섭취허용량 (Acceptable daily intake, ADI)	식품첨가물, 잔류농약 등 의도적으로 사용하는 화학물질에 대해 일생 동안 섭취하여도 유해영향이 나타나지 않는 <u>1인당 1일 최대섭취허용량</u>을 말하며, 사람의 체중 kg당 일일섭취허용량을 mg으로 나타낸다(단위 : mg/kg bw/day).
일일섭취한계량 (Tolerable Daily Intake, TDI)	환경오염 물질 등과 같이 식품 등에 비의도적으로 혼입되는 물질(중금속, 곰팡이 독소 등)에 대해 평생 동안 섭취해도 건강상 유해한 영향이 나타나지 않는다고 판단되는 양으로 mg/kg bw/day로 표기한다. ※ TDI는 특별히 제시되지 않는 한 0~2세 유아의 경우는 제외된다.

CHAPTER 05

환경보건

01 환경위생

01 환경위생의 정의로 가장 적절한 것은?

부산시 9급 2008

① 인간의 신체발육, 정신건강을 지키는 것이다.
② 인간의 건강과 생존에 유해한 생활 및 작업환경을 관리하는 것이다.
③ 인간의 질병예방을 위하여 자연환경과 생활환경을 통제하는 것이다.
④ 인간의 신체발육, 건강 및 생존에 유해한 영향을 주거나 줄 가능성이 있는 환경요소를 관리하는 것이다.
⑤ 인간활동을 통제하여 자연환경을 지키는 것이다.

 해설 콕

환경위생의 정의(WHO의 정의)
WHO는 '환경위생이란 인간의 신체발육, 건강, 생존에 유해한 영향을 미치거나 그 가능성이 있는 것으로 인간의 물리적 환경에 있어서의 요소를 통제하는 것이다'라고 정의하였다.

02 다음 중 환경위생에 속하지 않는 것은?

① 상하수도의 관리
② 음료수의 위생 관리
③ 예방접종 관리
④ 쓰레기 처리 관리

 해설 콕

예방접종은 감염병 예방에 있어서 숙주의 인공면역과 저항력을 기르기 위한 것으로 환경위생과는 거리가 멀다.

03 환경호르몬이 아닌 것은?

┃인천시 9급 2003

① 아미탈
② 비스페놀 A
③ DDT
④ PCB
⑤ 암모니아성질소

환경호르몬 물질(내분비장애 물질)
1. **의의** : 항상성(homeostasis)의 유지와 발달과정의 조절을 담당하는 체내의 자연 호르몬의 생성, 방출, 이동, 대사, 결합, 작용 및 배설을 간섭하는 체외 물질
2. **특징** : 화학적 구조가 생명체의 호르몬과 비슷하여, 생명체에 흡수될 경우 정상적인 호르몬의 기능을 혼란시켜 암수전환(imposex), 성기의 기형, 생식기능의 저하, 행동의 변화, 암의 발생 등을 초래하게 된다.
3. **종류** : 다이옥신, 폴리염화비닐(PCB), 트리부틸주석(TBT), 비스페놀 A, 폴리카보네이트, 프탈산화합물, 스틸렌 다이머, 2-브로모프로페인, 그 외 대부분의 농약류(DDT, 알라클로르, 아트라진, 아미탈, 엔도설판)

04 식품이나 음료수 캔의 코팅물질 등에 사용되는 환경호르몬 물질은?

┃충북 9급 2002

① 비스페놀 A
② DES(di-ethyl-stilbestrol)
③ 다이옥신
④ PCB

환경호르몬 물질인 비스페놀 A(BPA)는 통조림의 오염과 부식을 방지하기 위한 코팅물질로 사용되는데, 캔의 부식 정도에 따라 비스페놀 A(BPA)가 용출되면 캔 안의 식품을 오염시킨다. 비스페놀 A(BPA)가 인체에 흡수되었을 때는 유방암·전립선 암 등 생식계의 암을 발생시키고, 당뇨·비만 등을 유발할 수 있다고 보고되었다.

05 다음 중 다이옥신의 특성이 아닌 것은?

┃부산시 9급 2006

① 벤젠에 두 개의 산소가 결합된 형태이다.
② 수용성이다.
③ 발암강도가 매우 높다.
④ PCB를 소각할 때 발생한다.
⑤ 환경호르몬의 일종이다.

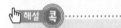

다이옥신은 난용성, 지용성이다.
① 다이옥신(Dioxin)은 산소 원자(oxin) 2개가 벤젠핵 2개와 결합된 화합물이다.
③ 발암성 물질의 분류에서 다이옥신의 독성은 미국 EPA에서는 B1으로, 국제암연구센터(IARC)에서는 group 2A에서 '98년도에 group1로 조정될 정도로 발암강도가 매우 높다.
④ PCB(폴리염화 비페닐류)는 다이옥신류와 마찬가지로 2개의 벤젠고리와 염소를 함유하는 화합물로 PCB를 소각할 때 다이옥신이 발생한다. 다이옥신의 주 발생원은 쓰레기 소각이다.
⑤ 다이옥신은 선천기형, 태아독성, 발암성, 면역독성, 간기능장애 등을 일으키는 환경호르몬의 일종이다.

 06 기후 온난화의 주요 원인물질과 기전을 바르게 연결한 것은?

┃지방직 9급 2011

① 이산화탄소 – 온실효과로 기온 상승
② 먼지 – 태양열 흡수로 기온 상승
③ 아황산가스 – 광화학 반응으로 기온 상승
④ 질소산화물 – 오존층 파괴로 태양열 투과량 증가

이산화탄소(CO_2)는 온실기체로 작용하여, 지구복사를 통하여 우주공간으로 나가는 에너지 중 일부를 다시 지구로 되돌림으로써 지구온난화의 원인으로 작용한다.
② 지표면에서 반사되는 태양열을 흡수하여 지표의 온도를 상승시키는 온실효과의 원인물질은 이산화탄소이다.
③ 아황산가스(SO_2)는 유황분을 함유하며, 특히 석탄을 태울 때 많이 발생한다. 광화학 반응으로 기온상승 원인이 되는 것은 오존(O_3)이다.
④ 질소산화물(NO_X ; NO, NO_2, N_2O)은 산성비의 원인 물질이며, 광화학스모그의 생성물질이다.

07 화석연료 사용의 증가로 나타나며, 엘리뇨 현상의 원인이 되는 것은? 인천시 9급 2004

☑ 확인
Check!
○
△
×

① 오존층파괴
② 지구의 온난화
③ 산성비
④ 열섬현상
⑤ 황사현상

화석연료가 연소하면 열에너지와 더불어 이산화탄소가 발생한다. 이산화탄소는 온실기체이므로 대기 중의 이산화탄소 농도가 증가하면 대기에 흡수되는 지구 복사에너지양이 증가하여 지구온난화를 유발한다. 산업혁명 이후 대기 중의 이산화탄소 농도는 급격하게 증가하였고, 같은 기간 동안 지구의 평균기온도 빠르게 상승하였다. 대부분의 과학자들은 이런 가파른 기온 상승의 주요 원인을 화석연료 사용에 따른 대기 중의 이산화탄소 농도 증가로 추정하고 있다.

08 산성비에 대한 설명으로 틀린 것은? 서울시 9급 2003

☑ 확인
Check!
○
△
×

① 건물, 문화재의 피해
② pH 5.6 이하
③ 대기 중 CO_2가 있을시
④ 대기 중 SO_2, NO_X가 있을시
⑤ 대기 중 NH_2가 있을시

① 산성비는 산성을 띠고 있기 때문에 산성비가 내리는 지역의 호수와 하천을 산성화시키고, 높은 지대에 있는 나무와 산림의 토양에 악영향을 미칠 수 있다. 또한 건물 자재와 페인트의 부식을 가속화하기 때문에 문화유산으로 남겨진 조각품이나 건축물에 커다란 문화적 피해를 입힌다. 그러나 인체에 직접적인 피해를 주는 것은 아니다.
②·③ 지구의 대기 중에는 이산화탄소(CO_2)가 많이 존재하는데, 이 이산화탄소가 빗물에 녹으면 탄산(H_2CO_3)을 형성하게 된다. 어떠한 오염물질도 존재하지 않고 이산화탄소의 농도가 330ppm일 때(현재 화석연료의 사용량이 급증하여 지구의 평균 이산화탄소 농도는 400ppm에 가까움), 이론적인 깨끗한 비의 pH는 5.6이 된다. 따라서 이 척도를 기준으로 비의 pH가 5.6보다 더 낮은 경우에 '산성비'라고 부른다.
④·⑤ 산성비를 만드는 원인물질은 다양한 대기오염원에서 배출된다. 여기에는 인위적인 배출원(화석연료를 사용하는 발전소, 공장, 자동차 등)뿐만 아니라, 자연적인 배출원(화산 폭발, 산불 등)도 포함된다. 이때 배출되는 황산화물과 질소산화물은 대기 중에서 물, 산소, 그리고 여러 화학물질들과 반응하여 다양한 산성물질을 만들고, 경우에 따라 질산과 황산이 혼합된 산성비를 만들어 낸다.

CHAPTER
5
환경보건

09 오존(O₃)에 대한 설명으로 옳지 않은 것은?

① 무색의 기체로 식물에 나쁜 영향을 미친다.
② 바람이 적고 태양광선이 강할 때 농도가 높아진다.
③ 자동차 배기가스에 함유된 질소산화물이 원인물질 중 하나이다.
④ 대기환경보전법령상 '오존 주의보'의 발령기준은 오존농도가 0.5ppm 이상일 때이다.

오존경보는 오존농도에 따라 3단계로 실시하게 된다.

1단계(주의보 단계)	1시간당 평균 오존농도가 0.12ppm 이상이면 발령
2단계(경보 단계)	0.3ppm 이상에서 발령
3단계(중대경보 단계)	0.5ppm 이상에서 발령

┤ 심화 Tip ├

오존(O₃)

• 오존(O₃)은 무색의 기체로서 냄새를 유발하며 세 개의 산소원자로 구성되어 있다.
• 자동차 및 산업체 배출가스, 휘발유 증기 및 화학솔벤트가 오존원인물질로 알려진 질소산화물(NO_X)과 휘발성 유기화합물질(VOCs)의 주된 배출원으로서 자외선과 광화학반응을 일으켜 생성된 2차 오염물 질이다.
• 오존은 강한 햇빛의 존재 하에서 생성되므로 여름철에 기온이 높고 바람이 거의 없는 날의 오후 2시~6시에 최고농도를 보이게 된다. 아침부터 자동차 등에서 배출된 질소산화물이나 휘발성 유기화합물질이 오전에 축적되어 있다가 강한 햇빛을 받아 오존을 생성시켜 오후에 최고농도에 도달하게 되는 것이다.
• 오존에 반복 노출 시에는 폐에 피해를 줄 수 있는데, 가슴의 통증, 기침, 메스꺼움, 목 자극, 소화 등에 영향을 미치며, 기관지염, 심장질환, 폐기종 및 천식을 악화시키고, 폐활량을 감소시킬 수 있다. 특히 기관지 천식환자나 호흡기 질환자, 어린이, 노약자 등에게는 많은 영향을 미치므로 주의해야 할 필요가 있다.
• 농작물과 식물에 직접적으로 영향을 미쳐 수확량이 감소되기도 하며 잎이 말라 죽기도 한다.
• 체내의 효소를 교란시켜 DNA, RNA에 작용함으로써 유전인자의 변화를 유발한다.

10 일교차가 크고, 여름에는 온도가 높고 겨울에는 맑은 날이 많은 것이 특징인 기후형은?

① 대륙성 기후   ② 해양성 기후
③ 산림성 기후   ④ 산악성 기후

대륙성 기후의 특징이다.

※ **해양성 기후** : 남북위 40° ~ 60° 사이인 대륙 서안에서 나타나는 기후로, 대체로 여름은 선선하고
겨울은 따뜻하며, 연교차가 작다.

━┤ 심화 **Tip** ┤━

세계의 기후

기 후	특 징
한대기후	• 일년 내내 매우 추우며, 짧은 여름에도 눈과 얼음이 완전히 녹지 않아 농사짓기가 어렵다. • 극지방에서 나타난다.
냉대기후	• 겨울이 길고 몹시 춥다. • 여름은 짧지만 상대적으로 기온이 높아져서 풀과 나무가 자란다. • 대규모의 침엽수림 지대가 분포한다.
온대기후	• 사계절의 변화가 뚜렷하고, 기후가 온화하여 농사를 짓고 사람이 살기에 적합하다. • 우리나라는 온대기후에 속한다.
건조기후	• 비가 거의 오지 않으며 하루 동안의 기온 변화가 크다. • 사막이나 초원 지대가 많고, 유목과 목축이 이루어진다.
열대기후	• 일년 내내 무덥고 비가 많이 내린다. • 지구 생물의 반 이상이 열대기후에 살고 있다. • 다양한 생물 종이 열대 우림을 중심으로 분포한다.
고산기후	• 해발 고도가 매우 높은 지역에서 볼 수 있는 기후이다. • 해발 고도가 높아질수록 기온이 낮아진다. • 위도 상으로 열대기후 지역에 속하더라도 고지대에서는 서늘한 고산기후가 나타난다.

11 인간이 외부환경의 변화에 대하여 내부환경의 항상성이 유지되는 적응작용을 무엇이라 하는가?

① 변질현상
② 변성현상
③ 순화현상
④ 변천현상
⑤ 중화현상

순화(Claud Bernard)
외부환경의 변화에 대한 항상성을 유지하는 것은 인간이나 동물이 갖는 특성이며, 외부환경의 변동이 장기간 계속되면 생리적 적응을 거쳐서 새로운 적응한도가 성립되는데 이를 '순화'라 한다.

12 인간의 기후순화에 대한 설명으로 옳지 않은 것은?

① 새로운 환경에 기능적 변화를 일으키는 현상이다.
② 새로운 기후에 장기간 노출되어 그 기후에 적응하는 현상이다.
③ 순응현상에는 대상적, 자극적, 수동적 순응현상이 있다.
④ 인간은 고온에 순화가 가능하지만 한랭순화는 일어나지 않는다.

해설 콕 ·······································

기후순화는 일정한 범위의 고온과 저온에서 모두 일어난다.

13 대상적 순응현상을 가장 잘 설명한 것은?

① 세포 또는 기관이 새로운 환경에 적응하는 현상
② 저하된 기능이 새로운 환경자극에 의하여 정상으로 회복하는 현상
③ 약한 개체가 최적의 환경조건을 찾아 적응하는 현상
④ 민족별로 새로운 환경에 적응하는 현상
⑤ 종족 또는 국가별 특성에 따라 새로운 환경에 적응하는 현상

해설 콕 ·······································

② 순응성
③ 수동적 순응성
④ 민족적 순응성
⑤ 종족적 순응

| 심화 Tip |

대상적, 자극적, 수동적 순응

대상적 순응	세포 또는 기관이 새로운 환경에 적응하는 현상
자극적 순응	환경자극에 의해 저하되었던 기능이 회복됨으로써 순응하는 현상
수동적 순응	약한 개체가 최적의 환경조건을 찾아 적응하는 현상

14 공기의 자정작용으로 옳지 않은 것은?

┃지방직 9급 2009

① 여과작용
② 오존에 의한 산화작용
③ 자외선에 의한 살균작용
④ 자체 희석작용

 해설 콕

공기의 자정작용은 다음 다섯 가지 작용에 의해 스스로 정화하는 능력을 갖고 있다.
• **희석작용** : 공기의 대류현상
• **세정작용** : 강우(降雨)에 의한 용해성, 가스의 용해 흡수, 부유성 미립물의 세척
• **산화작용** : 산소, 과산화수소, <u>오존 등에 의한 산화작용</u>
• **살균작용** : 태양 <u>자외선에 의한 살균작용</u>
• **교환작용** : 식물의 이산화탄소 흡수 및 산소 배출에 의한 정화작용(탄소동화작용)

15 정상적인 건조공기의 조성이 잘못된 것은?

① 이산화탄소 - 0.3%
② 질소 - 78%
③ 산소 - 21%
④ 수소, 오존 - 미량

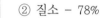 해설 콕

0℃, 1기압의 정상적인 건조공기의 화학적 조성비
질소(78%), 산소(21%), 아르곤(0.93%), 이산화탄소(0.03%), 기타(0.04%)

16 공기 중에 일산화탄소가 많으면 중독을 일으키는 주된 이유는?

① 간세포의 섬유화
② 조직세포의 산소 부족
③ 근육의 경직
④ 혈압의 상승

일산화탄소

일산화탄소는 물체의 불완전 연소 시에 발생하는 무색, 무취, 무미, 무자극성 기체로 허용한도는 8시간 기준으로 0.01%(100ppm)이다. 일산화탄소는 폐에서 혈액 속의 헤모글로빈과 결합하여 일산화탄소-헤모글로빈을 형성한다. 이 때문에 혈액의 <u>산소운반능력이 상실</u>되어 내부적인 질식상태에 빠지게 되는데, 이를 <u>일산화탄소 중독</u>이라 한다.

17 공기 중 CO_2가 얼마 이상이면 호흡곤란이 초래되는가?

① 0.3%
② 1%
③ 1.5%
④ 7%
⑤ 10%

성인은 흡기 중에 4%의 CO_2를 배출하는데 1시간에 약 20ℓ를 배출하고, 근로에 의한 신진대사가 항진되면 1.5~2배까지 도달하기도 한다. 폐포 내의 CO_2농도는 5~6%이므로 그 이하에서는 분압에 의하여 CO_2의 호흡이 이루어지지만 7% 이상이 되면 호흡이 곤란해지고, 10% 이상에서는 질식하게 된다.

18 일산화탄소(CO)에 대한 설명으로 가장 옳은 것은?

| 서울시 9급 2018

① CO가스는 물체의 연소 초기와 말기에 많이 발생한다.
② CO가스는 무색, 무미, 무취, 자극성 가스이다.
③ Hb과 결합력이 산소에 비해 250~300배 낮다.
④ 신경증상, 마비, 식욕감퇴 등의 후유증은 나타나지 않는다.

일산화탄소(CO)는 석탄, 휘발유, 디젤유 등 유기물질이 불완전 연소되면서 발생되는데, 특히 연소 초기와 말기에 많이 발생한다.
② 무색, 무취, 무자극성의 가스로 호흡과정에서 Hb(헤모글로빈)과 결합하여 CO-Hb을 형성한다.
③ 헤모글로빈과의 결합력은 산소와 헤모글로빈의 결합력보다 200~300배나 강하다.
④ 중독시 조직의 산소부족 질식사(저산소증)를 초래하며, 신경증상, 마비, 식욕감퇴 등의 후유증이 나타난다.

19 많은 사람이 모인 실내에서 군집독이 발생되는 이유로 가장 적당한 것은?

① 실내기온의 증가
② 공기성분 중 산소의 부족현상
③ 실내공기의 화학적 변화
④ 실내공기의 이화학적 조성 변화
⑤ 실내공기의 먼지와 복사열 증가

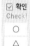

군집독은 고온, 고습, 무기류, 유해가스 발생, O_2 부족, 악취 발생 등 공기의 이화학적 조성 변화에 의해 발생한다. 군집독은 다수의 사람이 장시간 밀폐상태에 있을 때 나타나는 불쾌감, 권태감, 두통, 구토, 현기증 등을 의미한다.

20 대기오염지표물질은?

∥인천시 9급 2004

① NO_2 ② SO_2
③ CO_2 ④ CO
⑤ 미세먼지

아황산가스(SO_2)와 이산화탄소(CO_2)

아황산가스(SO_2)	• 자극성 취기, 점막의 자극과 염증을 일으키며 흉통, 호흡곤란, 자극성 기체 • 대기오염 측정지표 : 0.02ppm 이하/년 평균(환경기준) • Smog 경보는 주로 SO_2 및 SO_3 농도에 관해서 한다(smog = smoke + fog).
이산화탄소(CO_2)	• 공기 중 탄산가스 농도가 증가되면 폐포 내 혈액 중의 CO_2 증가, 심호흡수 증가 • 7% 초과시 호흡곤란, 10% 초과시 질식사 • 실내공기의 서한도 : 1시간 평균치 0.1%(1,000ppm) 이하 • 실내공기의 오염지표 • 적외선(열선)을 흡수하는 온실효과를 유발하는 가스

CHAPTER **5** 환경보건

21 대기의 오존층을 파괴하는 원인물질로 냉장고 및 에어컨 등의 냉매로 사용되는 대기오염 물질은?

① 질소 가스　　　　　　　　　　② 프레온 가스
③ 일산화탄소　　　　　　　　　　④ 이산화탄소

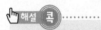

> 헤어스프레이, 냉장고와 에어컨의 냉매제 등에 사용되는 프레온가스가 대기 중으로 과도하게 배출되면, 오존층의 밀도를 낮추어 오존층에 구멍을 낸다.

22 최근 환경오염 문제로 잘못된 것은?　　　　　　　　　　　　　ㅣ전남 9급 2011

① 환경오염을 일으키는 물질이 다양화 되고 있으며, 지속적으로 다발화 된다.
② 대기오염은 원인과 결과가 시간적인 차이를 가진다.
③ 환경오염의 주요 원인으로는 인구증가, 도시화 및 산업화 등을 들 수 있다.
④ 대기오염의 원인은 이미 정해져 있고, 그 오염 결과는 넓게 퍼진다.

> 대기오염의 원인은 정해져 있는 것이 아니고 다양하다.
>
> 환경오염의 특성
> • 원인물질의 다양화
> • 자정능력을 초월한 공해의 누적화
> • 계속적이며 반복적인 환경오염의 다발화
> • 도시비대화로 인하여 주변지역까지 확대되는 공해의 광역화

23 대기오염과 밀접한 관련이 있는 질병은?　　　　　　　　　　　ㅣ경기 9급 2007

① 호흡기계 질병　　　　　　　　　② 순환기계 질병
③ 소화기계 질병　　　　　　　　　④ 신경계통 질병

> 기후변화와 대기오염으로 인한 건강영향은 급성호흡기 질환의 유병률과 사망률을 높이고 다른 질병에 의한 사망률도 높이는 것으로 알려져 있으며, 폐질환이 있는 민감집단에 대한 영향도 문제가 되고 있다.

24 대기오염 방지를 위한 조치와 거리가 먼 것은?

① 도시계획과 녹지대 조성
② 석유계 연료의 탈황장치
③ 대기오염 방지를 위한 법적 규제 및 계몽
④ 진개의 소각처리

> **해설 콕** ....
>
> 진개를 소각처리하게 되면 소각 중 다량의 대기오염 물질이 발생하게 된다.

25 대기오염 방지정책과 가장 거리가 먼 것은?   ┃경기 9급 2004

① 인구분산
② 연료의 저유황화
③ 그린벨트 조성
④ 연료의 불완전 연소 권장

> **해설 콕** ....
>
> 연료의 완전연소를 통하여 무해 무취인 CO_2와 H_2O로 전환시킴으로써 배기가스에 의한 환경오염원을
> 줄일 수 있다.
> ※ 황산화물의 오염으로 인한 대기오염방지 대책으로 연료의 저유황화 방법이 사용되고 있다.

26 다음 중 공해 요인이라 할 수 없는 것은?

① 산업폐수   ② 소 음
③ 대기오염   ④ 부패식품

> **해설 콕** ....
>
> **공해의 종류**
> 빛, 소음, 악취(3대 감각공해), 진동, 대기오염, 수질오염, 산업폐기물 오염, 방사선 오염 등

CHAPTER 5 환경보건

27 외부공기의 유입이 어려운 다수인이 밀집된 강당 같은 곳에서 실시할 수 없는 인공환기법은?

｜광주시 9급 2008

① 풍력환기법
② 배기환기법
③ 송기환기법
④ 평형환기법

송기환기법은 신선한 외부공기를 불어넣는 방법이기 때문에 인공환기법 중에서 외부공기 유입이 어려운 경우에는 실시할 수 없는 인공환기법이다.

28 다음 여러 환경오염 사건 중 특히 대기오염으로 인한 것은?

｜전남 9급 2011

① 가네미유 사건
② 미나마타 사건
③ 욧가이 사건
④ 아모코카디즈 사건

일본 욧가이시에는 1956년 정유공장 건설을 시작으로 각종 석유화학공장이 들어섰으며, 이 공단은 1959년에 본격적으로 가동되기 시작하였다. 공장 가동 직후부터 주민들은 악취에 시달렸고 기침, 천식, 만성 기관지염 등 각종 호흡기질환을 끊임없이 겪게 되었다. 1960년 10월 욧가이시는 공해방지 대책위원회를 발족시켜 그 곳의 대기오염 실태와 주민건강에 관한 조사를 시작하였는데, <u>조사결과 이산화황, 이산화질소, 포름알데히드 등의 대기오염 물질이 질환의 원인물질인 것으로 밝혀졌다.</u>

① 일본 가네미 지방에서는 1968년 3월부터 여드름 형태의 피부병 환자가 많이 발생하게 되어 이 지역 보건소에서 역학조사를 실시하게 되었다. 그 결과 가네미회사에서 식용유 제조시 가열 매체로 PCB를 사용했는데, 가열 파이프가 부식되어 PCB가 식용유 속으로 흘러들어 갔으며, 이 식용유가 튀김요리에 사용되어 많은 사람들에게 피해를 주게 된 것으로 밝혀졌다.

② 1950년대 초 일본 구마모도 현의 작은 어촌도시인 미나마타 시에 사는 주민들이 수은중독으로 다양한 신경학적 증상과 징후를 나타낸 사건이다.

④ 아모코카디즈 사건은 미국 아모코 석유회사 소유의 22만톤급 유조선 아모코카디즈호가 160만 배럴의 중동산 원유를 만재하고 항해하던 중 선장의 실수로 암초와 충돌하였고, 이 유조선에서 160만 배럴의 원유가 유출된 환경오염 사건이다.

29 다음 내용은 무엇에 대한 설명인가?

┃서울시 9급 2014

> • 미국의 톰(E. C. Thom)이 1959년에 고안하여 발표한 체감기후를 나타내는 지수
> • 값을 구하는 공식은 (건구온도℃ + 습구온도℃) × 0.72 + 40.6
> • 실제로 이 지수는 복사열과 기류가 포함되어 있지 않아 여름철 실내의 무더위 기준으로 사용

① 지적온도   ② 불쾌지수

③ 감각온도   ④ 체감온도

⑤ 실내 쾌감대

🖑 해설 콕 ···

날씨에 따라 사람의 불쾌감 정도를 나타낸 불쾌지수에 대한 설명이다.
① 체온조절에 가장 적절한 온도를 지적온도라 하고, 감각적으로 가장 쾌적하게 느끼는 온도를 주관적 지적온도, 사람이 최소의 작업으로 최대의 생산을 올릴 수 있는 온도를 생산적 지적온도, 최소의 에너지 소모로 최대의 생리적 기능을 발휘할 수 있는 온도를 생리적 지적온도 또는 기능적 지적온도라 한다.
③ 기온, 기습, 기류의 3인자가 종합적으로 작용하여 인체에 주는 온도감각을 말하며, 성별, 연령, 피복, 계절 등에 따라 차이가 나는데, 최적 감각온도는 겨울철이 66℉(18.9℃), 여름철 71℉(21.7℃)이다.
④ 외부에 있는 사람이나 동물이 바람과 한기에 노출된 피부로부터 열을 빼앗길 때 느끼는 추운 정도를 나타내는 지수이다.
⑤ 실내에서 적당한 착의상태에서 쾌감을 느낄 수 있는 온열조건을 말한다.

30 불쾌지수(DI) 측정에 필요한 기후요소는?

① 기온, 풍속   ② 기습, 기압

③ 습구온도, 건구온도   ④ 기온, 복사열

⑤ 기온, 기류

🖑 해설 콕 ···

불쾌지수는 기류와 복사열의 영향은 고려되지 않아 감각온도와 차이가 있을 수 있기 때문에 실외에서는 적용되지 않으며, 실내에서만 사용된다.
※ 불쾌지수 = (건구온도℃ + 습구온도℃) × 0.72 + 40.6

31 공기의 냉각력을 측정하여 쾌적도를 측정하는 것은?

① 감각온도
② 불쾌지수
③ 카타온도계
④ 건·습구 온도지수
⑤ 수정감각온도

카타(Kata)온도계
일반 풍속계로는 측정이 곤란한 불감기류와 같은 미풍을 카타 냉각력을 이용하여 측정하도록 고안된
것이므로, 공기의 냉각력을 측정하여 공기의 쾌적도를 측정하는데 사용된다.

32 다음 중 복사열 측정에 이용되는 기구는 어느 것인가?

① 열선풍속계
② 흑구온도계
③ 카타온도계
④ 아스만 통풍건습계
⑤ 아우구스트 건습계

복사열
• 발열체에서 방산하는 열로 그 영향은 거리의 제곱에 비례하여 감소한다.
• 흑구온도계로 측정할 수 있다.

33 불감기류가 인체에 미치는 가장 중요한 작용은?

① 산소의 공급
② 체열의 생산
③ 이산화탄소의 배출
④ 생식선의 발육촉진

불감기류
• 우리가 생활하면서도 느끼지 못하는 기류를 불감기류라 하고, 0.2~0.5(m/s)의 기류로 실내와 의복
  내의 신진대사를 돕는다. 특히 생식선의 발육을 촉진시키고 한랭에 대해 저항력을 강화시킨다.
• 카타한란계로 측정한다.

34 감각온도(실감온도)의 3요소에 속하지 않는 것은?

① 기 온   ② 기 습
③ 기 류   ④ 기 압

해설 콕 ....

감각온도의 3인자 : 기온, 기습, 기류

35 감각온도에 대한 설명으로 알맞은 것은?

ㅣ전남 9급 2011

① 기온·기습·기류 등 3인자를 종합하여 인체의 열손실을 측정하는 개념이다.
② 쾌적함은 여름이 겨울보다 낮다.
③ 기류가 없고, 습도 100%일 때 온도이다.
④ 복사열을 고려한 건구온도·습구온도·풍속 등을 사용한 개념이다.

해설 콕 ....

감각온도

• 기온, 기습, 기류의 3인자가 종합적으로 작용하여 인체에 주는 온감을 의미하며, 등감온도, 실효온도라
  고도 한다.
• 측정공기와 같은 온감을 주는 습도 100%인 포화습도, 그리고 무풍, 즉 정지공기에서의 온도로 표시한다.
  예 습도가 100%이고, 기온이 23℃인 무풍상태에서 느끼는 온감과, 측정공기의 온감이 같다면 이 측정
  공기의 감각온도는 23℃이다.
• 기온, 기습, 기류의 관계를 나타내주는 감각온도도표에서 구한다. 건구온도 24.4℃, 습구온도 16.7℃,
  기류가 0.5m/s인 공기의 감각온도는 20.6℃이다.
• 감각온도도표 상의 쾌적선(최다수가 쾌적을 느끼는 감각온도) : 여름 21.7℃, 겨울 18.9℃

┤심화 **Tip** ├─────────────────────────────────

수정감각온도
감각온도 측정시 건구온도 대신에 복사열을 고려하여 흑구온도를 사용한 것

36

일반적으로 기온 측정은 지상 몇 m에서 실시하는가?

① 0.5m
② 1.0m
③ 1.5m
④ 2.0m

🖱 해설 콕

실외 기온의 측정은 지상 1.5m에서 건구온도로 측정한다.

┤심화 Tip ├

측정시기
최고온도(2시 경), 최저온도(해뜨기 직전), 쾌감온도(18±2℃)

37

온열요소가 아닌 것은?

① 기 온
② 기 습
③ 기 류
④ 기 압

🖱 해설 콕

온열요소(온열인자)
이학적 체온조절에 영향을 미치는 기온, 기습, 기류, 복사열을 말한다.

38

다음 중 온열조건의 종합작용에 대한 설명으로 옳지 않은 것은? ┃서울시 9급 2017

① 감각온도는 기온, 기습, 기류 등 3인자가 종합하여 인체에 주는 온감을 말하며, 체감온도, 유효온도, 실효온도라고도 한다.
② 불쾌지수는 기후상태로 인간이 느끼는 불쾌감을 표시한 것인데, 이 지수는 기온과 습도의 조합으로 구성되어 있어 온습도지수라고 한다.
③ 카타(Kata)온도계는 일반 풍속계로는 측정이 곤란한 불감기류와 같은 미풍을 카타 냉각력을 이용하여 측정하도록 고안된 것이다.
④ 습구흑구온도지수(WBGT)는 고온의 영향을 받는 실내환경을 평가하는데 사용하도록 고안된 것으로 감각온도 대신 사용한다.

WBGT(Wet-bulb Globe Temperature ; 습구흑구온도지수)는 실외에서 활동하는 사람의 열적 스트레스를 나타내는 지수로 ISO기준을 통해 국제적으로 표준화되어 있다. 1957년 미국에서 개발되어 현재 유럽, 일본 등에서 열중증 예방에 가장 많이 사용되고 있다.

① 감각온도란 기온, 기습, 기류의 3인자를 종합하여 인체에 주는 온감을 말하는 것으로 실효온도 또는 체감온도라 한다.

② 불쾌지수는 기온과 기습을 고려한 것이며, 쾌감대는 온도와 습도를 고려하여 쾌감을 느낄 수 있는 범위를 말한다.

③ 카타(Kata)온도계는 주로 광산의 갱 안의 기상이 노동력에 미치는 영향이나 미풍속의 측정에 사용된다.

39 태양광선 중에서 실내의 밝고 어두움과 관련 있는 광선은?

① 자외선
② 가시광선
③ 적외선
④ 엑스선

가시광선은 눈의 망막을 자극하여 명암과 색깔을 구별하게 한다.

CHAPTER 5 환경보건

40 자외선이 인체에 끼치는 작용이 아닌 것은?

① 살균작용
② 구루병 예방
③ 일사병 예방
④ 피부색소 침착

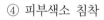

• 자외선의 작용 : 살균작용, 비타민 D의 생성으로 구루병의 예방과 치료작용, 신진대사 촉진, 적혈구 생성촉진, 혈압강하작용

• 장기간 노출시 부작용 : 피부 화상, 피부암, 피부색소 침착, 결막염, 백내장 발생

41 다음 중 백내장을 일으킬 수 있는 광선은?

① X-선
② 가시광선
③ 적외선
④ 자외선
⑤ 감마선

> **해설 콕**
>
> 적외선(Infrared Radiation)
> 태양에서 방출되는 복사에너지의 54%는 적외선이며, 작업장의 고열물체로부터 방출되기도 한다. 적외
> 선은 눈으로 느끼는 못하나 피부에 온열감을 주고 국소혈관의 확장, 혈액순환 촉진 및 진통작용을
> 나타낸다. 강한 적외선에 노출되는 유리공, 용광로의 작업자들은 후극성 백내장(초자공백내장)을 일으키
> 기도 한다.

42 적외선과 관련 있는 것은?

ㅣ인천시 9급 2004

① 색과 명암
② 살균효과
③ Vit. D합성
④ 색소침착
⑤ 혈관확장

> **해설 콕**
>
> 적외선은 눈으로 볼 순 없지만 피부에 온열감을 주고, 국소혈관의 확장을 가져온다.
> ① 색과 명암을 구분할 수 있는 파장은 가시광선이다.
> ② 살균력이 강한 선은 자외선(2,400~2,800 Å)이다.
> ③ 비타민 D 합성에 관여하는 것은 자외선(건강선)이다.
> ④ 자외선은 과다폭로시 피부비후(피부가 비정상적으로 두꺼워지는 질환), 색소침착, 피부암, 결막염,
> 혈압강하작용 등을 일으킨다.

43 건강선과 가장 관계가 깊은 것은?

① 감각온도를 표시한 도표
② 가시광선
③ 강력한 진동으로 살균작용을 하는 음파
④ 홍반, 색소침착

해설 콕

태양 복사선의 구성

구 분	파 장	특 징	
자외선(5%)	200~400nm (2,000~4,000 Å)	200~280nm (화학선, 원자외선, UVC)	• 살균작용(250~320nm, 260nm 에서 최대) • 과량 폭로시 : 피부비후, 색소침착, 각막염, 피부암, 결막염, 혈압 강하작용 등
		280~320nm (Dorno-ray, 건강선, 생명선, 중자외선, UVB)	• 피부에서 Vitamin D를 생성(항구루병), 살균작용 • 과량 폭로시 : 홍반, 색소침착, 피부암, 각막염, 결막염, 전기성 안염, 백내장, 설안염
		320~400nm (근자외선, UVA)	• 혈액재생(적혈구, 백혈구, 혈소판이 증가), 신진대사 촉진 • 과량 폭로시 : 피부노화, 백내장, 피부암
가시광선(46%)	400~700nm	• 가장 강한 빛을 느끼는 파장 : 5,500 Å • 눈에 적당한 조도 : 100~1,000Lux • 낮은 조도로 인한 장애 : 안구진탕증, 안정피로, 시력저하, 작업 능률 저하 등	
적외선(49%)	780~1,200nm	• 열선이므로 온실효과를 유발 • 물체 내부를 깊숙이 데우려면 원적외선을 사용 • 일사병(의식상실), 백내장, 홍반(혈관확장, 충혈), 화상 등	

44 건강선에 대해 틀린 것은?

① 홍반 등 피부자극
② 비타민 D 합성
③ 2,450~2,800Å 파장
④ 각막염 등 눈에 자극

경남 9급 2004

 해설 콕

건강선(Dorno-ray, 생명선, 중자외선)의 파장은 2,800~3,200Å이다.

45 지표에 도달하는 자외선 중 피부암과 관련이 깊은 자외선 영역은?

┃광주 9급 2003

① UV-C   ② UV-B

③ UV-A   ④ UV-D

해설 콕

자외선에 장시간 노출되면 백내장과 피부암을 유발하는데, 특히 UV-B는 면역학적 기능을 저하시켜 세균감염 및 피부암을 유발한다.

---

46 인류가 당면한 환경오염 문제와 그 결과의 연결이 잘못된 것은?

┃지방직 9급 2009

① 적외선 증가 - 구루병 발생

② 삼림 파괴 - 사막화

③ 산성비 - 식물성장의 억제

④ 프레온(CFC)가스 - 대기의 오존층 파괴

해설 콕

태양의 자외선이 대기층의 미세먼지나 오염된 공기에 의해 차단되어 비타민 D의 합성이 감소하게 되면 구루병이 발생할 수 있다.

②·③ 산성비는 토양의 산성화나 토양에서의 영양염류의 용탈, 토양미생물의 활성저하 등으로 인해 나무가 말라죽고 삼림을 파괴시키며, 농작물 수확량을 감소시킨다. 삼림의 파괴는 곧 사막화로 진전되는 경우도 많다.

④ 헤어스프레이, 냉장고와 에어컨의 냉매제 등에 사용되는 프레온가스가 대기 중으로 과도하게 배출되어 오존층의 밀도를 낮추어 오존층에 구멍을 낸다.

---

47 국제 환경협약에 대한 내용 설명으로 옳은 것은?

┃서울시 9급 2015

① 바젤협약은 유해 폐기물의 수출입과 처리를 규제할 목적으로 맺은 협약이다.

② 기후변화방지협약은 오존층 파괴 물질인 염화불화탄소의 생산과 사용 규제 목적의 협약이다.

③ 몬트리올 의정서는 지구온난화를 일으키는 온실가스배출량을 억제하기 위한 협약이다.

④ 람사협약은 폐기물의 해양투기로 인한 해양오염 방지를 위한 국제협약이다.

국제환경협약

런던협약 (1975년 발효)	폐기물의 해양투기로 인한 해양오염을 방지하기 위한 국제협약
람사협약 (1975년 12월 발효)	'물새 서식지로서 특히 국제적으로 중요한 습지에 관한 협약'으로 물새 서식 습지대를 국제적으로 보호하기 위한 협약
몬트리올 의정서 (1989년 1월 발효)	오존층 파괴 물질인 염화불화탄소(CFCs)의 생산과 사용을 규제하려는 목적에서 제정한 협약
바젤협약 (1992년 1월 발효)	국제적으로 문제가 되는 유해 폐기물의 국가간 이동 및 그 발생을 억제하고, 발생된 폐기물의 건전한 처리 및 개도국에서 발생되는 폐기물에 대한 적정한 처리의 지원의무를 규정한 협약
유엔기후변화협약 (1992년 6월 발효)	지구온난화를 일으키는 온실가스의 배출량을 억제하기 위한 협약

48 환경보전과 관련된 국제적 노력에 대한 설명으로 옳지 않은 것은?　┃지방직 9급 2011

① 1972년 스톡홀름 회의에서 인간환경선언을 선포하였다.
② 1987년 몬트리올 의정서에서 오존층 파괴물질에 대한 생산 및 사용을 규제하였다.
③ 1989년 바젤협약에서 유해폐기물에 대한 국가간 이동 및 처분을 규제하였다.
④ 1992년 교토의정서에서 '단 하나뿐인 지구'라는 슬로건을 채택하였다.

① · ④ 환경문제를 논의한 최초의 국제회의는 1972년 6월 스웨덴의 스톡홀름에서 열린 '유엔 인간 환경 회의(UNCHE)'이다. '단 하나뿐인 지구(Only One Earth)'를 주제로 113개국이 참여한 이 회의에서 지구 환경문제를 다루는 유엔 전문기구가 있어야 한다는 공감대가 형성됨에 따라 '유엔 환경계획(UNEP)'이 설립되었다.
② 1987년 9월 오존층을 파괴하는 물질에 대한 '몬트리올 의정서'를 채택하고 오존층 보호를 위한 국제 협력을 촉구하였다.
③ 바젤협약(Basel Convention)은 1989년 3월 22일 유엔 환경계획(UNEP) 후원 하에 스위스 바젤(Basel)에서 채택된 협약으로, 유해폐기물의 국가간 이동 및 교역을 규제하는 협약이다.
④ 1997년 12월 일본 교토에서 개최된 제3차 당사국총회(COP3)에서 2000년 이후 선진국의 온실가스 감축 목표를 주요 내용으로 하는 교토의정서가 채택되었다.

49 우리나라 대기환경기준에 포함되지 않는 물질은?

▮서울시 9급 2019

① 아황산가스(SO₂)
② 이산화질소(NO₂)
③ 이산화탄소(CO₂)
④ 오존(O₂)

해설 콕

우리나라 대기환경기준에 포함되는 물질은 아황산가스, 일산화탄소, 이산화질소, 미세먼지, 초미세먼지, 오존, 납, 벤젠의 8종이다.

환경기준(환경정책기본법 시행령 제2조 관련 별표 1)

항 목	기 준	항 목	기 준
아황산가스 (SO₂)	• 연간 평균치 0.02ppm 이하 • 24시간 평균치 0.05ppm 이하 • 1시간 평균치 0.15ppm 이하	초미세먼지 (PM-2.5)	• 연간 평균치 15㎍/㎥ 이하 • 24시간 평균치 35㎍/㎥ 이하
일산화탄소 (CO)	• 8시간 평균치 9ppm 이하 • 1시간 평균치 25ppm 이하	오 존 (O₃)	• 8시간 평균치 0.06ppm 이하 • 1시간 평균치 0.1ppm 이하
이산화질소 (NO₂)	• 연간 평균치 0.03ppm 이하 • 24시간 평균치 0.06ppm 이하 • 1시간 평균치 0.10ppm 이하	납(Pb)	연간 평균치 0.5㎍/㎥ 이하
미세먼지 (PM-10)	• 연간 평균치 50㎍/㎥ 이하 • 24시간 평균치 100㎍/㎥ 이하	벤 젠	연간 평균치 5㎍/㎥ 이하

50 기후변화(지구온난화)의 원인이 되는 온실가스 중 배출량이 가장 많은 물질은?

▮서울시 9급 2020

① 일산화탄소(CO)
② 메탄가스(CH₄)
③ 질소(N₂)
④ 이산화탄소(CO₂)

해설 콕

지구온난화의 직접적인 원인은 이산화탄소(CO_2)와 같은 온실기체가 대기 중으로 배출됨으로써 일어나는 온실효과 때문이다. 전체 온실가스 배출량 중 이산화탄소(CO_2)가 약 80% 이상을 차지하고 있다.
※ 6대 온실가스 : 이산화탄소(CO_2), 메탄(CH_4), 아산화질소(N_2O), 수소불화탄소(HFCs), 과불화탄소(PFCs), 육불화유황(SF_6)

51 다음 온실가스 중 온난화지수가 가장 높은 것은?

① 이산화탄소(CO_2)
② 메탄(CH_4)
③ 아산화질소(N_2O)
④ 육불화황(SF_6)

지구온난화 지수(GWP ; Global Warming Potential)
지구온난화 지수는 이산화탄소가 지구온난화에 미치는 영향을 기준으로 각각의 온실가스가 지구온난화에 기여하는 정도를 수치로 표현한 것이다. 즉, 단위 질량당 온난화 효과를 지수화한 것이다. 이산화탄소(CO_2)를 1로 볼 때 메탄(CH_4)은 21, 아산화질소(N_2O)는 310, 수소불화탄소(HFCs)는 1,300, 과불화탄소(PFCs)는 7,000, 그리고 육불화황(SF_6)은 23,900이다.

52 다음의 내용에서 알 수 있는 공기의 성분은?

■ 서울시 9급 2014

- 성상은 무색, 무미, 무취의 맹독성 가스이며, 비중이 0.976으로 공기보다 가볍고, 불완전 연소 시에 발생한다.
- 헤모글로빈과의 결합력은 산소와 헤모글로빈의 결합력보다 200~300배나 강하다.
- 이것이 헤모글로빈과 결합해 혈액의 산소운반능력을 상실케하여 조직의 산소부족 및 질식사를 초래한다.

① SO_2　　　　　　　　② NO_2
③ CO_2　　　　　　　　④ CO
⑤ H_2

일산화탄소에 대한 설명이다.
① 아황산가스(SO_2)는 공기보다 무겁고 연료를 연소할 때 발생하는 대표적인 대기오염 물질이다.
② 이산화질소(NO_2)는 주로 가솔린, 석탄, 디젤연료의 연소를 통해 배출되는 대기오염 물질이다.
③ 이산화탄소(CO_2)는 온실가스의 주범으로 지구온난화의 원인물질로 알려져 있다.
⑤ 수소(H_2)는 연소하더라도 공해 물질을 내뿜지 않아 석탄, 석유를 대체할 무공해 에너지원이다.

정답 49 ③ 50 ④ 51 ④ 52 ④

CHAPTER 05 | 환경보건 **197**

CHAPTER 5 환경보건

┤심화 **Tip** ├

대기오염 물질의 인체 및 환경영향

오염물질	인체 및 환경영향
아황산가스(SO_2)	• 물에 잘 녹는 무색의 자극성이 있는 불연성 가스로서 주배출원은 황을 함유하고 있는 연료(주로 석탄과 석유)가 연소되거나 금속제련공정, 기타 산업공정 등에서 발생한다. • 인체의 점막을 자극하며, 진한 기체를 흡입하면 콧물, 담, 기침 등이 나오고 호흡곤란을 초래한다. • 시정장애를 일으키는 미세먼지(PM10)의 주요 원인물질이다.
이산화질소(NO_2)	• 자동차와 고온연소공정과 화학물질 제조공정 등이 배출원이다. • 만성기관지염, 폐렴, 폐출혈, 폐수종을 초래할 수 있다.
이산화탄소(CO_2)	• 온실기체로 작용하여, 지구복사를 통하여 우주공간으로 나가는 에너지 중 일부를 다시 지구로 되돌림으로써 지구온난화의 원인물질로 작용한다. • 화석연료와 같은 탄소를 포함한 물질을 완전 연소시킬 경우 생성된다.
오존(O_3)	• 대기 중에 배출된 질소산화물(NO_x)와 휘발성 유기화합물(VOCs) 등이 자외선과 광화학 반응을 일으켜 생성된 2차 오염물질이다.
미세먼지(PM10)	• 공기 중의 고체상태 입자와 액적상태 입자의 혼합물이다. • 배출원으로부터 직접 배출되거나 아황산가스(SO_2)나 질소산화물(NO_x)과 같은 가스상 물질에 의해 2차적으로 생성된다. • 천식과 같은 호흡기계 질병을 악화시키고, 폐기능의 저하를 초래한다. • 식물의 잎 표면에 침적되어 신진대사를 방해하며, 건축물에 퇴적되어 조각된 유적물이나 동상 등에 부식을 일으킨다.
납(Pb)	• 금속공정(철제련 공장, 비철제련 공장, 배터리제조업체 등)이 주요 배출원이다. • 피 속이나 뼈 그리고 세포 속에 축적되어 간장, 신장, 신경계통, 그리고 다른 신체기관들에 장애를 발생시킨다.

53 대도시 대기 중의 오존경보를 시행하는 날이 잦아졌는데, 이러한 오존발생과 가장 관련 있는 것은?

┃지방직 9급 2010

① 안개의 증가
② 일사량의 증가
③ 부유 분진량의 증가
④ 풍속의 저하

오존이 발생하기 쉬운 기상조건

1. **풍속** : 지상의 평균풍속이 3.0m/sec 미만으로 바람이 약할 때
2. **기온** : 기온이 평년보다 높은 경우, 최고기온이 25℃ 이상으로 기온이 높을 때
3. **일사량** : 일출 후 정오까지의 총 일사량이 6.4Mj/m^2 이상으로 많은 경우
4. **날씨** : 쾌청한 날씨가 계속될 경우

54 교토의정서(Kyoto protocol) 채택에 관한 설명으로 옳지 않은 것은?

서울시 9급 2014

① 2008~2012년의 5년간 온실가스 배출량을 1990년 배출량 대비 평균 5.2% 감축해야 한다.

② 1997년 12월 일본 교토에서 열린 기후변화협약 제3차 당사국총회에서 채택되었다.

③ 감축 대상가스는 이산화탄소(CO_2), 아황산가스(SO_2), 메탄(CH_4), 아산화질소(N_2O), 불화탄소(PFC), 수소화불화탄소(HFC), 불화유황(SF_6) 등이다.

④ 의무이행 당사국의 감축 이행시 신축성을 허용하기 위하여 배출권거래, 공동이행, 청정개발체제 등의 제도를 도입하였다.

⑤ 지구온난화 규제 및 방지의 국제협약인 기후변화협약의 구체적 이행 방안으로 선진국의 온실가스 감축 목표치를 규정하였다.

아황산가스(SO_2)를 제외한 6개 가스를 감축대상 온실가스로 규정하고 있다.

55 오존층의 파괴로 가장 많이 증가하는 것으로 알려져 있는 질병은?

서울시 9급 2017

① 알레르기 천식

② 폐 암

③ 백혈병

④ 피부암

성층권에 존재하는 오존은 주로 태양 자외선의 광화학 작용에 의해 생성되는데, 이 오존층이 자외선을 흡수하기 때문에 인간에게 유해한 자외선의 방패막이 역할을 하고 있다. 오존층이 파괴되어 자외선에 생물체가 직접 노출되면 피부암과 백내장을 일으킬 수 있으며, 인체의 면역 기능도 떨어뜨린다. 또한 식물의 경우에는 광합성이 활발하게 일어나지 않아 잘 자라지 못하게 되고, 바다 속에 있는 식물성 플랑크톤의 광합성 작용도 억제되어 결국 생태계 먹이사슬의 기초가 무너진다.

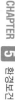

56 다음 중 현재 런던형 스모그와 로스앤젤레스형 스모그의 기온역전의 종류를 바르게 연결한
것은? ▮서울시 9급 2017

① 런던형 – 방사성(복사성) 역전, 로스앤젤레스형 – 전성성 역전
② 런던형 – 방사성(복사성) 역전, 로스앤젤레스형 – 침강성 역전
③ 런던형 – 침강성 역전, 로스앤젤레스형 – 방사성(복사성) 역전
④ 런던형 – 침강성 역전, 로스앤젤레스형 – 이류성 역전

대기는 보통 상공으로 올라갈수록 기온이 낮아지나 경우에 따라서는 반대 현상이 나타나기도 한다. 이
현상을 기온의 역전이라고 하며, 이곳을 역전층이라고 한다. 역전층에서는 대류에 의한 확산이 이루어지
지 않으므로 이 속에서 오염물질이 배출되면 사람에게 위협을 줄 정도인 경우가 많다. 역전은 다음과
같은 원인에 따라 방사성, 지형성, 침강성, 전선성으로 구별된다.

방사성 (복사성)역전 (런던형)	• 맑게 갠 날 밤에 지면은 하늘로 열을 방사하여 표면온도가 떨어지게 되고, 바람이 약할 때 공기는 열전도에 의해 밑에서부터 냉각되어 상공으로 올라갈수록 온도가 높아져 형성되는 역전층이다. • 역전층은 해가 지고 나서 약 1시간 후에 시작되며 해 뜨기 전에 가장 두꺼워져 150~250m에 달한다. 해가 뜨면 밑에서부터 없어져 오전 10시경에 해소된다. • 바람이 강하면 역전이 잘 일어나지 않는데, 역전이 일어나지 않는 최소 풍속은 2.5m/s다. 냉각된 지면에 접함으로써 일어나 접지역전이라고도 한다.
지형성 역전	• 산 너머에서 바람이 불 때 반대쪽에서는 공기가 남거나 약한 열풍이 생겨 양자 사이에 역전면이 생기는 수가 있다. • 맑은 날 밤에 산허리가 방사에 의해 냉각되어 그것에 접한 공기가 아래 방향으로 흘러서 산기슭의 평지에 고여 역전이 생기는데 이 경우 평지에서는 접지역전이 강하고 분지에서는 높은 농도의 오염물질이 생긴다.
침강성 역전 (로스앤젤레스형, 광화학스모그)	• 고기압 중심부에서 공기가 주위로 흘러 나와 상공의 공기가 내려오면서 단열 압축되어 하층 공기보다 온도가 높아진다. • 역전면은 500~1,000m 부근에 생기며, 내륙에서 접지역전과 중복되어 오염을 크게 일으킬 수 있다. • 오염물질은 오존이다. 지표면 오존은 오염된 대기 중에서 질소산화물(NO_x)과 휘발성 유기화합물(VOC ; Volatile Organic Compounds)이 화학적으로 반응하여 만들어진다. 반응이 일어나기 위해서는 햇빛이 필요하기 때문에 광화학 반응이라 부르며, 기온이 높을 때 반응이 빨라진다. 오존은 공장 굴뚝에서 직접 배출되지 않고 다른 오염물질로부터 간접적으로 만들어지기 때문에 2차 오염물질로 분류되는 전형적인 인위적 오염물질이다.
전선성 역전	더운 공기가 찬 공기를 타고 올라가는 전선면 부근에서 발생하는 역전으로 지형이나 계절에 관계없이 발생한다.

57 2020년 이후 선진·개도국 모두 온실가스 감축에 동참하는 신기후체제 근간을 마련하여 기존 교토의정서를 대체하는 협정을 체결한 기후변화협약 당사국 총회는? ┃서울시 9급 2019

① 제19차 당사국 총회(폴란드 바르샤바)
② 제20차 당사국 총회(페루 리마)
③ 제21차 당사국 총회(프랑스 파리)
④ 제22차 당사국 총회(모로코 마라케시)

파리협정(제21차 유엔기후변화협약 당사국 총회)
• 2015년 유엔 기후변화회의에서 채택된 조약이다.
• 기온상승폭을 산업화 이전과 비교하여 섭씨 2℃보다 훨씬 작게 유지하고, 특히 기온상승을 1.5℃ 이하로 제한하도록 노력을 기울이는 것을 목표로 한다.
• 가능한 한 빠른 시일 내에 온실가스 배출을 감축하여, 2050년까지 지구 온실가스 배출량을 '순수 0'으로 하는 것이 목표이다.
• 유럽 등 선진국에 대해서만 감축의무를 부과한 교토의정서를 대체하는 협정으로, 선진국의 선도적 역할을 강조하는 가운데 개도국도 참여하도록 하였다.

58 런던 스모그(London smog)에 대한 설명으로 가장 옳지 않은 것은? ┃서울시 9급 2019

① 석유류의 연소물이 광화학 반응에 의해 생성된 산화형 스모그(Oxidizing smog)이다.
② 주된 성분에는 아황산가스와 입자상 물질인 매연 등이 있다.
③ 기침, 가래와 같은 호흡기계 질환을 야기한다.
④ 가장 발생하기 쉬운 달은 12월과 1월이다.

석유류의 연소물이 광화학 반응에 의해 생성된 산화형 스모그는 LA형 스모그이다.

─┤ 심화 **Tip** ├─

런던형 스모그와 LA형(광화학) 스모그 비교

구 분	런던형 스모그	LA형(광화학) 스모그
발생시 기온	0~5℃	24~32℃
발생시 습도	85% 이상	70% 이하
발생 시간	아침 일찍	주간
계 절	겨울(12~1월)	여름(8~9월)
일 광	어둡다	밝다
색 깔	짙은 회색	연한 갈색
풍 속	무풍	3m/sec 이하
역전종류	방사성 역전(복사성)	침강성 역전(하강형)
주 오염원	석탄과 석유계 연료(난방)	석유계 연료(자동차)
주 오염성분	아황산가스(SO_2), 부유먼지	탄화수소(HC), NO_x, O_3, PAN
반응형	열적(먼지, SO_x, CO)	광화학적 · 열적(O_3, CO, NO_x)
화학반응	환원	산화
시정거리	100m 이하	1.6~0.8km 이하
피 해	• 폐렴 • 호흡기자극 • 만성기관지염 • 심장질환의 기왕증 • 심각한 사망률	• 건축물 손상 • 고무제품 손상 • 시정악화 • 과일 손상 • 눈 · 코 · 기도의 점막 자극

59 유해물질의 최고치 허용농도(Threshold limit value ceiling, TLV-C)의 정의로 옳은 것은?

▎지방직 9급 2010

① 1일 24시간 호흡기로 흡입되어서는 안 되는 농도
② 1일 8시간, 주 40시간 동안 반복되어 폭로되어서는 안 되는 농도
③ 15분 동안 계속적으로 폭로되어서는 안 되는 농도
④ 어떤 경우에도 초과되어서는 안 되는 농도

용 어	정 의
%LEL	가연성 가스 폭발하한계 농도를 100으로 보았을 때 가연성가스의 농도를 100분의 1단위로 표시한 것
ppb	가스의 농도를 10억분의 1의 단위로 표시한 것(1ppm = 1,000ppb)
ppm	가스의 농도를 백만분의 1의 단위로 표시한 것(1% = 10,000ppm)
Vol%	가스 등의 농도를 체적의 100분의 1단위로 표시한 것
허용농도	노동자가 유해물질에 노출된 장소에서 해당 물질의 공기 중의 농도가 이 수치 이하에서는 어떤 노동자라도 건강상 악영향을 줄 것이라고 판단되는 농도
폭발 범위	가연성 가스가 공기와 혼합하여 착화에 의한 폭발을 일으키는 농도 범위
폭발하한계(LEL)	가연성 가스가 공기와 혼합하여 착화에 의한 폭발을 일으키는 최저농도
폭발상한계(UEL)	가연성 가스가 공기와 혼합하여 착화에 의한 폭발을 일으키는 최고농도
TLVs	**역한도치** : 대부분 작업자가 매일 반복하여 노출되어도 건강상 악영향을 받는 일이 없다고 생각되는 유해물질의 농도
TLV-TWA	**시간적 평균치 노출한도치** : 1일 8시간 또는 주 40시간 작업에서 반복노출을 하여도 거의 작업자가 건강상 영향을 받는 일이 없다고 생각되는 유해물질의 시간적 평균중량농도
TLV-STEL	**단시간 피폭한도치** : 작업자가 15분간 연속 노출되어도 매일의 노출이 TLV-TWA 이하이면 건강상 작업자에게 악영향을 미치지 않는 유해물질의 농도
TLV-C	**노출한치** : 작업노출에서 단 한순간이라도 넘어서는 안 되는 유해물질의 농도

60 어느 대기오염 물질이 공기 내에 0.3% 존재한다. 이를 ppm, ppb로 나타내면?

① 3×10^2ppm, 3×10^2ppb
② 3×10^2ppm, 3×10^4ppb
③ 3×10^3ppm, 3×10^6ppb
④ 3×10^3ppm, 3×10^7ppb

0.3% = 3×10^3ppm = 3×10^6ppb

61

다음 중 보통 광물질의 용융이나 산화 등의 화학반응에서 증발한 가스가 대기 중에서 응축하여 생기는 0.001~1㎛의 고체입자는?

┃서울시 9급 2017

① 분진(dust) ② 훈연(fume)

③ 매연(smoke) ④ 액적(mist)

해설 콕

대기오염 물질

구 분	물질명	정 의
입자상 물질 (물질의 파쇄, 선별, 이송, 기타 기계적인 처리 또는 연소, 합성, 분해 시에 발생)	분진(dust)	대기 중에 떠다니거나 흩날려 내려오는 미세한 고체상의 입자상 물질
	훈연(fume)	보통 광물질의 용융이나 산화 등의 화학반응에서 증발한 가스가 대기 중에서 응축하여 생기는 0.001~1㎛의 고체입자
	연무질 (aerosol)	매연, 안개, 연무 같이 가스 내에 미세한 고체 혹은 액체입자가 분산된 물질
	재(fly ash)	연료 연소시 발생하는 미세한 입자(불완전 연소한 연료를 포함)
	매연(smoke)	연소시 발생하는 유리탄소를 주로 하는 미세한 입자상 물질
	안개(fog)	• 아주 작은 물방울이 공기 중에 떠 있는 현상(분산질이 액체인 눈에 보이는 연무질) • 시정거리 1km 이하, 습도 70% 이상
	액적(mist)	• 가스나 증기의 응축으로 액상이 된 것이거나 비교적 작은 물방울이 낮은 농도로 기상 중에 분산된 것 • 시정거리 1km 이상을 말함
	검댕(soot)	연소시 발생하는 유리탄소가 응결해 입자의 지름이 1마이크로미터 이상이 되는 입자상 물질
	박무(haze)	작은 다수의 건조 입자가 부유하고 있는 현상으로 검은 배경에서는 청자색을 띠며 밝은 배경에서는 황갈색으로 보임
	미세먼지	공기 중의 고체상태의 입자와 액적상태의 입자의 혼합물로 천식과 같은 호흡기계 질병을 악화시키고, 폐기능의 저하를 초래한다.
가스상 물질 (물질의 연소, 합성, 분해 등에 의하여 발생)	아황산가스 (SO_2)	물에 대단히 잘 녹는 무색의 자극성이 있는 불연성 가스로서 주배출원은 황을 함유하고 있는 연료(주로 석탄과 석유)의 연소, 금속제련공정, 기타 산업공정 등이다.
	일산화탄소 (CO)	무색, 무취의 유독성 가스로서 연료속의 탄소성분이 불완전 연소되었을 때 발생한다.
	이산화질소 (NO_2)	주요 배출원은 자동차와 고온연소공정과 화학물질 제조공정 등이 있다. 적갈색의 반응성이 큰 기체로서, 대기 중에서 일산화질소(NO)의 산화에 의해서 발생한다.

62

카드뮴(Cd) 중독으로 인한 일본의 환경오염 문제를 사회적으로 크게 부각시킨 것으로 가장 옳은 것은?

┃서울시 9급 2020

① 욧카이치 천식
② 미나마타병
③ 후쿠시마 사건
④ 이타이이타이병

1968년 일본에서 발생된 이타이이타이병은 <u>카드뮴(Cd) 중독</u>으로 인한 대표적인 환경오염 중독이며, 가용성 카드뮴을 섭취하였을 때 구토, 복통, 설사, 허탈, 의식불명 등의 중독 증상이 나타낸다.
① **욧카이치 천식** : 1950년대 일본 욧카이치시에서 발생한 이산화질소에 의한 대기오염 사건
② **미나마타병** : 1956년 일본의 구마모토현 미나마타시에서 발생한 수은 중독에 의한 환경오염 사건
③ **후쿠시마 사건** : 2011년 3월 일본 도호쿠 지방 태평양 해역 지진으로 도쿄전력이 운영하는 후쿠시마 제1원자력 발전소의 방사능 · 방사능오수 누출 사고

63

칼슘(Ca)과 인(P)이 소변으로 배출되는 골연화증 현상을 유발하는 유해중금속은?

① 납(Pb)
② 수은(Hg)
③ 주석(Sn)
④ 카드뮴(Cd)

카드뮴(Cd)은 이타이이타이병의 원인물질로 폐기종, 신장장애, 골연화, 단백뇨 등을 유발한다.

64

수중에 녹아 있는 산소(DO)에 대한 설명으로 옳지 않은 것은?

┃지방직 9급 2011

① 유기물질이 많으면 DO는 감소한다.
② 미생물의 호흡작용에 의해서 DO는 감소한다.
③ 생물화학적 산소요구량이 높으면 DO는 낮아진다.
④ 물의 오염도가 낮으면 DO는 낮아진다.

물의 오염도가 낮으면 DO는 높아진다. DO값이 낮을수록 유기물이 많다는 것을 의미하므로 물의 오염도가 높아진다.

65 다음 내용으로 알 수 있는 것은?

> 어느 학자의 연구에 의하면 강물을 여과 없이 공급하는 것보다 여과하여 공급하는 것이 장티푸스와 같은 수인성 감염병발생률을 감소시킬 뿐만 아니라, 일반사망률도 감소시킨다는 결과를 가져왔다.

① 밀스-라인케(Mills-Reincke) 현상
② 하인리히(Heinrich) 현상
③ 스노우(Snow) 현상
④ 코흐(Koch) 현상

수인성 질환이 상수도의 정수처리 때문에 과거보다 현저히 줄어들었다. 이와 같이 여과식 수도의 보급으로 각종 수인성 질병, 즉 이질, 장티푸스, 파라티푸스, 콜레라, 아메바성이질, 위장염, 기생충 등을 감소시킬 뿐만 아니라, 일반사망률도 현저하게 감소시켰는데 이러한 사실을 밀스(Mills)와 라인케(Reincke)가 발견하여 이것을 <u>Mills-Reincke 현상</u>이라 부른다.

66 물을 여과하여 공급함으로써 장티푸스와 같은 수인성 감염병이 감소하는 현상은?

① 페텐코퍼(Pettenkofer) 현상
② 밀즈-라인케(Mills-Reincke) 현상
③ 스노우(Snow) 현상
④ 코흐(Koch) 현상

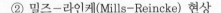

밀스-라인케(Mills-Reincke) 현상
물을 여과 없이 공급하는 것보다 여과하여 공급하면 각종 수인성 질병, 즉 이질, 장티푸스, 파라티푸스, 콜레라, 아메바성이질, 위장염, 기생충 등을 감소시킬 뿐만 아니라, 일반사망률도 현저하게 감소시키는데 이를 밀스-라인케(Mills-Reincke) 현상이라 한다.

67

67 상수처리에서 Mills–Reincke 현상이란 무엇인가?

┃경남 9급 2004

① 유기물이 스스로 침전하는 현상
② 미생물에 의해서 무기물이 분해되는 현상
③ 물을 여과하거나 염소소독을 함으로써 수인성 감염병이 감소하는 현상
④ 물에 산소를 공급함으로써 물의 pH를 조절하는 현상

해설 콕

Mills–Reincke 현상은 물을 여과하거나 염소소독을 함으로써 수인성 감염병이 감소하는 현상을 말한다.

68 수질오염의 지표로 잘 쓰이지 않는 것은?

┃서울시 9급 2014

① 염소이온(Cl^-)
② 용존산소(DO)
③ 생물학적 산소요구량(BOD)
④ 부유물질(SS)
⑤ 세 균

해설 콕

염소이온은 지질 성분에 의해 유입될 수도 있으나, 주로 가정하수, 공장폐수, 분뇨 등에 의하여 증가하며,
이런 점에서 염소이온은 <u>지하수 수질오염의 지표</u>가 되며, 다른 것보다 많이 쓰이지 않는다.
※ **세균** : 수질오염 지표로 자주 사용되는 대표적인 항목으로 총대장균 수이다.

69 다음 중 물의 염소소독 시에 발생하는 불연속점의 원인은?

┃서울시 9급 2017

① 유기물
② 클로라민(chloramine)
③ 암모니아
④ 조류(aglae)

해설 콕

불연속점이 생기는 원인은 수중에 있는 암모니아 등이 염소에 의해 클로라민을 형성시키고, 다음으로
질소가스로 산화되기 때문이다.

70 염소 소독의 장점으로 가장 옳지 않은 것은?　　　　　　　　　　　| 서울시 9급 2018

① 소독력이 강하다.
② 잔류효과가 약하다.
③ 조작이 간편하다.
④ 경제적이다.

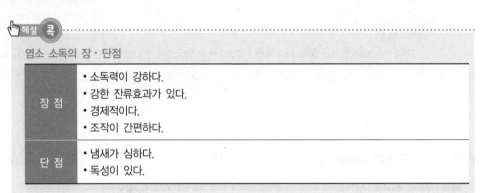

염소 소독의 장·단점

장 점	• 소독력이 강하다. • 강한 잔류효과가 있다. • 경제적이다. • 조작이 간편하다.
단 점	• 냄새가 심하다. • 독성이 있다.

71 물의 부영양화(eutrophication) 현상에 관한 설명으로 옳은 것은?　　　　| 지방직 9급 2010

① 저수지나 호수에 칼슘과 마그네슘의 과다유입으로 발생하는 현상
② 과다한 유기용제 유입으로 발생하는 현상
③ 질소나 인의 유입에 따른 수중 용존산소의 고갈로 인하여 물이 부패하는 현상
④ 유기수은이 유입되어 발생하는 현상

부영양화란 일반적으로 질소, 인, 칼슘과 같은 영양성분이 하천, 호수 등으로 지나치게 많이 유입되어 물속의 식물성 플랑크톤이 짧은 시간에 대량 증식함으로써 용존산소를 고갈시켜 어패류의 질식사 등을 유발하는 현상을 말한다.

72 물속의 유기물질 등이 산화제에 의해 화학적으로 분해될 때 소비되는 산소량으로, 폐수나 유독물질이 포함된 공장폐수의 오염도를 알기 위해 사용하는 것은? ┃서울시 9급 2016

① 용존산소량(DO)
② 생물화학적 산소요구량(BOD)
③ 부유물질량(SS)
④ 화학적 산소요구량(COD)

 해설 콕 ···

수질오염측정방법

용존산소량(DO)	용존산소량은 "물 속에 녹아있는 산소의 양"으로, 단위는 mg/L인 ppm으로 나타낸다. 이것은 수온과 유기물의 양에 의해 영향을 받는다. 유기물이 유입되면 호기성 미생물이 산소를 사용하여 이를 분해하고, 산소가 소모되므로 물속에 녹아있는 산소의 양(용존산소량)은 줄어들게 된다. 즉, DO값이 작을수록 유기물이 많다는 것을 알 수 있으므로, DO는 물의 오염정도를 판정하는 중요한 기준이 된다. 한편, 일반적으로 수온이 높을수록 물에 녹아있는 산소의 양은 적다. 공기 중의 산소가 물속으로 녹아 들어가는 비율은 수온이 낮을수록, 공기와의 접촉 표면이 넓을수록, 그리고 유속이 빠를수록 높아진다.
생물화학적 산소요구량(BOD)	물속에 있는 유기물의 오염 정도를 나타내는 지표로서, "호기성 미생물이 물속의 유기물을 분해하는데 필요한 산소의 양"을 말한다. BOD의 측정 방법은 물을 채취하여 DO를 측정하고, 그 시료를 호기성 미생물이 활동하기 좋은 20℃의 상태로 어두운 곳에서 5일간 보관한 후 DO를 측정한다. 그 측정 결과로부터 변화된 DO값을 계산하여 BOD값을 결정한다.
부유물질량(SS)	물 위에 떠 있는 고형체 및 부유물 오염물질로, SS수치가 높을수록 오염도가 높은 물이다.
화학적 산소요구량(COD)	수중 오염물질이 과망간산칼륨이나 중크롬산칼륨과 같은 산화제에 의해 산화될 때 소비되는 산소량으로, 물에 오염물질이 많으면 COD가 높게 나타난다.

73 다음 〈보기〉에서 설명하는 '먹는 물 수질 검사항목'으로 가장 옳은 것은? ┃서울시 9급 2017

┏━● 보 기 ●━━━

값이 높을 경우 유기성 물질이 오염된 후 시간이 얼마 경과하지 않은 것을 의미하며, 분변의 오염을 의심할 수 있는 지표이다.

① 수소이온
② 염소이온
③ 질산성 질소
④ 암모니아성 질소

수질검사에서 암모니아성 질소는 분변오염을 의심하게 하는 지표로서 의미가 있다. 암모니아성 질소는 0.5mg/ℓ를 넘지 않아야 하며, 암모니아성 질소의 검출은 수질이 유기물에 오염된지 얼마 되지 않은 상태를 나타낸다.
※ 질산성 질소는 분뇨 등 유기물질에 포함된 단백질이 부패할 때 나오는 질소가 공기나 물속의 산소와 접촉하면서 생성되는 물질로서, 유아에게 청색증을 유발한다.

74 정수방법 중 여과법에 대한 설명으로 옳은 것은?

서울시 9급 2016

① 완속여과의 여과속도는 3m/day이고, 급속여과의 여과속도는 120m/day 정도이다.
② 급속여과의 생물막제거법은 사면교체이고, 완속여과의 생물막제거법은 역류세척이다.
③ 원수의 탁도·색도가 높을 때는 완속여과가 효과적이다.
④ 완속여과에 비해 급속여과의 경상비가 적게 든다.

완속여과법과 급속여과법의 비교

구 분	완속여과법	급속여과법
침전법	보통 침전	약품 침전
생물막제거법	사면대치	역류세척
여과속도	3m/day	120m/day
사용일수	1~2개월	1일
탁도·색도	저탁도, 저색소에 적합하다.	고탁도, 고색도와 철 및 조류가 많을 때 적합하다.
장·단점	• 광대한 면적이 필요하다. • 건설비가 많이 든다. • 경상비가 적게 든다.	• 좁은 면적에도 가능하다. • 단시간에 다량의 물이 통과한다. • 수면 동결이 쉬울 때 적합하다. • 건설비가 적게 든다. • 경상비가 많이 든다.
세균제거율	98~99%	95~98%

75 다음 중 급속사 여과의 특징은?

┃충북 9급 2004

① 역류세척, 약품침전

② 1일 3m/day, 사면대치

③ 120m/day, 사면대치

④ 탁도·색도가 높을 때 불리하다.

급속사 여과는 역류세척, 약품침전을 특징으로 한다.

②·③ 1일 120m/day, 역류세척

④ 탁도·색도가 높을 때 적합하다.

76 물의 자정작용과 관계가 없는 것은?

① 희석작용

② 침전작용

③ 소독작용

④ 산화작용

자정작용

자정작용의 인자는 물리학적 작용과 화학적 작용 그리고 생물학적 작용의 세 가지로 나눌 수 있다.

물리적 작용	• 희석, 확산, 혼합, 여과, 침전, 흡착작용 등으로 구성된다. • 유해물의 농도를 낮추는데 큰 의의가 있는 희석, 빠르게 흐르는 물결이 부유물을 부수는 분쇄작용, 느린 물결이 부유물질을 가라앉히는 침전, 세균·미생물도 포함 흡착하는 작용 중에서 침전작용이 가장 중요한 요소를 차지한다.
화학적 작용	• 용존산소에 의해 철, 망간 등이 수산화물로 되어 자연적으로 응집된 후 침전되는 것을 산화라고 하는데 가장 일반적인 화학작용이며, 공기 방울을 액체에 넣어 공기와 접촉하도록 하는 폭기는 악취를 제거시키며 용존산소를 증가시킨다. • 호기성 세균 및 미생물에 양분을 주며 병원균도 억지시킨다. 특히 2가의 철 화합물은 산화되어 침전되고, 용해성 중탄산염은 이산화탄소가 유리되어 불용성 탄산염이 되어 침전되며, 자외선은 수심 5m까지 살균작용을 한다.
생물학적 작용	• 호기성 및 혐기성 세균류가 유기물질을 무기물질로 분해하는 것을 말하며, 자정작용 중 오염물질 제거에 가장 큰 역할을 담당하고 있다. • 조류 등의 식물성은 미생물의 먹이가 되고, 부유 미생물 중에 있는 원생동물 등이 세균을 먹는다. 담수 조류는 그 표면에 세균을 부착시켜 그 수요를 현저히 감소시키며, 세균 중에서 특히 강력한 수생 병원균의 발육을 억제한다.

77 다음 중 물의 자정작용과 거리가 먼 것은?

① 침전작용　　　　　　　　　② 폭기에 의한 가스교환 과정
③ 활성오니법　　　　　　　　④ 미생물의 유기물질 분해

> **활성오니법**
> 1913년 영국에서 개발하였고, 1916년 미국에서 실용화되어 세계에 보급된 도시하수처리의 본 처리 과정으로 호기성 미생물을 이용한 생물학적인 방법이다.

78 상수의 수질검사에서 과망간산칼륨(KMnO₄) 소비량으로 추정할 수 있는 것은?

| 지방직 9급 2012

① 물의 경도　　　　　　　　　② 미생물 오염
③ 유기물 종류　　　　　　　　④ 유기물 오염 정도

> **과망간산칼륨(KMnO₄, 과망가니즈산 칼륨)의 과다 검출**
> 과망간산칼륨은 수중의 유기물을 산화하는데 소비된다. 산화의 정도에 따라 과망간산칼륨이 소비됨으로써 그 소비량에 따라 수중의 유기물의 오염 정도를 간접적으로 추정할 수 있다.

79 다음 중 수질검사 항목과 거리가 가장 먼 것은?

① BOD 검사　　　　　　　　　② 자외선 검사
③ pH 검사　　　　　　　　　　④ 세균 검사

수질검사

물리학적 검사	물의 색, 혼탁도, 물의 온도 등을 조사한다.
화학적 검사	BOD 검사, COD 검사, DO 검사, pH 검사, 질소와 인(화학비료 성분) 검사, 구리·아연·카드뮴·납·수은 등의 중금속의 양을 조사한다.
생물학적 검사	물속에 포함된 대장균 수를 검사하는 방법과 그 물에 어떤 동식물이 살고 있는지를 조사하여 오염도를 추정하는 방법 등이 있다. 대장균은 인체의 장에 살기 때문에 대장균이 많이 포함된 물은 분뇨가 섞인 오염된 물로 인정된다.

80 수질검사 항목 중 무기물이 아닌 것은?

｜경기 의료기술직 9급 2004

① 비 소

② 암모니아성 질소

③ 페 놀

④ 카드뮴

해설 콕

수질검사항목

건강상 유해영향 무기물질에 관한 기준	건강상 유해영향 유기물질에 관한 기준
• 납은 0.01mg/L를 넘지 아니할 것 • 불소는 1.5mg/L(샘물·먹는 샘물 및 염지하수·먹는 염지하수의 경우에는 2.0mg/L)를 넘지 아니할 것 • 비소는 0.01mg/L(샘물·염지하수의 경우에는 0.05mg/L)를 넘지 아니할 것 • 셀레늄은 0.01mg/L(염지하수의 경우에는 0.05mg/L)를 넘지 아니할 것 • 수은은 0.001mg/L를 넘지 아니할 것 • 시안은 0.01mg/L를 넘지 아니할 것 • 크롬은 0.05mg/L를 넘지 아니할 것 • 암모니아성 질소는 0.5mg/L를 넘지 아니할 것 • 질산성 질소는 10mg/L를 넘지 아니할 것 • 카드뮴은 0.005mg/L를 넘지 아니할 것 • 붕소는 1.0mg/L를 넘지 아니할 것(염지하수의 경우에는 적용하지 아니한다) • 브롬산염은 0.01mg/L를 넘지 아니할 것(수돗물, 먹는 샘물, 염지하수·먹는 염지하수, 먹는 해양심층수 및 오존으로 살균·소독 또는 세척 등을 하여 음용수로 이용하는 지하수만 적용한다) • 스트론튬은 4mg/L를 넘지 아니할 것(먹는 염지하수 및 먹는 해양심층수의 경우에만 적용한다) • 우라늄은 30μg/L를 넘지 않을 것(샘물, 먹는 샘물, 먹는 염지하수 및 먹는 물 공동시설의 물의 경우에만 적용한다)	• 페놀은 0.005mg/L를 넘지 아니할 것 • 다이아지논은 0.02mg/L를 넘지 아니할 것 • 파라티온은 0.06mg/L를 넘지 아니할 것 • 페니트로티온은 0.04mg/L를 넘지 아니할 것 • 카바릴은 0.07mg/L를 넘지 아니할 것 • 1,1,1-트리클로로에탄은 0.1mg/L를 넘지 아니할 것 • 테트라클로로에틸렌은 0.01mg/L를 넘지 아니할 것 • 트리클로로에틸렌은 0.03mg/L를 넘지 아니할 것 • 디클로로메탄은 0.02mg/L를 넘지 아니할 것 • 벤젠은 0.01mg/L를 넘지 아니할 것 • 톨루엔은 0.7mg/L를 넘지 아니할 것 • 에틸벤젠은 0.3mg/L를 넘지 아니할 것 • 크실렌은 0.5mg/L를 넘지 아니할 것 • 1,1-디클로로에틸렌은 0.03mg/L를 넘지 아니할 것 • 사염화탄소는 0.002mg/L를 넘지 아니할 것 • 1,2-디브로모-3-클로로프로판은 0.003mg/L를 넘지 아니할 것 • 1,4-다이옥산은 0.05mg/L를 넘지 아니할 것

81 도시에서 상수의 급수과정이 순서대로 알맞게 연결된 것은?

｜전남 9급 2011

① 취수 → 정수 → 도수 → 배수 → 송수 → 급수

② 취수 → 도수 → 정수 → 송수 → 배수 → 급수

③ 취수 → 도수 → 정수 → 배수 → 송수 → 급수

④ 취수 → 배수 → 정수 → 도수 → 송수 → 급수

상수의 급수계통
수원 → 취수 → 도수 → 정수 → 송수 → 배수 → 급수

수 원	상수의 취수원으로서 지표수원과 지하수원으로 구성
취수 및 집수시설	적당한 수질을 가진 수원에서 필요한 수량을 취수 및 집수하는데 요구되는 시설
도수시설	수원에서 취수한 물을 정수장까지 공급하는 시설
정수시설	수질을 요구되는 정도로 정화시키는 시설
송수시설	정수된 물을 배수지까지 보내는 데 필요한 시설
배수시설	배수지로부터 배수관까지의 시설
급수시설	배수관에서 분지하여 각 소비자의 급수전 사이에 존재하는 시설

82 수원으로 가장 많이 사용되며, 유기물질이 많고 세균, 미생물 번식이 적합하고, 탁도는 높으나 경도가 낮은 수원은?

① 지표수(Surface water)
② 빗물(Rain water)
③ 지하수(Ground water)
④ 해수(Sea water)

지표수(Surface water)에 대한 설명이다.

83 우리나라 음용수의 일반세균(SPC)은 검수 1㎖당 어느 정도인가?

① 1CFU 이하
② 10CFU 이하
③ 100CFU 이하
④ 1,000CFU 이하

미생물에 관한 기준
일반세균(SPC) : 검수 1㎖당 100CFU(Colony Forming Unit) 이하

84 대장균 검출을 수질오염의 생물학적 지표로 이용하는 이유는?

확인
Check!
○
△
×

① 병원성이 크므로
② 병원균의 오염을 추측할 수 있으므로
③ 병독성이 크고 감염력이 강하므로
④ 물을 쉽게 변질시키는 원인이 되므로

 해설 콕

대장균이 수질오염의 지표로 중요시되는 이유는 대장균의 검출로 다른 미생물이나 분변 오염을 추측할 수 있고, 검출방법이 간편하고 정확하기 때문이다.

85 식품공업폐수의 오염지표와 관련이 없는 것은?

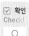

확인
Check!
○
△
×

① 용존산소량(DO)
② 생화학적 산소요구량(BOD)
③ 화학적 산소요구량(COD)
④ 대장균

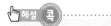 해설 콕

대장균은 상수도의 수질오염지표로 활용되고, DO와 BOD, COD는 하수도의 오염지표에 활용된다.

86 다음 중 2대 하수처리법으로 맞는 것은?

확인
Check!
○
△
×

① 활성오니법, 접촉법
② 부패조, 임호프 탱크법
③ 활성오니법, 살수여상법
④ 활성오니법, 부패조

 해설 콕

도시의 하수처리는 활성오니법이 제일 많이 이용되고 있고, 살수여상법은 주로 산업폐수처리나 분뇨의 소화처리 후 탈리액의 처리에 이용되고 있다.

CHAPTER 5 환경보건

87 하수의 혐기성 처리법에 속하는 것은?

① 산화지법　　　　　　　② 살수여상법

③ 활성오니법　　　　　　④ 임호프 탱크법

 해설 콕

혐기성 처리법

임호프(Imhoff) 탱크	K. Imhoff가 부패조의 결점 보완을 위해 개발하였고, 침전실과 오니소화실이 각각 분리되어 있는 구조이며, 공장폐수처리법으로 사용된다.
부패조	• 하수 중 비중이 적은 부유물이 떠올라 부사(浮渣)형성 → 부패조 내 O_2 유입량 적어짐 → 무산소 상태에서 혐기성균의 활동으로 분해시킨다. • 소규모 가정에서 많이 사용하나 액화, 가스화로 악취가 나는 것이 단점이다.

88 하천수의 용존산소량(DO)이 적은 것과 가장 관계 깊은 것은?

① 하천수의 온도가 하강하였다.

② 가정하수, 공장폐수 등에 의해 많이 오염되었다.

③ 중금속의 오염이 심하다.

④ 비가 내린 지 얼마 안 되었다.

 해설 콕

용존산소량(DO)의 측정

수중에서 미생물이 생존하기 위해서는 용존산소가 필요하다. 하수에 용존하는 산소가 부족하면 혐기성 세균에 의해 부패로 악취가 나고, 가스가 발생된다. 그러므로 용존산소의 양이 적을 경우 하수의 오염도 가 심하다는 것을 알 수 있다.

89 생화학적 산소요구량(BOD) 측정시 온도와 측정 기간은?

① 10℃에서 7일간

② 20℃에서 7일간

③ 10℃에서 5일간

④ 20℃에서 5일간

BOD는 호기성 박테리아가 20℃에서 5일간 수중의 유기물을 산화 분해시켜 정화하는데 소비되는 산소량을 ppm(백만분율)으로 나타낸 것이다.
BOD 1ppm 이하의 경우는 1급수로 분류하며, 별도의 복잡한 처리과정 없이도 마실 수 있는 정도이다.
5ppm 이상이 되면 하천은 자기정화능력을 잃으며, 10ppm을 넘은 물은 5급수 이상(급수 외)의 매우 오염된 물로서, 썩는 냄새가 난다.

90 수질오염평가에서 오염도가 낮을수록 결과치가 커지는 지표는?

① 화학적 산소요구량(COD)
② 과망가니즈산칼륨 소비량(KMnO₄ demand)
③ 용존산소(DO)
④ 생화학적 산소요구량(BOD)

용존산소량은 '물속에 녹아있는 산소의 양'으로, 오염도가 낮을수록 용존산소(DO) 값이 커진다.
①·② 화학적 산소요구량(COD)은 수중의 오염물질이 과망간산(과망가니즈산)칼륨이나 중크롬산칼륨과 같은 산화제에 의해 산화될 때 소비되는 산소량으로, 오염도가 높으면 COD값이 높게 나타난다.
④ 생화학적 산소요구량(BOD)은 '호기성 미생물이 물속의 유기물을 분해하는데 필요한 산소의 양'으로, 유기물의 오염 정도를 나타내는 지표이다.

91 공장폐수로 하천이 오염되었을 때 측정하는 지수는?

① 용존산소량(DO)
② 생화학적 산소요구량(BOD)
③ 화학적 산소요구량(COD)
④ 수소이온농도(pH)

화학적 산소요구량(COD)이 높을수록 오염된 물이다. 해양오염의 지표 및 공장폐수를 측정하는데 사용된다.

92 섬진강 유역의 수질을 검사하려고 할 때 1가지 기준으로 검사를 시행할 경우 가장 적당한 검사항목은?

▌전남 9급 2011

① DO

② SS

③ COD

④ pH

일반적으로 하천에서는 BOD, 호소 및 해역에서는 COD를 채택하며, 폐수인 경우 BOD와 COD를 검사하고 있다. 문제에서는 BOD가 없으므로, COD를 선택한다.

화학적 산소요구량(COD)은 수중의 오염물질이 과망간산칼륨이나 중크롬산칼륨과 같은 산화제에 의해 산화될 때 소비되는 산소량으로, 물에 오염물질이 많으면 COD가 높게 나타난다.

① 용존산소량(DO)은 '물 속에 녹아있는 산소의 양'으로, DO값이 작을수록 유기물이 많다는 것을 알 수 있으므로, DO는 물의 오염 정도를 판정하는 중요한 기준이 된다.

② 부유물질(SS)은 물 위에 떠 있는 고형체 및 부유물 오염물질로, SS수치가 높을수록 오염도가 높은 물이다.

④ 수소이온농도(pH)는 오염도 측정에 가장 널리 쓰이는 지표로서 pH가 낮을 경우 산성 물질, 높을 경우 염기성 물질로 분류된다.

93 주택의 위생요건으로 틀린 것은?

▌전남 9급 2011

① 지하수면과 부지는 높아야 한다.

② 남향이 좋으나 동향으로 18도, 서향으로 6도 정도의 편향도 좋다.

③ 자연조도는 100~1,000Lux가 좋다.

④ 창문의 크기는 방의 면적의 1/5이 되어야 한다.

주거지로서 위생학적 조건은 지하수위가 낮고(1.5~3m 이내) 지면이 높아야 한다.

② 주거에 충분한 햇빛을 얻기 위해서는 원칙적으로 남향이 좋지만 동으로 18도, 서쪽으로 6도까지 무방하다.

③ 채광의 경우 자연 채광의 소요량은 100~1,000lux 정도이며 그 이상은 불필요하다. 인공적 조명은 10~50lux이며 서한도는 10lux이다. 채광면적은 창문의 위치와 크기, 채광의 방법 등에 따라 다르지만 창문의 길이에 대한 변화율보다 창문의 높이에 따른 변화율이 더욱 크다.

④ 창문의 면적은 바닥면적의 1/7~1/5 정도가 가장 좋으며, 최저 1/12를 넘어서는 안 된다. 보통 거실의 안쪽 길이는 바닥에서 창틀 위부분의 1.5배 이하인 것이 좋다. 또 유리창이 청결하다 하더라도 10~15% 조도가 감소되며, 유리창을 닦은 지 10일 후에는 35~40%, 30일 후에는 80%가 감소한다.

94 자연채광의 특징에 속하는 것은?

① 체감온도를 높여 준다.
② 정확한 실내 적정조도를 유지할 수 있다.
③ 눈의 피로가 적다.
④ 연소산물이 생긴다.

자연채광
1. 연소산물이 없고 눈의 피로가 적다.
2. 쾌적한 환경을 제공하여 학습 능력 및 업무의 효율성을 증대시킨다.
3. 생산성 및 공장의 불량품 발생을 감소시킨다.

95 다음 중 창문의 자연채광과 환기를 위해 가장 우선적으로 고려해야 할 사항은?

① 창문의 재질
② 창의 모양
③ 창의 색
④ 창의 면적

자연채광과 환기를 위해서는 창문의 면적이 우선적으로 고려되어야 한다.

96 실내 자연환기가 잘 되는 것은 일반적으로 중성대가 어느 위치에 있을 때인가?

① 방바닥 가까이 있을 때
② 천장 가까이 있을 때
③ 천장에 멀리 있을 때
④ 방바닥과 천장의 중간 지점에 있을 때

중성대(Neutral Zone)
거실바닥면과 천장 가까이 창구가 있는 경우에 아래에서는 실외공기가 유입되고, 위 창구는 출구로써 공기가 나가게 되는데, 그 중간 정도에 공기의 유입과 배출이 전혀 없는 면을 중성대(中性帶)라고 한다. 중성대의 위치가 아래일수록 실내환기는 불량하나, 천장 쪽에 위치할수록 그 환기량은 증대된다.

97 실내의 자연환기에 영향을 미치는 요인이 아닌 것은?

① 기체의 확산력
② 실내와 실외의 습도차
③ 실내와 실외의 온도차
④ 실외의 풍속

자연환기에 영향을 미치는 요인

실내외의 온도차에 의한 환기(중력환기)	• 실의 내외부에 온도차가 있으면 공기밀도의 차이로 압력차가 발생한다. • 실온이 외기온보다 높으면 실내공기밀도가 낮아지므로 가벼워진 공기는 상승한다. • 실내에서 개구부 상부의 압력이 하부의 압력보다 높아지면 상부에서는 안에서 밖으로 압력이 가해져서 자연환기가 발생한다.
기체의 확산력	기체는 가볍기 때문에 상대적으로 중력의 영향을 덜 받고 따라서 중력의 큰 영향 없이 확산이 잘 되므로 자연환기가 발생한다.
실외의 풍속	외기풍속에 의해 발생하는 실내외의 압력차를 이용하여 환기를 한다.

98 자연채광을 위해 좋은 창문의 개각 및 입사각은 몇 도로 하는 것이 좋은가?

① 개각 2° 이상, 입사각 20° 이상
② 개각 5° 이상, 입사각 20° 이상
③ 개각 5° 이상, 입사각 28° 이상
④ 개각 3° 이상, 입사각 30° 이상
⑤ 개각 1° 이상, 입사각 28° 이상

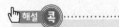

창의 채광을 위해선 개각은 4~5°, 입사각은 27~28°가 좋으며, 자연채광을 위해선 창문의 개각은 5° 이상, 입사각은 28° 이상이 좋다.

99 실내의 가장 적합한 보건학적 온도와 습도는?

☑ 확인
Check!
○
△
×

① 10~15℃, 30~40%
② 16~20℃, 40~70%
③ 18~24℃, 60~80%
④ 20~25℃, 70~85%

 해설 콕

거실의 쾌적온도(보건학적 온도)는 18±2℃이며, 쾌적습도는 40~70%의 범위이다. 병실은 21± 2℃이며, 침실은 15±1℃, 거실은 18±2℃가 적당하다.

100 실내공기 오염의 지표는?

☑ 확인
Check!
○
△
×

① 산 소
③ 아황산가스
② 이산화탄소
④ 일산화탄소

 해설 콕

이산화탄소는 공기 중에 0.03% 비율로 존재하고, 실내에 다수인이 밀집해 있을 때 농도가 증가하므로 실내공기 오염의 지표로 널리 사용된다.

101 실내공기 오염의 지표로서 실내 공기의 적부를 나타내는 척도로 이용되며, 실내공기의 이산화탄소 한계허용량은?

☑ 확인
Check!
○
△
×

① 0.01%
③ 1%
② 0.1%
④ 10%

 해설 콕

이산화탄소의 한계허용량
이산화탄소는 실내공기 오염의 지표로서 실내 공기의 적부를 나타내는 척도로 이용되며, 한계허용량은 0.1%로 하고 있다.

102 실내공기 중 일산화탄소와 이산화탄소의 8시간 기준 허용한계는?

① 50ppm, 500ppm

② 100ppm, 1,000ppm

③ 150ppm, 1,000ppm

④ 100ppm, 1,500ppm

⑤ 200ppm, 2,000ppm

CO의 실내공기 허용한계치는 400ppm(1시간 기준), 0.01%(100ppm, 8시간 기준)이며, 0.1%에서는 생명이 위험하다. 실내공기의 일반적인 오염지표로 사용되는 CO_2의 허용한계치는 일반적으로 0.1%(1,000ppm)를 기준으로 한다.

103 일반적으로 냉방시 가장 적당한 실내외의 온도차는?

① 5~7℃ 내외

② 9~11℃ 내외

③ 13~15℃ 내외

④ 17~19℃ 내외

실내의 온도가 26℃ 이상일 때 냉방이 필요하다. 보통 실내외의 온도차는 5~7℃ 정도로 유지하는 것이 좋고, 10℃ 이상의 온도차는 냉방병의 원인이 된다.

104 실내의 기류 측정에 쓰이는 기구는?

① 흑구온도계

② 건구온도계

③ 자기온도계

④ 카타온도계

카타(Kata)온도계

일반 풍속계로는 측정이 곤란한 불감기류와 같은 미풍을 카타냉각력을 이용하여 측정하도록 고안된 것이므로, 실내의 기류 측정에 사용된다.

105 다음 중 진개의 처리방법이 아닌 것은?

① 소각법　　　　　　　　　② 위생매립법
③ 고속퇴비화　　　　　　　④ 활성오니법

> **해설 콕** ···
>
> 활성오니법은 수질오염물질을 처리하는 방법이다.

┤ 심화 **Tip** ├─────────────────────────

진개(쓰레기)처리
진개는 가정에서 나오는 주개와 잡개 외에 공장과 공공건물의 진개가 있다.

매립법	흙으로 덮는 방법으로 진개의 두께는 2m 미만, 복토의 두께는 0.6~1m(매립장에서 암모니아, 메탄, 탄산, 유황수소가스 발생)이다.
비료화법(퇴비법)	농촌에서 주로 이용하며, 발효시켜 퇴비로 이용한다.
소각법	가장 위생적인 방법이나 대기오염이 심하며, 처리비용이 비싸다.
기 타	투기법, 가축사료로 이용한다.

CHAPTER 5 환경보건

106 폐기물관리 방법 중에서 원천적인 감량화 방식이 아닌 것은?

　　　　　　　　　　　　　　　　　　　　　　　　┃전남 9급 2011

① 일회용품 사용규제
② 과대포장규제
③ 공병보증금 제도
④ 폐기물부담금 제도

> **해설 콕** ···
>
> 일회용품 사용규제, 과대포장규제, 폐기물부담금 제도, 종량제 제도 등은 원천적인 감량화 방식이고,
> 분리수거, 공병보증금 제도는 재활용 방식이다.

01 산업보건의 목적과 관련이 없는 것은?

① 재해예방
② 질병치료
③ 질병예방
④ 산업피로예방

해설 콕

산업보건의 목적
1. 근로자의 건강장애요소 예방(질병예방)
2. 산업재해예방
3. 직업병과 공업중독 및 안전사고와 산업피로예방
4. 작업능률향상

02 산업피로 질병현상이 아닌 것은?

① 체내 혈당치 저하
② CO₂ 증가
③ 졸 음
④ 맥박감소

해설 콕

산업피로 질병현상
1. **순환기능의 변화** : 맥박이 빨라지고 회복되기까지 시간이 걸린다. 혈압은 높으나 피로가 진행되면 도리어 낮아진다.
2. **호흡기능의 변화** : 호흡이 얕고 빠르며 심할 때는 호흡곤란을 일으키는데 이것은 혈액 중의 이산화탄소량이 증가하여 호흡중추를 자극하기 때문이다. 체온이 상승하여 호흡중추를 흥분시키기도 한다.
3. **신경기능의 변화** : 미각, 후각, 청각, 시각, 촉각 등 지각기능이 둔해지고, 또 슬관절의 건반사 등 반사기능이 낮아진다. 중추신경이 피로하면 판단력이 떨어지고 권태감, 졸음이 온다.
4. **혈액 및 소변의 소견** : 혈당치가 낮아지고, 젖산과 탄산량이 증가하여 산혈증(acidosis)으로 된다. 소변은 양이 줄고 진한 갈색을 나타낸다. 단백질 또는 교질물질(섬유성 단백질)의 배설량이 증가한다.
5. **체온변화** : 체온이 높아지나 피로정도가 심해지면 도리어 낮아진다. 체온조절기능에 장해가 초래되기 때문이다.

03 산업보건에서 격리의 개념으로 옳은 것은?

① 페인트 내에 사용되었던 납을 아연이나 아산화티탄 등으로 변경
② 유연휘발유를 무연휘발유로, 혹은 세척작업이나 건식세탁할 때의 석유나프타를 사염화탄소로 교체
③ 기계작동을 원격조정이나 자동화 혹은 현대적인 정유공장의 원격자동화 장치 등으로 변경
④ 금속을 접합할 때 용접 대신 볼트로, 혹은 손으로 하던 기름제거 작업을 증기탈조기 이용

작업환경관리의 기본원칙

작업환경 내에서 작업하는 근로자의 건강에 장해를 일으킬 수 있는 유해한 농도의 환경을 제거시키기 위한 방법을 작업환경관리라 하며, 작업환경관리의 기본적인 원리는 대치, 격리, 환기이다.

대치	사용하고 있는 물질을 유해작용이 적은 물질로 대치하려는 생각보다는 환기를 시켜주는 것과 같은 방법을 생각한다. 대치방법에는 물질의 변경, 공정의 변경, 시설의 변경 등이 있으며, 이 방법은 위생대책의 근본방법이며, 때로는 비용도 적게 든다.
격리	작업자와 유해인자 사이에 장벽(barrier)이 놓여 있는 상태를 뜻하며, 이 장벽은 물체일 수도 있고, 거리일 수도 있으며, 시간일 수도 있다.
환기	환기는 유해물질의 발생원으로부터 유해증기를 포착하여 외부로 배출하기 위해서 또는 쾌적한 온열상태를 유지하기 위해서 사용된다.

04 다음 글에서 설명하는 작업환경관리의 기본 원리는?

> 유해화학물질을 다루기 위해 원격조정용 장치를 설치하였다.

① 격 리   ② 대 치
③ 환 기   ④ 개인보호구

격리는 작업자와 유해인자 사이에 장벽(barrier)이 놓여 있는 상태를 뜻하며, 기계작동시 원격조정이나 자동화 혹은 현대적인 정유공장의 원격자동화 장치 등을 이용하는 것을 말한다.

CHAPTER 5 환경보건

05

산업재해의 발생상황을 파악하기 위한 것으로 작업시간당 재해건수를 나타내는 지표는?

｜지방직 9급 2011

① 건수율

② 천인율

③ 강도율

④ 도수율

도수율 : 1,000,000 근로시간당 재해발생건수
① 건수율 : (재해건수/근로자수) × 1,000
② 업무상 사고재해율(천인율) : 근로자 100(1,000)명당 발생하는 업무상 사고재해자수의 비율
③ 강도율 : 1,000 근로시간당 재해로 인한 근로손실일 수

06

다음 중 산업재해를 파악하는 지표에 대한 설명으로 옳지 않은 것은? ｜서울시 간호직 8급 2016

① 천인율은 근로자 1,000명당 재해로 인한 사망자수의 비율을 의미한다.
② 도수율은 1,000,000 근로시간당 재해발생 건수를 의미한다.
③ 사망만인율은 근로자 10,000명당 재해로 인한 사망자수의 비율을 의미한다.
④ 강도율은 1,000 근로시간당 재해로 인한 근로손실일수를 의미한다.

사고재해율(천인율) : 근로자 100(1,000)명당 발생하는 사고재해자수의 비율

07

산업재해의 정도를 분석하는 여러 지표 중 연근로시간 100만 시간당 몇 건의 재해가 발생하였는가를 나타내는 지표는?

｜서울시 9급 2017

① 강도율

② 도수율

③ 평균손실일수

④ 건수율

산업재해지표

구 분	정 의	공 식
강도율	연 작업시간당 작업손실일수로서 재해에 의한 손상의 정도	(손실작업일수 / 연 근로시간수) × 1,000
도수율	발생상황을 파악하기 위한 표준적인 지표로서 100만 연 작업시간당 재해발생건수	(재해건수 / 연 근로시간수) × 1,000,000
평균손실일수	재해건수당 평균작업손실 규모가 어느 정도인가를 나타내는 지표이다.	(손실작업일수 / 연 재해건수) × 1,000
건수율	산업체 종업원 1,000명당 재해발생건수를 표시하는 것	(재해건수 / 평균 실근로자수) × 1,000

08 '(근로손실일수/연 근로시간 수)×1,000'으로 산출하는 산업재해 지표는? ┃서울시 9급 2020

① 건수율 ② 강도율
③ 도수율 ④ 평균손실일수

강도율 : 1,000 근로시간당 재해로 인한 근로손실일 수

$$= \frac{\text{근로손실일 수}}{\text{연 근로시간 수}} \times 1,000$$

① 건수율 : $\frac{\text{재해건수}}{\text{평균 실근로자 수}} \times 1,000$

③ 도수율 : $\frac{\text{재해건수}}{\text{연 근로시간 수}} \times 1,000,000$

④ 평균손실일수 : $\frac{\text{손실작업일 수}}{\text{재해건수}}$

09 강도율에 대한 설명 중 옳지 않은 것은? ┃서울시 9급 2016

① 산업재해의 경중을 알기 위해 사용
② 근로시간 1,000시간당 발생한 근로손실일수
③ 인적 요인보다는 환경적 요인으로 발생되는 재해를 측정
④ 근로손실일수를 계산할 때, 사망 및 영구 전노동불능은 7,500일로 계산

해설 콕

산업재해는 인적 요인과 환경적 요인에 의해 발생되는 재해를 모두 측정한다.
① 도수율은 산업재해의 발생의 빈도를, 강도율은 산업재해로 인한 근로손실의 정도를 알기 위해 각각 사용한다.
② 강도율은 근로시간 합계 1,000시간당 재해로 인한 근로손실일수를 의미한다.
　 강도율 = (총 근로손실일수 / 연 근로시간수) × 1,000
④ 산업재해통계업무처리규정[별표 1]

┤ 심화 **Tip** ├

산업재해관련 통계
- **재해율(천인율)** : 근로자 100(1,000)명당 발생하는 재해자수의 비율
- **업무상 사고재해율(천인율)** : 근로자 100(1,000)명당 발생하는 업무상 사고재해자수의 비율
- **업무상 질병만인율** : 근로자 10,000명당 발생하는 업무상 질병자수의 비율
- **사망만인율** : 근로자 10,000명당 발생하는 사망자수의 비율
- **업무상 사고사망만인율** : 근로자 10,000명당 발생하는 업무상 사고사망자수의 비율
- **업무상 질병사망만인율** : 근로자 10,000명당 발생하는 업무상 질병사망자수의 비율
- **강도율** : 1,000 근로시간당 재해로 인한 근로손실일수
- **도수율** : 1,000,000 근로시간당 재해발생건수

10 산업장에서 일정기간 동안의 평균 종업원수, 재해건수, 연 근로시간수를 알고 있는 경우 산출할 수 있는 산업재해 지표만을 묶은 것은?

☑ 확인
Check!
○
△
✕

지방직 9급 2012

① 건수율, 도수율　　　　　　　　② 건수율, 재해일수율
③ 도수율, 강도율　　　　　　　　④ 강도율, 중독률

 해설 콕

주요 산재공식

1. **강도율** : 1,000 근로시간당 재해로 인한 근로손실일수 $= \dfrac{\text{근로손실일수}}{\text{연 근로시간수}} \times 1,000$

2. **도수율** : 1,000,000 근로시간당 재해발생건수 $= \dfrac{\text{재해건수}}{\text{연 근로시간수}} \times 1,000,000$

3. **건수율** $= \dfrac{\text{재해건수}}{\text{평균 실근로자수}} \times 1,000$

4. **평균 손실일수(중독률)** $= \dfrac{\text{손실작업일수}}{\text{재해건수}}$

11 인체의 고온순화(acclimatization) 현상으로 옳지 않은 것은?

Check!
○
△
✕

① 땀 분비 감소
② 맥박수의 감소
③ 땀의 염분농도 감소
④ 심박출량 증가

 해설 콕

고온순화(acclimatization)
사람이 40℃ 이상의 고온환경에 갑자기 노출되면 땀의 분비 속도는 느리나 피부온도, 직장온도 및 심장 박동수는 증가한다. 이러한 상태에서 계속 활동을 하게 되면 내성과 작업능력이 한계에 이르게 된다. 그러나 이러한 환경에 계속적으로 노출되면 고온순화되어 심장박동수, 직장온도 및 피부온도는 다시 정상으로 돌아오고, 반면에 땀의 분비 속도와 심박출량(심박수 × 1회 박출량)은 증가한다. 그러나 땀 속의 염분농도는 적다.

12 산업재해 보상보험의 원리가 아닌 것은?

⏐서울시 9급 2019

 확인
Check!
○
△
✕

① 사회보험방식
② 무과실책임주의
③ 현실우선주의
④ 정액보상방식

 해설 콕

산업재해 보상보험의 원리

사회보험방식	기업의 사회적 책임이라는 인식, 국가가 보상주체
무과실책임주의	사용자의 과실 유무에 상관없이 업무상 재해로 인한 책임을 사용자에게 부과
현실우선주의	보험급여 지급시 현실의 부양상태를 고려
정률보상방식	피재근로자의 평균임금을 기초로 획일적으로 산정하여 보상

정답 10 ① 11 ① 12 ④   CHAPTER 05 ⏐ 환경보건 **229**

안심Touch

① 요양급여는 업무상 사유로 부상을 당하거나 질병에 걸린 근로자에게 요양으로 취업하지 못한 기간에 대하여 지급
② 장해급여는 근로자가 업무상의 부상 또는 질병으로 진료, 요양을 요하는 경우에 진료비와 요양비를 지급
③ 유족급여는 근로자가 업무상의 사유로 사망했을 경우 유가족에게 연금 또는 일시금 지급
④ 상병보상연금은 근로자가 업무상의 사유로 부상을 당하거나 질병에 걸려 치유된 후 신체 등에 장해가 있는 경우 지급
⑤ 직업재활급여는 요양급여를 받은 자가 치유 이후에도 의학적으로 상시 또는 수시로 간병이 필요한 경우 재활급여비 지급

해설 콕

급여의 종류

요양급여	근로자가 업무상의 사유로 부상을 당하거나 질병에 걸린 경우에 그 근로자에게 지급한다.
휴업급여	업무상 사유로 부상을 당하거나 질병에 걸린 근로자에게 요양으로 취업하지 못한 기간에 대하여 지급한다.
장해급여	근로자가 업무상의 사유로 부상을 당하거나 질병에 걸려 치유된 후 신체 등에 장해가 있는 경우에 그 근로자에게 지급한다.
간병급여	요양급여를 받은 자 중 치유 후 의학적으로 상시 또는 수시로 간병이 필요하여 실제로 간병을 받는 자에게 지급한다.
유족급여	근로자가 업무상의 사유로 사망한 경우에 유족에게 지급한다.
상병(傷病) 보상연금	요양급여를 받는 근로자가 요양을 시작한 지 2년이 지난 날 이후에 다음의 요건 모두에 해당하는 상태가 계속되면 휴업급여 대신 상병보상연금을 그 근로자에게 지급한다. 1. 그 부상이나 질병이 치유되지 아니한 상태일 것 2. 그 부상이나 질병에 따른 중증요양상태의 정도가 대통령령으로 정하는 중증요양상태등급 기준에 해당할 것 3. 요양으로 인하여 취업하지 못하였을 것
장의비	근로자가 업무상의 사유로 사망한 경우에 지급하되, 평균임금의 120일분에 상당하는 금액을 그 장제를 지낸 유족에게 지급한다.
직업재활급여	직업재활급여의 종류는 다음과 같다. 1. 장해급여 또는 진폐보상연금을 받은 자나 장해급여를 받을 것이 명백한 자로서 대통령령으로 정하는 자(이하 "장해급여자"라 한다) 중 취업을 위하여 직업훈련이 필요한 자(이하 "훈련대상자"라 한다)에 대하여 실시하는 직업훈련에 드는 비용 및 직업훈련수당 2. 업무상의 재해가 발생할 당시의 사업에 복귀한 장해급여자에 대하여 사업주가 고용을 유지하거나 직장적응훈련 또는 재활운동을 실시하는 경우(직장적응훈련의 경우에는 직장 복귀 전에 실시한 경우도 포함한다)에 각각 지급하는 직장복귀지원금, 직장적응훈련비 및 재활운동비

14 산업장에서 발생할 수 있는 중독과 관련된 질환에 대한 설명으로 가장 옳은 것은?

┃서울시 9급 2017

① 수은중독은 연빈혈, 연선, 파킨슨증후군과 비슷하게 사지에 이상이 생겨 보행장애를 일으킨다.
② 납중독은 빈혈, 염기성 과립적혈구수의 증가, 소변 중의 코프로폴피린(corproporphyrin)이 검출된다.
③ 크롬중독은 흡입시 위장관계통 증상, 복통, 설사 등을 일으키고, 만성중독시 폐기종, 콩팥장애, 단백뇨 등을 일으킨다.
④ 카드뮴중독은 호흡기 장애, 비염, 비중격의 천공, 적혈구와 백혈구 수의 감소(조혈장애) 등을 가져온다.

① 납중독이 원인이다.
③ 카드뮴중독과 관련 있다.
④ 크롬중독과 관련이 있다.

─┤ 심화 **Tip** ├─

중금속 중독과 증상

납중독	발생원	• 연광산, 연제련, 크리스탈유리 제조, 도자기 제조, 농약 • 자동차 축전지 제조, 활자의 식자나 조판작업, 인쇄공장, 페인트 안료 • 납용접(연관공), 교통기관의 배출가스(휘발유 anti-knocking제) 등
	증 상	• 적혈구의 수명단축으로 빈혈 유발, 혈관수축으로 피부 창백화(연빈혈) • 연선 • 호염기성 과립적혈구수의 증가 • 소변에 coproporphyrin 배출
카드뮴(Cd) 중독	발생원	도금작업, 도자기의 안료, 용접, 페인트, 플라스틱, 축전지 등에서 발생
	증 상	• 급성중독시 구토·설사·복통·폐부종, 만성중독시 신장기능장애·폐기종·단백뇨 등의 증상 • 간과 신장에 축적되어 골연화증 유발, 이타이이타이병의 원인물질
수은(Hg) 중독	발생원	• 유기수은 : 농약, 의약품, 산업폐수(메틸수은에 의한 미나마타병) 등 • 무기수은 : 소독제, 살균제 제조, 화학약품 제조 등 • 금속수은 : 수은광산, 수은정련, 수은체온계, 각종 계측기 제조 등
	증 상	• 피로감, 기억력 감퇴, 두통, 구내염, 중추신경계 장애 • 급성중독시 : 신장장애·기침·호흡곤란·폐렴, 구내염과 치은염 발생 • 만성중독시 : 구강·잇몸의 염증, 위장·신경정신장애
크롬(Cr) 중독	발생원	• 강력한 산화제, 색소로 산업장에 널리 사용 • 채광·제련시, 크롬색소, 도금의 공정과정, 가죽제조 등
	증 상	호흡기계 장애(비염·인두염·기관지염, 비중격천공), 피부궤양·피부염 유발, 폐암

벤젠(C₆H₂) 중독	발생원	대표적인 유기용제, 유기화합물질의 기본원료, 용제, 추출제에 사용, 엔진의 첨가제
	증 상	• 급성중독 : 두통, 이명, 현기증, 구토, 근육마비, 의식상실 등 심하면 사망 • 만성중독 : 피로감, 두통, 위장장애, 골수의 조혈기능장애로 재생불량성 빈혈

15 소음성 난청의 특징으로 바르게 기술된 것은?

ㅣ서울시 9급 2014

① 대부분 한쪽 귀에 나타난다.
② 주로 전음성(conductive) 난청이다.
③ 소음 노출을 중단하면 어느 정도 청력이 회복된다.
④ 지속적 노출보다는 단속적 노출이 더 큰 장해를 초래한다.
⑤ 주로 고음역에서 청력 손실이 더 심하다.

> 공통적으로 고음 영역, 특히 4kHz에서 청력저하를 보이며, 귀가 울어대는 이명을 동반하는 경우가 많다.
> ① 대부분 양쪽 귀에서 나타난다.
> ② 가장 흔한 난청 유형은 감각신경성 난청으로, 내이 및 청신경세포의 기능 저하로 발생하는 난청형태를 말한다. 일반적으로 노화, 과도한 소음 노출, 귀에 해로운 약에 의해 발생하며 심각한 감염, 질병, 종양, 유전에서 비롯된다.
> ③ 소음성 난청으로 한번 망가진 청력을 근본적으로 되돌릴 수 있는 방법은 없다. 이미 손상된 청각세포는 회복되지 않기 때문이다.
> ④ 지속적 노출이 단속적 노출보다 더 큰 장해를 초래한다.

16 소음성 난청에 관하여 옳은 것은?

ㅣ전남 9급 2011

① 통상 소음은 49dB 이상을 말한다.
② 가장 심한 범위는 2kHz이다.
③ 소음성 난청에서 더 이상 노출되지 않으면 원래 상태로 회복된다.
④ WHO 기준은 학교학생들이 수업들을 때 35dB 이하여야 한다.

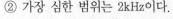

>
> ① 통상 소음은 40dB 이상을 말한다.
> ② 가장 심한 범위는 4kHz이다.
> ③ 소음성 난청에서 더 이상 노출되지 않더라도 원래 상태로 회복되지 않는다.

17 소음성 난청에서 청력손실이 심해지는 C5-dip 현상이 일어나는 주파수는?

┃지방직 9급 2009

① 2kHz   ② 3kHz

③ 4kHz   ④ 5kHz

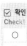 **해설 콕**

소음장애(소음성 난청의 음역)
1. **화성음과 같은 일상생활의 음역** : 300~3,000Hz(특히 500~2,000Hz)
2. **소음성 난청의 음역** : 3,000~6,000Hz의 고음역
3. **소음성 난청의 초기증상을 나타내는 음역** : 4,000Hz 영역으로 audiogram C5 dip라는 현상이 나타난다.

─┤ **심화 Tip** ├─

C5-dip 현상
1. 4,000Hz에서 귀가 가장 나빠지는 현상
2. 각 주파수별로 청력측정을 실시했을 때 감각신경성 난청 중 소음성 난청은 고주파 4,000Hz에서 갑자기 청력이 뚝 떨어지는 현상이 발생하는데 이것을 C5-dip 현상이라고 한다.

18 소음을 표시하는 기호의 연결이 잘못된 것은?

① dB - 음의 강도   ② Phon - 음의 크기

③ Sone - 감각의 크기   ④ NRN - 소리의 강도

⑤ Hz - 주파수

 해설 콕

소음측정단위
NRN(Noise Rating Number) : 소음의 평가치(청력장애, 회화장애, 소음 등 3개의 관점에서 평가)
① **dB** : Bel의 1/10, 음의 강도를 나타내는 단위
② **Phon** : 소리의 청감단위(음의 크기)
　　※ 우리가 들을 수 있는 음 = 20~20,000Hz
③ **Sone** : 감각의 크기를 나타내는 단위
⑤ **Hz** : 주파수의 단위

CHAPTER **5** 환경보건

19 레이노드씨 병(Raynaud's disease)이 자주 발생하는 작업장은? ┃지방직 9급 2009

☑ 확인
Check!
○
△
✕

① 고온공구 사용 작업장   ② 진동공구 사용 작업장
③ 자외선기기 사용 작업장   ④ 소음기기 사용 작업장

> 해설 콕
>
> 레이노드씨 병(Raynaud's Disease : 말초신경 장애)
> • 국소장애에 의한 병이다.
> • 사지, 특히 손가락의 혈관경련에 의한 발작성 질환으로, 동통 및 지각이상, 손가락의 간헐적인 창백으로 청색증이 나타나는 것이 주요 증상이며, 말초혈관의 폐색은 나타나지 않는다.
> • 진동작업에 약 5년간 종사했을 경우 나타날 수 있다.

20 한냉조건에 국소 진동으로 인하여 수지의 감각마비 현상을 일으키는 증상은?

┃서울시 9급 2001

☑ 확인
Check!
○
△
✕

① VDT 증후군   ② Raynaud씨 증후군
③ 경견완 장애   ④ Yann씨 증후군
⑤ Barter 현상

> 해설 콕
>
> 레이노드씨 증후군(Raynaud's Disease : 말초신경 장애)에 해당한다.

21 진동에 대한 대책으로 옳지 않은 것은? ┃서울시 9급 2001

☑ 확인
Check!
○
△
✕

① 기계기초 및 기타 진원기초의 중량을 높이고 공진이 없도록 한다.
② 진동공구를 사용하는 경우 작업시간을 단축하도록 한다.
③ 공구의 손잡이를 단단히 잡도록 한다.
④ 작업자를 보온하도록 한다.
⑤ 진동원에서 발생하는 여진력을 감쇠시킨다.

> 해설 콕
>
> 공구의 손잡이를 단단히 잡으면 진동이 몸에 그대로 전달되므로 가능한 적게 접촉되도록 잡는다.

---|심화**Tip**|---

진동에 대한 대책

- 전동 수공구는 적절하게 유지보수하고 진동이 많이 발생되는 기구는 교체한다.
- 작업시간은 매 1시간 연속 진동노출에 대하여 10분 휴식을 한다.
- 지지대를 설치하는 등의 방법으로 작업자가 작업공구를 가능한 적게 접촉하게 한다.
- 작업자가 적정한 체온을 유지할 수 있게 관리한다.
- 손은 따뜻하고 건조한 상태를 유지한다.
- 가능한 공구는 낮은 속력에서 작동될 수 있는 것을 선택한다.
- 방진장갑 등 진동보호구를 착용하여 작업한다.
- 손가락의 진통, 무감각, 창백화 현상이 발생되면 즉각 전문의료인에게 상담한다.
- 니코틴은 혈관을 수축시키기 때문에 진동공구를 조작하는 동안 금연한다.
- 진동에 의한 건강장해를 최소화 하는 공학적인 방안은 진동의 댐핑과 격리이다. 진동 댐핑이란 고무 등 탄성을 가진 진동흡수재를 부착하여 진동을 최소화 하는 것이고, 진동 격리란 진동 발생원과 작업자 사이의 진동 노출 경로를 어긋나게 하는 것이다.
- 기계기초 및 기타 진원 기초의 중량을 높이고 공진이 없도록 한다.
- 진동원에서 발생하는 여진력을 감쇠시킨다.

22 근로자에 대한 건강진단 결과의 건강관리구분 판정기준에 대한 설명으로 옳지 않은 것은?

┃서울시 9급 2016

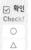

① A : 정상자
② R : 질환의심자
③ D₁ : 직업병 유소견자
④ C₂ : 직업병 요관찰자

건강관리구분 판정(근로자건강진단 실시기준 별표 4)

건강관리구분		건강관리구분 내용
A		건강관리상 사후관리가 필요 없는 근로자(건강한 근로자)
C	C₁	직업성 질병으로 진전될 우려가 있어 추적검사 등 관찰이 필요한 근로자(직업병 요관찰자)
	C₂	일반질병으로 진전될 우려가 있어 추적관찰이 필요한 근로자(일반질병 요관찰자)
	D₁	직업성 질병의 소견을 보여 사후관리가 필요한 근로자(직업병 유소견자)
	D₂	일반 질병의 소견을 보여 사후관리가 필요한 근로자(일반질병 유소견자)
	R	건강진단 1차 검사결과 건강수준의 평가가 곤란하거나 질병이 의심되는 근로자(제2차 건강진단 대상자)

23 근로자의 건강을 보호하기 위한 조치로 가장 옳지 않은 것은? ▎서울시 9급 2020

① 「근로기준법」 및 동법 시행령에 따라 취직인허증을 지니지 않은 15세 미만인 자는 근로자로 사용하지 못한다.

② 「근로기준법」 및 동법 시행령에는 임산부를 위한 사용금지 직종을 규정하고 있다.

③ 근로 의욕과 생산성을 위하여 근로자를 적재적소에 배치한다.

④ 「근로기준법」상 수유시간은 보장되지 않는다.

> 생후 1년 미만의 유아(乳兒)를 가진 여성 근로자가 청구하면 1일 2회 각각 30분 이상의 유급 수유시간을 주어야 한다(근로기준법 제75조).
> ① 근로기준법 제64조
> ② 근로기준법 제65조 및 동법 시행령 제40조
> ③ 근로 의욕과 생산성을 위하여 근로자를 적재적소에 배치하는 것은 인사노무관리의 기본이다.

24 A 근로자는 건강진단 결과, D_1로 판정 받았다. A 근로자에게 적합한 건강관리 내용으로 옳은 것은? ▎서울시 간호직 8급 2016

① 건강관리상 사후관리가 필요없다.

② 직업성 질병의 소견을 보여 사후관리가 필요하다.

③ 직업성 질병으로 진전될 우려가 있어 추적검사 등 관찰이 필요하다.

④ 일반건강진단에서 질환이 의심되어 2차 건강진단이 필요하다.

> 직업성 질병의 소견이 있는 근로자(직업병 유소견자)로서 사후관리가 필요함을 뜻한다.

25 소음이 심한 산업장에서 일하는 근로자가 건강진단 결과 질병유소견자로 발견되어 업무수행 적합 여부를 평가한 결과, '다'로 판정받았다. 보건관리자가 이 근로자에게 교육한 내용으로 옳은 것은? ▎서울시 간호직 8급 2015

① 현재의 조건 하에서 작업이 가능하며 지속적인 청력검사가 필요하다.

② 귀마개와 귀덮개를 모두 착용한 상태에서 현재의 작업이 가능하다.

③ 근로시간을 50% 단축한 상태에서 현재의 작업이 가능하다.

④ 청력장해가 우려되어 한시적으로 현재의 작업을 할 수 없다.

업무수행 적합 여부 판정(근로자건강진단 실시기준 별표 4)

구 분	업무수행 적합 여부 내용
가	건강관리상 현재의 조건 하에서 작업이 가능한 경우
나	일정한 조건(환경개선, 보호구착용, 건강진단주기의 단축 등) 하에서 현재의 작업이 가능한 경우
다	건강장해가 우려되어 한시적으로 현재의 작업을 할 수 없는 경우(건강상 또는 근로조건상의 문제가 해결된 후 작업복귀 가능)
라	건강장해의 악화 또는 영구적인 장해의 발생이 우려되어 현재의 작업을 해서는 안 되는 경우

26

「산업안전보건법 시행규칙」상 근로자 일반건강진단의 실시 횟수가 옳게 짝지어진 것은?

▮간호직 8급 2017

	사무직 종사 근로자	그 밖의 근로자
①	1년에 1회 이상	1년에 1회 이상
②	1년에 1회 이상	1년에 2회 이상
③	2년에 1회 이상	1년에 1회 이상
④	2년에 1회 이상	1년에 2회 이상

건강진단의 실시 시기 등(산업안전보건법 시행규칙 제197조 제1항)
사업주는 상시 사용하는 근로자 중 사무직에 종사하는 근로자(공장 또는 공사현장과 같은 구역에 있지 않은 사무실에서 서무·인사·경리·판매·설계 등의 사무업무에 종사하는 근로자를 말하며, 판매업무 등에 직접 종사하는 근로자는 제외한다)에 대해서는 2년에 1회 이상, 그 밖의 근로자에 대해서는 1년에 1회 이상 일반건강진단을 실시해야 한다.

27

특수건강진단을 받아야 하는 근로자는?

▮서울시 9급 2017

① 1달에 7~8일간 야간작업에 종사할 예정인 간호사
② 장시간 컴퓨터작업을 하는 기획실 과장
③ 하루에 6시간 이상 감정노동에 종사하는 텔레마케터
④ 당뇨진단으로 인해 작업전환이 필요한 제지공장 사무직 근로자

特수건강진단 대상 야간작업(산업안전보건법 시행규칙 별표 22)
- 6개월간 밤 12시부터 오전 5시까지의 시간을 포함하여 계속되는 8시간 작업을 월 평균 4회 이상 수행하는 경우
- 6개월간 오후 10시부터 다음날 오전 6시 사이의 시간 중 작업을 월 평균 60시간 이상 수행하는 경우

28

근로자 특수건강진단시 개인건강관리 구분의 하나로 직업병의 소견이 있어 적절한 사후관리 조치가 필요함을 나타내는 구분 코드는?

① A
② C_1
③ C_2
④ D_1

건강관리구분 판정(근로자건강진단 실시기준 별표 4)

건강관리구분		건강관리구분 내용
A		건강관리상 사후관리가 필요 없는 근로자(건강한 근로자)
C	C_1	직업성 질병으로 진전될 우려가 있어 추적검사 등 관찰이 필요한 근로자(직업병 요관찰자)
	C_2	일반질병으로 진전될 우려가 있어 추적관찰이 필요한 근로자(일반질병 요관찰자)
D_1		직업성 질병의 소견을 보여 사후관리가 필요한 근로자(직업병 유소견자)
D_2		일반질병의 소견을 보여 사후관리가 필요한 근로자(일반질병 유소견자)
R		건강진단 1차 검사결과 건강수준의 평가가 곤란하거나 질병이 의심되는 근로자(제2차 건강진단 대상자)

※ "U"는 2차 건강진단 대상임을 통보하고 30일을 경과하여 해당 검사가 이루어지지 않아 건강관리구분을 판정할 수 없는 근로자 "U"로 분류한 경우에는 해당 근로자의 퇴직, 기한내 미실시 등 2차 건강진단의 해당 검사가 이루어지지 않은 사유를 시행규칙 제105조 제3항에 따른 건강진단결과표의 사후관리소견서 검진소견란에 기재하여야 함

29

근로자의 건강진단시 다음에 해당하는 건강관리 구분은?

> 직업성 질병으로 진전될 우려가 있어 추적검사 등 관찰이 필요한 자

① C_1
② C_2
③ D_1
④ D_2

해설 콕

직업병 요관찰자이며, C_1으로 구분된다.

30 「산업안전보건법 시행규칙」상 다음에서 설명하는 것은?

간호직 8급 2017

☑ 확인
Check!
○
△
✕

> 특수건강진단 대상 업무로 인하여 해당 유해인자에 의한 직업성 천식, 직업성 피부염, 그 밖에 건강장해를 의심하게 하는 증상을 보이거나 의학적 소견이 있는 근로자에 대하여 사업주가 실시하는 건강진단

① 임시건강진단
② 수시건강진단
③ 특수건강진단
④ 배치전 건강진단

해설 콕

건강진단

수시건강진단	특수건강진단 대상 업무로 인하여 해당 유해인자에 의한 직업성 천식, 직업성 피부염, 그 밖에 건강장해를 의심하게 하는 증상을 보이거나 의학적 소견이 있는 근로자에 대하여 사업주가 실시하는 건강진단을 말한다(산업안전보건법 시행규칙 제205조 제1항).
임시건강진단	특수건강진단 대상 유해인자 또는 그 밖의 유해인자에 의한 중독 여부, 질병에 걸렸는지 여부 또는 질병의 발생원인 등을 확인하기 위하여 필요하다고 인정되는 경우로서 다음에 어느 하나에 해당하는 경우를 말한다(산업안전보건법 시행규칙 제207조 제1항). 1. 같은 부서에 근무하는 근로자 또는 같은 유해인자에 노출되는 근로자에게 유사한 질병의 자각·타각증상이 발생한 경우 2. 직업병 유소견자가 발생하거나 여러 명이 발생할 우려가 있는 경우 3. 그 밖에 지방고용노동관서의 장이 필요하다고 판단하는 경우
배치전 건강진단	특수건강진단 대상 업무에 종사할 근로자에 대하여 배치예정업무에 대한 적합성 평가를 위하여 사업주가 실시하는 건강진단을 말한다(산업안전보건법 제130조 제2항). ※ 배치전 건강진단 실시의 면제(산업안전보건법 시행규칙 제203조) 다음의 어느 하나에 해당하는 경우에는 배치전 건강진단을 실시하지 아니할 수 있다. 1. 다른 사업장에서 해당 유해인자에 대하여 다음의 어느 하나에 해당하는 건강진단을 받고 6개월이 지나지 아니한 근로자로서 건강진단 결과를 적은 서류(이하 "건강진단개인표"라 한다) 또는 그 사본을 제출한 근로자 • 배치전 건강진단 • 배치전 건강진단의 제1차 검사항목을 포함하는 특수건강진단, 수시건강진단 또는 임시건강진단 • 배치전 건강진단의 제1차 검사항목 및 제2차 검사항목을 포함하는 건강진단 2. 해당 사업장에서 해당 유해인자에 대하여 제1호의 어느 하나에 해당하는 건강진단을 받고 6개월이 지나지 아니한 근로자

CHAPTER

5

환경보건

안심Touch

31 고온 환경에서 작업할 때 일어나기 쉬운 생리적 변화와 관계없는 것은?

☑ 확인
Check!

○
△
✕

① 근육의 경련
② 염분의 손실
③ 발한정지에 의한 피부건조
④ 참호족염

참호족염, 동창, 동상 등은 이상저온시 발생하는 작업병이다.

⎾ 심화 **Tip** ⏋

건강장해 발생 근로자의 응급조치 요령

유 형	발생원인	주요증상 및 소견	응급조치
열경련	• 발한에 의한 탈수와 염분의 손실 • 식염수 보충 없이 물만 많이 마실 때 발생	• 근육경련(30초 또는 2~3분 동안 지속) • 현기증, 이명, 두통, 구토 등 호소 • 정상체온(36.5℃)	• 0.1% 식염수 공급 • 경련발생 근육 마사지
열탈진 (열쇠약증)	• 고온 작업시 체내수분 및 염분손실 • 고온작업을 떠나 2~3일 쉬고 다시 돌아올 때 많이 발생 • 비타민 B1의 결핍에 의한 만성적 열중증	• 피로감, 현기증, 식욕감퇴, 구역, 구토, 근육경련, 실신 등 • 체온 38℃ 이상	• 서늘한 장소로 옮겨 안정 • 0.1% 식염수 공급 • 가능한 빨리 의사의 진료를 받도록 조치 • 비타민 B1 공급
열사병	• 뇌막혈관의 충혈과 뇌온 상승으로 체온중추신경 장애 발생(체온조절 장해) • 고온다습한 환경에 갑자기 폭로될 때 발생	• 현기증, 오심, 구토, 발한정지에 의한 피부건조, 허탈, 혼수상태, 헛소리 등 • 체온 40℃ 이상	• 환자의 옷을 시원한 물로 흠뻑 적심 • 선풍기 등으로 시원하게 해줌 • 의식에 이상 있으면 즉시 병원 응급실로 후송
열허탈증 (열피로, 열실신)	• 고열환경 폭로로 인한 혈관장해(저혈압, 뇌 산소 부족) • 말초혈관 혈액순환 부전으로 발생, 대뇌피질의 혈류량 부족이 주 원인	• 두통, 현기증, 급성 신체적 피로감, 실신 등	• 서늘한 장소로 옮긴 후 적절한 휴식 • 물과 염분을 섭취
열발진 (땀띠)	• 땀을 많이 흘려 땀샘의 개구부가 막혀 발생되는 땀샘의 염증	• 홍반성 피부 • 붉은 구진 발생 • 수포, 홍륜 발생	• 시원한 실내에서 안정 • 피부를 청결히 함

32 뇌온 상승으로 인한 것은?

① 일사병
② 열경련
③ 열사병
④ 열허탈증
⑤ 열발진

 해설 콕 ....

열사병은 뇌막혈관의 충혈과 뇌온 상승으로 체온중추신경장애를 발생(체온조절 장해)하는 병이다.

33 저기압 환경에서 나타날 수 있는 질병은?

① 고산병
② 잠수병
③ 피부암
④ 산소중독

해설 콕 ....

고산병은 저기압 환경, 즉 고산지대에서 작업을 하거나 고공비행시 대기압이 낮아서 발생하는 병이다.

┤ 심화 **Tip** ├

기압과 인체장해

저기압에 의한 인체장해	• 폐수종 • 저산소증 • 고산병
고기압에 의한 인체장해	• 치 통 • 부비강염(코에 이어져 있는 부비강에 고름이 괴는 병) • 부비강통(두개골에 생기는 통증) • 질소마취작용 • 고압신경증후군 • 산소중독

정답 31 ④ 32 ③ 33 ①   CHAPTER 05 | 환경보건 **241**

34 사람의 체온이 42℃ 이상이 되면 어떤 장해가 일어나는가?

① 피부의 염증　　　　　　　　　② 산소중독증
③ 신경조직의 기능마비　　　　　④ 호흡기계 질환

체온조절
1. **체온의 정상범위** : 36.1~37.2℃
2. **체온이상**
   • 42℃ 이상 : 불가역적 변화(신경조직의 기능마비)
   • 30℃ 이하 : 각 기관의 기능상실, 회복불능(임계직장온도)
3. **지적온도(최적온도)** : 체온조절의 가장 적절한 온도
4. **체온 조절** : 생산과 방산이 평형을 이루어야 정상체온 유지
   • 열생산(화학적 조절) : 열생산은 골격근(59.5%), 간장(21.9%), 신장(4.4%), 심장(3.6%), 호흡(2.8%), 기타
   • 열방산 : 피부(87.5%), 폐(7.2%), 호기(3.5%), 대소변(1.8%)

35 유기용제의 특성 중 틀린 것은?　　　　　　　　　　　　　　　　　　Ⅰ전남 9급 2011

① 인체 내에서 대사과정을 거침으로써 배설이 용이하다.
② 벤젠은 생체적 전환을 통해 독성이 증가된다.
③ 톨루엔은 생체적 전환을 통해 독성이 감소된다.
④ 신경조직 중에서 뇌와 간과 같은 지방질이 높은 부분은 쉽게 축적된다.

종류에 따라서 완전하게 대사되는 유기용제도 있고, 전혀 대사가 되지 않는 것도 있다. 대사과정에 따라서 유기용제의 독성이 결정된다. 상당수의 유기용제는 알코올 분해에 관여하는 알코올탈수소효소와 알데히드탈수소효소에 의하여 대사되므로, 여러 유기용제와 알코올이 서로 경쟁적으로 대사된다. 호흡기를 통해서 원래 흡수된 형태 그대로 배설되거나, 체내에서 대사되어 소변으로 배설되는 것이 가장 중요한 배출경로이다.
② 벤젠은 유기용제뿐만 아니라 담배연기, 자동차 및 공장의 매연에도 포함되어 있으며, 생체적 전환을 통해 독성이 증가된다.
③ 톨루엔은 유기용제 중에 가장 많이 사용되기 때문에 일반적인 유기용제 중독이라면 톨루엔 중독을 말한다. 톨루엔에 의한 중독은 주로 신경독성 증상을 나타난다. 생체적 전환을 통해 독성이 감소된다.
④ 유기용제는 지용성이 강하므로 체내에서는 지방성분이 많은 지방조직 신경계 간과 뇌 등에 쉽게 축적되어 분포한다.

유기용제

용질의 성상을 변화시키지 않고 다른 물질을 균일하게 녹여서 용액을 만드는 물질을 용제라 하며, 유기용제란 용제로 사용할 수 있는 유기화합물을 말한다.

36 다음 전리방사선 중 인체의 투과력이 가장 약한 것은?

┃ 서울시 9급 2017

① 알파선   ② 베타선

③ 감마선   ④ 엑스선

 해설 콕 ....

알파선은 매우 무겁기 때문에 인체의 투과력이 가장 약하다.

┤ 심화 **Tip** ├

전리방사선(세포나 분자를 파괴하는 방사선)의 유형

알파선 (α선)	• 중성자 2개와 양성자 2개로 구성된다. • 매우 무거워서 인체의 투과력이 가장 약하다. • 생체파괴력이 가장 강하다.
베타선 (β선)	• 투과력은 알파선과 감마선의 중간 정도이다. • 피부를 통과하지 못하지만 대신, 피부 표면에 방사선 화상을 일으킬 가능성이 높고, 나중에 암이나 피부병을 유발할 가능성이 높다.
중성자선	• 투과력이 알파선이나 베타선보다 크고 감마선과 비슷하다. • 인체를 구성하는 원자들이 중성자를 잘 흡수하고 방사성 동위원소를 몸에서 스스로 만들어 내므로 인체에 매우 위험하다.
엑스선 (X선)	원자들과 쉽게 반응을 하지 않는 X선의 특징을 이용하여, 일반의학과 치과 진단, 그리고 물체의 비파괴검사에서 이용된다.
감마선	투과력이 강한 특징으로 암세포 치료, 심근경색 등의 질병 진단, 식품 멸균 등 다양한 분야에서 활용된다.

37 방사선에 의한 생물학적 손상정도를 나타내는 전리방사선의 등가선량(equivalent dose) 단위는?

┃지방직 9급 2012

① Roentgen(R)　　　　　　　　② Sievert(Sv)
③ Gray(Gy)　　　　　　　　　④ Rad(Rd)

방사능 및 방사선의 단위 관계

구 분		새로운 단위	종래단위	환 산
방사능 단위		베크렐 Bq	큐리 Ci	1Ci = 3.7 × 10^{10}Bq 1Bq = 2.7 × 10^{-11}Ci
방사선량에 관한 단위	조사선량	쿨롱/킬로그램 C/kg	뢴트겐 R	1R = 2.58 × 10^{-4}C/kg 1C/kg = 3.88 × 10^{3}R
	흡수선량	그레이 Gy	라드 rad	1rad = 0.01Gy = 1cGy 1Gy = 100rad
	등가선량 유효선량	시버트 Sv	렘 rem	1rem = 0.01Sv = 1cSv 1Sv = 100rem

38 우리나라에서 가장 빈번한 직업병의 원인은?

① 소음성 난청　　　　　　　　② 심혈관질환
③ 진폐증　　　　　　　　　　④ 중금속 중독
⑤ 진동장해

일반적인 직업병에는 광부에게 나타나는 진폐증이나 소음이 심한 작업장에서 일하는 근로자에게 생기는 소음성 난청, 중금속이나 유기용제를 사용하는 근로자에게 나타나는 중독증이 있는데, 가장 빈번한 직업병은 진폐증이다.
※ 뇌·심혈관질환과 신체부담작업은 작업관련성 질병에 해당한다.

질병종류별 직업병 발생빈도(2016, 산업재해조사표)
진폐증 > 소음성 난청 > 특정화학물질 중독 > 유기화합물 중독 > 중금속 중독

39

공기 중에 먼지가 많으면 어떤 건강장애를 일으키는가?

① 진폐증
② 울 열
③ 저산소증
④ 군집독

> 해설 콕
>
> 진폐증
> 진폐증은 병을 일으키는 먼지의 성분에 따라 탄폐, 규폐, 석면폐, 베르륨폐, 활석폐, 알미늄폐, 면폐, 용접공폐 등으로 구분할 수 있다. 우리나라에서도 주로 직업병으로 많이 알려져 있고, 재해근로자의 대부분을 차지하고 있는 석탄광부폐증은 심각한 사회문제로까지 대두되었다.

40

광부가 쉽게 걸릴 수 있는 병은?

┃광주시 9급 2008

① 진폐증
② 잠함병
③ VDT증후군
④ 납중독

> 해설 콕
>
> 광부들은 진폐증 중 탄폐증에 많이 걸린다.

41

잠함병의 원인이 되는 물질은?

① 일산화탄소
② 이산화탄소
③ 오 존
④ 질 소
⑤ 산 소

> 해설 콕
>
> 잠함병이란 이상고압 환경에서의 작업으로 질소성분이 체조직, 특히 지방질에 들어가 질소 기포가 형성되어 체외로 배출되지 않음으로써 오는 질환을 의미하며, 감압병이라고도 한다.

42 잠함병에 관한 설명으로 옳지 않은 것은?

① 고압환경에서 작업하는 사람에게 잘 발생한다.
② 반신불수, 관절통, 마비증상이 있을 수 있다.
③ 체액 및 지방조직에서 질소 기포의 증가가 원인이다.
④ 고압환경에서 급감압 시에 잘 발생한다.
⑤ 고지거주지나 고산등반 시에 잘 발생한다.

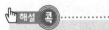

고지거주지나 고산등반 시에 잘 발생하는 병은 고산병이다.

43 이상저기압 현상과 관계없는 것은?

① 고산병
② 항공병
③ 잠함병
④ 고산등반
⑤ 저산소증

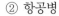

잠함병은 이상고압 환경에서 작업하는 사람에게 발생할 수 있는 직업병이다.

44 감압병(Decompression sickness)에 대한 설명으로 옳지 않은 것은? | 간호직 8급 2014

① 급격한 감압시 발생한다.
② 감압 과정에서 형성된 기포가 혈액 순환을 방해하거나 국소조직을 파괴한다.
③ 피부소양증, 근골격계 통증, 운동장해 등 다양한 증상을 나타낸다.
④ 치료 방법으로 재가압질소요법을 사용한다.

환자는 산소 및 재가압(고압 또는 고압산소)요법으로 치료한다. 모든 감압병 증상은 재가압요법이 손상
된 조직에 대한 정상적인 혈류와 산소 공급을 회복시켜 주므로 고압실(재압축 또는 산소공급실) 치료가
필요하다.

45 불량조명시 발생할 수 있는 직업병은?

① 구루병의 예방, 치료작용
② 창상의 살균작용
③ 피부암 유발
④ 안구진탕증 유발

해설 콕

사업장 조도가 적합하지 않으면 조명으로 인한 안정피로증, 근시, 안구진탕증, 백내장 등의 조명 장애가 발생할 수 있다.

안정피로증	조도 불량 상태에서 장시간 작업을 하여 시신경의 조절끈이 과도하게 사용되면서 눈 주변의 압박감, 통증, 두통, 시력감퇴 등의 증상이 나타나는 증상이다.
근 시	조도가 낮은 환경에서 미세 작업 또는 정밀 작업을 오래 하면 멀리 있는 것이 잘 안 보이는 근시를 유발할 수 있다.
안구진탕증	안구가 무의식적으로 떨리는 증상을 말하는데, 주로 탄광이나 막장에서 일하는 광부들에게서 발생한다.
백내장	수정체가 혼탁(불투명)해지는 증상으로, 불량조명, 영양 불량, 흡연, 직사광선에 장시간 노출 시에 발생한다.

46 손상(Injury)을 발생시키는 역학적 인자 3가지에 해당하지 않는 것은? ▮서울시 9급 2019

① 인적 요인
② 장애 요인
③ 환경적 요인
④ 매개체 요인

해설 콕

해던 매트릭스(Haddon matrix)
미국의 윌리엄 해던이 제시한 것으로, 손상을 발생시키는 역학적 인자를 인적(Host) 요인, 매개체(Agent) 요인, 환경적(Physical/Social environment) 요인의 3가지로 구분하고, 이를 손상 발생의 3단계 과정에 따라 표로 정리한 것이다.

42 ⑤ 43 ③ 44 ④ 45 ④ 46 ②

CHAPTER 05 | 환경보건 247

47 산업장에서 근무 중인 A씨가 아래와 같은 증상을 호소하였다면 의심되는 중독은?

○
△
✕

- 수면장애와 피로감
- 손 처짐(wrist drop)을 동반한 팔과 손의 마비
- 근육통과 식욕부진
- 빈 혈

① 납중독 ② 크롬중독
③ 수은중독 ④ 카드뮴중독

해설 콕

납중독의 초기증상은 수면장애와 피로감, 식욕부진, 변비, 복부팽만감이며, 더 진행되면 급성복통이 나타난다. 이와 함께 권태감, 불면증, 노이로제, 두통 등의 증상을 호소하며, 영양상태가 나빠져 얼굴빛이 창백해지고, 납빛 색을 띠게 된다. 잇몸에 납빛 색의 줄이 생기고, 손가락과 눈시울에 경련이 일어난다. 손과 팔에 마비가 오고, 관절통, 근육통 등 근육장애도 나타난다. 심각한 납중독은 용혈성 빈혈을 동반한다.

CHAPTER 06

모자보건

01 모자보건 일반

01 WHO에서 규정한 모자보건의 정의는?

① 전 여성과 사춘기 아동의 정신적·육체적 건강증진
② 임부의 정상 분만을 위한 산전간호
③ 건강한 자녀 출산, 양육을 위한 간호
④ 모성과 영유아의 신체적·정신적 건강증진을 위한 보건활동
⑤ 청년기 여성의 건강증진을 위한 보건활동

 해설 콕

세계보건기구(WHO)에 의하면 '모자보건'이란 '어머니와 자녀의 심신 건강을 유지하고 증진시키는 일과 건강 이상이 있을 경우에 도와주는 일 또는 그와 같은 일을 위한 활동'을 통틀어 이르는 말이다. 1952년 세계보건기구(WHO)의 모자보건전문분과위원회는 첫째, 임산부로 하여금 건강한 상태로 정상 분만을 하도록 하고 건강한 아기를 분만하여 적절한 육아의 기술을 배우도록 하며 둘째, 모든 아동들이 적절한 건강관리와 충분한 의료 혜택을 받으며 화목한 가정 분위기 속에서 자라도록 할 것을 중요한 과제로 제시하였다.

02 모자보건의 목적이 아닌 것은?

┃경기 9급 2003

① 효율적인 출산율 제한
② 모성의 생명과 건강보호
③ 건전한 자녀의 출산과 양육도모
④ 임산부와 영유아의 정신적·신체적 건강유지

모자보건의 목적

1. 모체와 영유아에게 보건의료서비스를 제공하여 모성(母性)의 생명과 건강을 보호한다.
2. 건전한 자녀의 출산과 양육을 도모한다.
3. 신체적 또는 정신적 건강과 정서적 발달을 유지·증진시킨다.
4. 유전적 잠재력을 최대로 발휘하여 국민보건의 발전에 기여한다.

03 국제기구의 모자보건과 관련된 기구는?

경기 9급 2004

① UNICEF
② UNESCO
③ WHO
④ UNEP

유니세프는 전세계 가난한 국가의 굶주리는 어린이를 위해 긴급 구호, 영양, 예방 접종, 식수 문제 및 환경 개선, 기초 교육 등에 힘쓰는 동시에, 여성을 돕기 위한 기금단체이다.

04 모자보건이 중요한 이유로 틀린 것은?

경기 9급 2004

① 치료 사업으로 얻는 효과가 크다.
② 다음 세대 인구 자질에 영향을 준다.
③ 건강에 취약한 대상이다.
④ 전체 국민의 다수를 차지한다.

모자보건의 중요성
• 영유아 및 모성의 인구가 <u>전체 인구의 60~70%를</u> 차지한다.
• 영유아는 국가와 사회에서 무한한 가능성을 지닌 고귀한 인적자원이며, 미래의 주인공이다.
• 임산부와 영유아들은 다른 연령층에 비하여 <u>건강에 취약한 대상</u>이므로 다른 연령층에 비해 쉽게 질병에 이환된다.
• 영유아기는 대부분의 지능발달이 이루어지는 시기이며, 영구적인 장애를 가져올 수도 있다.
• 예방 사업을 통해 효과를 극대화할 수 있다.
• 포괄적인 모자보건사업이 잘 받아들여진다.
• 모성과 아동의 건강은 <u>다음 세대의 인구자질에 영향</u>을 주므로 장기적인 효과가 있다.

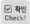

05 모자보건의 중요성에 대한 설명으로 거리가 먼 것은?

① 건강한 모성이 건강한 자녀를 낳게 된다.
② 건강관리상 모성과 영유아의 분리가 곤란하다.
③ 모자보건이란 모성보건과 어린이보건을 합친 개념이다.
④ 모성은 임신, 분만과 관련하여 성인병에 잘 걸린다.

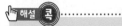

> 모성이 임신, 분만에 관련한 성인병에 걸릴 위험성이 높기 때문에 모자보건이 강조되는 것은 아니다.
> ① 건강한 모성이 건강한 아이를 출산할 수 있다는 점에서 인구자질 문제에 영향을 주므로 중요하다.
> ② 모성과 영유아의 분리가 곤란하여 '모자보건'이 강조된다.
> ③ 모자보건이란 모성과 소아(어린이)보건을 합친 개념이다.

06 「모자보건법」에 따른 모자보건 대상에 대한 정의로 가장 옳지 않은 것은? ㅣ 서울시 9급 2020

① "영유아"란 출생 후 6년 미만인 사람을 말한다.
② "모성"이란 임산부와 가임기(可姙期) 여성을 말한다.
③ "임산부"란 임신 중이거나 분만 후 8개월 미만인 여성을 말한다.
④ "신생아"란 출생 후 28일 이내의 영유아를 말한다.

> "임산부"란 임신 중이거나 분만 후 6개월 미만인 여성을 말한다(모자보건법 제2조 제1호).

07 「모자보건법」상의 용어정의 중 바른 설명은?

① 영유아란 출생 후 3년 미만자를 말한다.
② 미숙아란 임신 37주 미만의 출생아 또는 출생시 체중이 2,500g 미만인 영유아이다.
③ 임산부란 임신 중에 있는 여자를 말한다.
④ 신생아란 출생 후 30일 미만의 영유아를 말한다.
⑤ 보조생식술이란 생식선을 제거하지 아니하고 생식할 수 없게 하는 수술을 말한다.

「모자보건법」상의 용어 정의

임산부	임신 중이거나 분만 후 6개월 미만인 여성
모 성	임산부와 가임기(可姙期) 여성
영유아	출생 후 6년 미만인 사람
신생아	출생 후 28일 이내의 영유아
미숙아	• 신체의 발육이 미숙한 채로 출생한 영유아 • 임신 37주 미만의 출생아 또는 출생시 체중이 2,500g 미만인 영유아로서 보건소장 또는 의료기관의 장이 임신 37주 이상의 출생아 등과는 다른 특별한 의료적 관리와 보호가 필요하다고 인정하는 영유아

선천성
이상아
	• 선천성 기형(奇形) 또는 변형(變形)이 있거나 염색체에 이상이 있는 영유아
	• 보건복지부장관이 선천성 이상의 정도·발생빈도 또는 치료에 드는 비용을 고려하여 정하는 선천성 이상에 관한 질환이 있는 영유아
	  – 선천성 이상으로 사망할 우려가 있는 영유아
	  – 선천성 이상으로 기능적 장애가 현저한 영유아
	  – 선천성 이상으로 기능의 회복이 어려운 영유아

인공임신중절 수술	태아가 모체 밖에서는 생명을 유지할 수 없는 시기에 태아와 그 부속물을 인공적으로 모체 밖으로 배출시키는 수술
모자보건사업	모성과 영유아에게 전문적인 보건의료서비스 및 그와 관련된 정보를 제공하고, 모성의 생식건강(生殖健康) 관리와 임신·출산·양육 지원을 통하여 이들이 신체적·정신적·사회적으로 건강을 유지하게 하는 사업
산후조리업	산후조리 및 요양 등에 필요한 인력과 시설을 갖춘 곳(산후조리원)에서 분만 직후의 임산부나 출생 직후의 영유아에게 급식·요양과 그 밖에 일상생활에 필요한 편의를 제공하는 업(業)
난임(難姙)	부부(사실상의 혼인관계에 있는 경우를 포함)가 피임을 하지 아니한 상태에서 부부간 정상적인 성생활을 하고 있음에도 불구하고 1년이 지나도 임신이 되지 아니하는 상태
보조생식술	임신을 목적으로 자연적인 생식과정에 인위적으로 개입하는 의료행위로서 인간의 정자와 난자의 채취 등 보건복지부령으로 정하는 시술 • 남성의 정자를 채취 및 처리하여 여성의 자궁강 안으로 직접 주입하여 임신을 시도하는 자궁내 정자주입 시술 • 여성의 난자와 남성의 정자를 채취한 후 체외에서 수정 및 배양하여 발생한 배아를 여성의 자궁강 안으로 이식하여 임신을 시도하는 체외수정 배아이식술(체외수정시술)

CHAPTER **6** 모자보건

08 「모자보건법 시행령」상 모자보건사업에 관한 기본계획 수립 시에 포함되어야 할 사항을 모두 고른 것은?

┃간호직 8급 2014 변형

☑ 확인
Check!
○
△
✕

> ㄱ. 임산부 · 영유아 및 미숙아 등에 대한 보건관리와 보건지도
> ㄴ. 인구조절에 관한 지원 및 규제
> ㄷ. 모자보건에 관한 교육 · 홍보 및 연구
> ㄹ. 모자보건에 관한 정보의 수집 및 관리

① ㄱ
② ㄱ, ㄴ
③ ㄴ, ㄷ
④ ㄱ, ㄴ, ㄷ, ㄹ

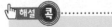 해설 콕 ....

모자보건사업에 관한 기본계획의 수립(모자보건법 시행령 제2조)
보건복지부장관이 수립하는 모자보건사업에 관한 기본계획에는 다음의 사항이 포함되어야 한다.
1. 임산부 · 영유아 및 미숙아 등에 대한 보건관리와 보건지도
2. 인구조절에 관한 지원 및 규제
3. 모자보건에 관한 교육 · 홍보 및 연구
4. 모자보건에 관한 정보의 수집 및 관리

09 모자보건의 대상과 범위에 대한 설명으로 옳지 않은 것은?

☑ 확인
Check!
○
△
✕

① 광의의 모성이란 15~49세의 생산연령층을 말한다.
② 광의의 모성이란 초경에서 폐경기에 이르는 모든 여성을 말한다.
③ 협의의 모성이란 임신, 분만, 수유기의 여성만을 말한다.
④ 모성의 대상은 전체인구 중 모든 여성을 말한다.
⑤ 협의의 자녀란 6세 미만의 영유아를 말한다.

 해설 콕 ....

모자보건의 대상과 범위
1. **모성보건의 대상** : 가임기 여성 및 임신, 분만, 수유하는 기간의 여성을 말한다.
   • 넓은 의미로서 모성보건관리의 대상 : 2차 성징이 나타나는 시기로부터 폐경기에 이르는 시기의 15~49세까지를 말한다.
   • 좁은 의미로서 모성보건관리의 대상 : 20~40세의 여성으로 임신, 분만, 수유기의 여성을 말한다.
2. **영유아보건의 대상** : 6세까지의 유아를 말한다.

10 의사가 본인과 배우자의 동의를 얻어서 인공임신중절수술을 할 수 있는 경우가 아닌 것은?

┃서울시 9급 의료직 2005

① 법률상 혼인할 수 없는 혈족 또는 인척 간에 임신된 경우
② 본인 또는 배우자가 감염성 질환이 있는 경우
③ 강간 또는 준강간에 의하여 임신된 경우
④ 배우자가 사망한 경우
⑤ 본인 또는 배우자가 우생학적 또는 유전학적 정신장애나 신체질환이 있는 경우

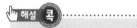

인공임신중절수술의 허용한계(모자보건법 제14조)
① 의사는 다음 각 호의 어느 하나에 해당되는 경우에만 본인과 배우자(사실상의 혼인관계에 있는 사람을 포함한다)의 동의를 받아 인공임신중절수술을 할 수 있다.
  1. 본인이나 배우자가 대통령령으로 정하는 우생학적(優生學的) 또는 유전학적 정신장애나 신체질환이 있는 경우
  2. 본인이나 배우자가 대통령령으로 정하는 전염성 질환이 있는 경우
  3. 강간 또는 준강간(準强姦)에 의하여 임신된 경우
  4. 법률상 혼인할 수 없는 혈족 또는 인척 간에 임신된 경우
  5. 임신의 지속이 보건의학적 이유로 모체의 건강을 심각하게 해치고 있거나 해칠 우려가 있는 경우
② 제1항의 경우에 <u>배우자의 사망·실종·행방불명, 그 밖에 부득이한 사유로 동의를 받을 수 없으면 본인의 동의만으로 그 수술을 할 수 있다.</u>
③ 제1항의 경우 본인이나 배우자가 심신장애로 의사표시를 할 수 없을 때에는 그 친권자나 후견인의 동의로, 친권자나 후견인이 없을 때에는 부양의무자의 동의로 각각 그 동의를 갈음할 수 있다.

01 건강수준이나 특성을 나타내는 수량적인 척도는 무엇이라 하는가?

① 병원지표　　　　　　　　② 건강지표
③ 의료관리지표　　　　　　④ 출산력지표

> 보건지표란 인간의 건강상태뿐만 아니라 이와 관련된 제반 사항 즉 보건정책, 보건의료제도, 보건의료자
> 원, 환경, 인구 규모와 구조, 보건에 대한 의식 및 가치관 등에 대한 전반적인 수준이나 특성을 나타내는
> 척도이다. 그리고 건강지표란 인간의 건강수준이나 특성을 나타내는 수량적인 척도로 보건지표보다는
> 축소된 개념이다.

02 좁은 뜻의 모성보건 관리에 해당되는 범위는?　　　　　　　　　　┃서울시 9급 2005

① 어머니의 건강관리
② 임신, 분만, 산욕의 건강관리
③ 전 여성 상대의 건강관리
④ 분만시 건강관리
⑤ 임신가능여성 인구의 건강관리

모성의 정의

넓은 의미의 모성관리	임신을 할 수 있는 여성, 초경을 시작한 여성에서부터 폐경에 이르기까지의 모든 여성(15~49세 여성)의 건강관리
좁은 의미의 모성관리	임신, 분만, 산욕기, 수유 중인 여성의 건강관리

03 영유아기 성장발육지표로 가장 중요한 것은?

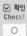

① 체 중　　　　　　　　② 신 장
③ 흉 위　　　　　　　　④ 두 위
⑤ 천문의 폐쇄

신장과 체중이 성장발육지표로 중요한데, 그 중에서도 체중이 더 중요하다.
- **신장** : 출생시 평균 약 50cm이며, 만 1세가 되면 출생 시의 1.5배가 된다.
- **체중** : 출생시 평균 약 3.3kg이며, 만 1세가 되면 출생 시의 약 3배가 된다.

04 모성사망의 발생 원인으로 가장 관련이 적은 것은?

① 기생충
② 임신중독증
③ 자궁 외 임신과 유산
④ 산욕열

모성사망의 원인
임신중독증, 출산 전후의 출혈, 자궁 외 임신과 유산, 조산, 사산, 산욕열

05 한 지역사회나 국가의 보건수준을 나타낼 수 있는 가장 대표적인 지표는?

① 평균수명
② 질병이환율
③ 영아사망률
④ 모성사망률

영아사망률
영아는 환경악화나 비위생적인 환경에 가장 예민한 시기이므로 영아사망률을 지역사회의 보건수준을 나타내는 가장 대표적인 지표로 삼고 있다.

06 주산기사망률 공식에서 분자에 해당하는 것은?

┃경기 9급 2003

① 1세 미만 사망자
② 4주 미만 사망자
③ 4주 이상~1세 미만 사망자
④ 임신 28주 이상~생후 1주 미만의 사망자

어느 해의 임신 28주 이후의 사산아수와 생후 7일 미만의 초생아 사망아수가 그 해의 총 출산아수에 대해 차지하는 비율이다.

$$주산기사망률 = \frac{임신\ 28주\ 이후의\ 사산아수 + 생후\ 1주\ 미만의\ 사망아수}{연간\ 총\ 출산아수} \times 1,000$$

07 인구통계지표에 대한 설명으로 옳은 것은?

ㅣ간호직 8급 2014

① 세계보건기구(WHO)는 주산기사망률, 비례사망지수와 영아사망률을 국가간 건강수준을 비교할 수 있는 지표로 제시하고 있다.
② 주산기사망률은 연간 출생아수 중 생후 7일 이내의 사망자수를 나타내는 지표로서 그 값이 클수록 해당지역의 건강수준이 낮음을 의미한다.
③ 비례사망지수는 연간 총 사망자수 중 50세 이상 사망자수를 표시한 지수로서 그 값이 클수록 해당 지역의 건강수준이 높음을 의미한다.
④ 영아사망률은 영아사망과 신생아사망을 비교하는 지표로서 그 값이 1에 가까울수록 해당 지역의 건강수준이 높음을 의미한다.

① WHO에서 권장하는 보건지표로 조사망률, 평균수명, 비례사망지수를 제시하고 있다.
② 임신 8개월(28주) 이후부터 출생 7일 미만의 사망(신생아사망)을 뜻한다.
④ α-index에 대한 설명이다.

08 2017년 영아사망자수가 10명이고 신생아사망자수가 5명일 때 당해연도 α-index 값은?

ㅣ서울시 9급 2018

① 0.2
② 0.5
③ 1
④ 2

$$\alpha\text{-index} = \frac{영아사망자수}{신생아사망자수} = \frac{10}{5} = 2(값이\ 클수록\ 환경상태가\ 불량하다는\ 의미)$$

09 다음 중 영아사망과 신생아사망 지표에 대한 설명으로 옳은 것은?

┃서울시 9급 2016

① 영아후기사망은 선천적인 문제로, 예방이 불가능하다.

② 영아사망률과 신생아사망률은 저개발국가일수록 차이가 적다.

③ α-index가 1에 가까울수록 영유아 보건수준이 낮음을 의미한다.

④ 영아사망은 보건관리를 통해 예방 가능하며, 영아사망률은 각 국가 보건수준의 대표적 지표이다.

> **해설 콕** ....
>
> ① · ④ 영아후기사망률은 신생아사망률에 비해 생물학적 원인보다 환경적 요인에 의해 많이 좌우된다. 호흡기와 위장계통의 감염이 대부분으로 열악한 위생상태, 오염된 식수공급, 과밀, 감염 노출, 변덕스러운 기후 등 부적절한 환경상태와 관련이 있다. 따라서 그 국가의 경제적, 사회적 수준을 반영하는 자료라고 볼 수 있다.
>
> ② 신생아사망률은 주로 선천적인 원인에 의한 것이므로 선진국이나 후진국이나 큰 차이가 없다. 그러나 영아사망률은 후천적인 환경적 요인이 크게 작용하므로 선진국은 영아사망률이 낮은 반면 후진국일수록 수치가 높게 나타난다. 따라서 영아사망률과 신생아사망률은 저개발국가일수록 차이가 크고, 선진국일수록 차이가 적게 된다.
>
> ③ α-index = 영아사망수 ÷ 신생아사망수
> α-index는 보건수준을 평가하는 보건지표로 이용되며 그 값이 1.0에 가까울수록 보건수준이 높다. α-index는 1보다 작을 수 없다.

> ┤ **심화 Tip** ├
>
> **영아사망률**
> 출생 후 1년 이내(365일 미만) 사망자수를 해당 연도의 출생아수로 나눈 수치를 1,000분비로 나타낸 것으로 국제적으로 국민보건수준을 가늠하는 중요한 지표로 사용된다.
> ※ **생존기간별 구분** : 신생아(0~27일), 신생아 후기(28~364일), 영아(0~364일)

10 모자보건사업의 지표에 대한 설명으로 옳은 것은?

┃간호직 8급 2016

① α-index는 해당 연도의 영아사망수와 모성사망수의 비를 나타낸 값이다.

② 영아사망률은 해당 연도의 출생아 수 1,000명에 대하여 동일 기간에 발생한 1세 미만의 사망아수를 나타낸 값이다.

③ 주산기사망률은 해당 연도의 총 출생아수에 대하여 동일 기간의 임신 12주 이후의 태아 사망수와 생후 28일 미만의 신생아사망수를 나타낸 값이다.

④ 모성사망률은 해당 연도의 출생아수에 대하여 동일 연도 임신기간 동안 사망한 여성 전체 수를 나타낸 값이다.

안심Touch

① α-index = 영아사망수 ÷ 신생아사망수
③ 어느 지역의 보건상태의 지표가 되는 임신 8개월(28주) 이후부터 출생 7일 미만의 사망(신생아사망)
을 뜻한다.
④ 임신 또는 분만 후 42일 이내에 발생한 여성사망자수를 해당 연도의 가임기(15세~49세) 여성의 연앙
인구로 나눈 수치를 100,000분비로 표시한 것이다.

11 α-index에 대한 설명 중 옳은 것은?

보건복지부 9급 2002

가. 영아사망수 ÷ 신생아사망수를 말한다.
나. 선진국은 대략 0.7~0.8 정도이다.
다. 1에 가까울수록 보건상태가 나은 것이다.
라. 1보다 작을 수 없다.

① 가, 나, 다 　　　　　　　　② 가, 다, 라
③ 나, 라 　　　　　　　　　　④ 가, 나
⑤ 가, 나, 다, 라

α-index

$$\alpha\text{-index} = \frac{\text{영아사망수}}{\text{신생아사망수}}$$

영아사망률과 신생아사망률의 비교는 보건수준의 지표 분석으로 쓰이며, 1.0에 가까울수록 보건수준이
높다. α-index는 1보다 작을 수 없다.

12

2016년도 신생아 및 영아사망수를 나타낸 표에서 알파인덱스(α-index)를 비교할 때, 건강 수준이 가장 높은 경우는?

ㅣ간호직 8급 2017

사망수(명) \ 구 분	A	B	C	D
신생아사망수	5	5	10	10
영아사망수	10	6	15	11

① A ② B
③ C ④ D

해설 콕

α-index는 영아사망률과 신생아사망률을 비교할 때 보건수준의 지표 분석으로 쓰이며 1.0에 가까울수록 보건수준이 높다.

① $A = \dfrac{10}{5} = 2$

② $B = \dfrac{6}{5} = 1.2$

③ $C = \dfrac{15}{10} = 1.5$

④ $D = \dfrac{11}{10} = 1.1$

13

아래의 인구통계 자료로 알 수 있는 지역 A의 특성은?

ㅣ서울시 간호직 8급 2016

〈지역 A의 인구통계 자료〉
- α-index : 1.03
- 유소년부양비 : 18.9
- 노령화지수 : 376.1
- 경제활동연령인구비율 : 52.7

① 노인 부양에 대한 사회적 대책과 전략이 요구된다.
② 지역사회의 영아사망 및 모성사망 감소에 대한 요구가 높다.
③ 고출생 저사망으로 인한 인구억제 및 가족계획 정책이 요구된다.
④ 근대화 과정의 초기로서 사망률 저하를 위한 환경개선사업이 요구된다.

노령화지수는 유소년인구 0~14세 인구 100명당 65세 이상 인구비율을 뜻하며, 노령화지수가 매우 높으므로 노인 부양에 대한 사회적 대책과 전략이 요구된다.

② α-index는 영아사망 중 신생아사망이 차지하는 비중으로, 지수가 1에 가까울수록 영아사망의 대부분이 어떤 방법으로 살릴 수 없는 신생아사망인 것을 의미하며, 그 지역의 건강수준이 높다고 본다. 그러므로 이 지수의 값이 커질수록 보건수준이 나쁜 것으로 영아사망 원인에 대한 예방대책의 수립 및 시행이 필요한 상태인 것으로 판단한다.

③ 생산연령인구 100명당 유소년 인구를 유소년부양비라 하고, 18.9로 유소년인구가 매우 적어 인구감소 우려가 있으므로 인구증가 정책이 요구된다.

④ α-index가 커지면 신생아기 이후의 사망수가 높은 것이므로 환경상태가 불량하다는 것을 의미하며, 1.0에 가까울수록 보건수준이 높다. 지수가 1.03이므로 환경이 잘 개선된 선진국에 가깝다고 볼 수 있다.

─┤ 심화 Tip ├─

용어해설
- **부양비** : 인구를 연령기준으로 크게 유소년(0~14세)인구, 생산연령(15~64세) 및 노년(65세 이상)인구로 구분된다. 생산연령인구 100명당 유소년인구를 유소년부양비라 하고, 노년인구를 노년부양비라고 한다. 이 두 가지 부양비의 합을 총 부양비라고 하여 인구의 부양부담 정도를 분석하는 지표로 사용한다.
- **경제활동인구** : 만 15세 이상 인구 중 조사대상 기간 동안 상품이나 서비스를 생산하기 위하여 실제로 수입이 있는 일을 한 취업자와 일을 하지 않았으나, 그 일을 즉시하기 위하여 구직활동을 한 실업자를 말한다.

14 건강지표에 대한 설명으로 옳은 것은?

간호직 8급 2015

① 한 명의 가임기 여성이 일생 동안 모두 몇 명의 아이를 낳는가를 나타내는 지수를 일반출산율이라고 한다.

② 지역사회의 건강수준을 평가할 수 있는 지표로는 영아사망률, 질병이환율, 기대위험도가 있다.

③ 비례사망지수가 높다는 것은 건강수준이 낮음을 말한다.

④ 선진국의 경우 영아사망의 2/3 정도가 신생아기에 발생하며, 개발도상국에서는 신생아기 이후에 더 발생한다.

선진국의 경우 영아사망의 2/3 정도가 신생아기에 발생하는데, 이는 고유질환에 의한 것이기 때문이며, 이후에는 환경수준이나 의료수준이 높기 때문에 사망률이 급감하는 반면 개발도상국에서는 환경악화나 비위생적인 생활환경 때문에 신생아기 이후에 더 많은 사망자가 발생한다.
① 일반출산율은 연간 총 출생아수를 해당 연도의 15~49세 가임기 여성 인구로 나눈 수치를 1,000분율로 나타낸 것이다.
② 지역사회의 건강수준을 평가할 수 있는 지표는 영아사망률, 비례사망지수, 평균수명이다.
③ 비례사망지수란 총 사망수에 대한 50세 이상의 사망수를 백분율로 표시한 지수이다. 비례사망지수가 낮은 경우는 낮은 평균수명 때문이며, 비례사망지수 값이 크다는 것은 건강수준이 높고 장수 인구가 많다는 것을 의미한다.

15 사망지표 중 분모가 출생아수가 아닌 것은?

┃제주 9급 2008

① 영아사망률

② 신생아사망률

③ 모성사망률

④ 초생아사망률

모성사망률
임신 또는 분만 후 42일 이내에 발생한 여성 사망자 수를 해당 연도의 가임기(15~49세) 여성의 연앙인구로 나눈 수치를 100,000분비로 표시한 것이다.

$$모성사망률 = \frac{해당\ 연도\ 모성사망자\ 수}{해당\ 연도\ 가임기\ 여성의\ 연앙인구} \times 100,000$$

16 연간 총 출생아수와 총 사산아수를 합하여 분모로 하는 지표는?

① 보통출생률

② 영아사망률

③ 사산율

④ 모성사망률

사산율은 출생아수와 사산아수를 합한 분만아수(출산아수) 1,000명에 대한 사산아수로 나타낸다. 한편 주산기사망률은 임신 28주 이후의 사산아수와 생후 7일 미만의 초생아 사망수를 합한 수를 총 출산아수 1,000명에 대한 비율로 나타낸다.

17 임산부 기형아 출산을 유발하는 요인이 아닌 것은?　　　　　　　|경기 9급 2004

① 유전적 요인　　　　　　　　　　② 심장질환
③ 담배, 흡연　　　　　　　　　　　④ 방사선

해설 콕

선천성 기형아 출산의 고위험군
- 만 나이가 35세 이상인 임산부
- 이전에 염색체 이상이나 기형인 아이를 출산한 임산부
- 부모 중 어느 쪽에라도 염색체 이상이 있는 경우
- 가까운 가족 중 다운증후군 같은 염색체 이상이 있는 경우
- 부모 혹은 근친 중에서 혈우병, 진행성, 근위축증 등의 유전질환을 가지고 있는 경우
- 이전 임신에서 원인을 알 수 없는 사산아를 분만한 경우
- 임신 중 산모가 풍진, 매독, 독소플라즈마증 등의 감염병을 앓은 경우
- 임신 중 태아기형을 유발하는 것으로 알려진 약을 복용한 경우
- 산모가 당뇨, 알코올중독, 간질 등의 만성질환을 가지고 있는 경우
- 임신 중반 시행한 알파태아단백검사(이른바 기형아검사)에서 비정상으로 나온 경우
- 방사선에 노출되거나 임신 중 담배, 흡연을 한 경우

심화 Tip

선천성 기형의 종류
- **유전** : 터너증후군, 크리네휄터증후군, 말환증후군, 몽고증
- **태아감염** : 백내장, 선천성 심장병, 수두증
- **임산부 질병** : 무뇌아, 선천성 심장병
- **약물** : 심부전증, 척추 대퇴골 이상, 사지 이상
- **다인자성 원인** : 토순, 구개열, 무뇌증, 선천성 심장질환, 수두증, 신발육부전

---

18 임신 초기에 감염시 기형아의 원인이 되는 것은?　　　　　　|보건복지부 9급 2004

가. 매 독	나. B형간염
다. 풍 진	라. AIDS
마. 유행성이하선염	

① 가, 나, 다　　　　　　　　　　② 가, 다
③ 가, 나, 다, 라　　　　　　　　④ 나, 라
⑤ 가, 나, 다, 라, 마

 해설 콕

임신 중 산모가 풍진, 매독, 독소플라즈마증 등의 감염병을 앓은 경우에 기형아가 발생할 확률이 높다.

19 임신 초기에 이환되면 태아에게 영향을 주는 질병은?

① 홍 역   ② 풍 진
③ 수 두   ④ 백일해
⑤ 콜레라

> 풍진은 독일홍역이란 의미를 가지며, 바이러스성 질환으로 임산부에 감염되면 경태반 감염되어 태아에
> 영향을 준다.

20 다음 중 태반감염하는 것은? |경기 의료기술직 9급 2003

① AIDS, B형간염, 풍진
② 홍역, 풍진, AIDS
③ 탄저, AIDS, 풍진
④ 탄저, 홍역, 풍진

> **태반감염**
> 풍진, 수두, 헤르페스 감염증, 톡소플라즈마, 거대세포 바이러스 감염, 매독, 에이즈, B형간염 등

21 다음 중 모성사망의 원인은? |보건복지부 9급 2003

가. 임신중독증	나. 출 혈
다. 산욕열	라. 자궁암

① 가, 나, 다   ② 가, 다
③ 나, 라   ④ 가, 다, 라
⑤ 가, 나, 다, 라

모성사망이란 임신기간 또는 부위와 관계없이 우연 또는 우발적인 원인이 아니라, 임신 또는 그 관리에 관련되거나, 그것에 의해 악화된 어떤 원인으로 인하여 임신 중 또는 분만 후 42일 이내에 발생한 사망을 말한다.
모성사망의 원인으로는 산과적 색전증(갑작스러운 심혈관계 허탈, 의식상태 변화, 응고장애 등을 특징으로 하는 치명적인 산과질환), 심혈관계 합병증, 감염, 산과적 출혈, 임신성 고혈압성 질환(임신중독증), 산욕열 등이 있다.

─┤ 심화 **Tip** ├─

우리나라 모성사망의 원인(3대)
1. 단백뇨 및 고혈압성 질환(임신중독증, 자간증)
2. 분만 후 출혈성 질환
3. 산과적 색전증

22 **모성사망에 대한 다음 설명 중 틀린 것은?**

① 임신 분만 산욕기간 중 특별한 질병으로 인한 사망이다.
② 모성사망을 줄이기 위해서는 산전관리가 가장 중요하다.
③ 산후조리원이 모성사망을 예방할 수 있다.
④ 모성사망의 가장 큰 원인은 출혈이다.

모성사망이란 임신기간 또는 부위와 관계없이 우연 또는 우발적인 원인이 아니라, 임신 또는 그 관리에 관련되거나, 그것에 의해 악화된 어떤 원인으로 인하여 임신 중 또는 분만 후 42일 이내에 발생한 사망을 말한다. 산후조리원은 모성사망을 예방할 수 없다.

23 **임신부에게는 평상시 성인여자보다 몇 kcal의 열량을 더 공급해야 하는가?**

① 100kcal
② 300kcal
③ 500kcal
④ 700kcal

임신 중에는 평상시 성인여자보다 약 300kcal의 열량이 더 소요되며, 수유기에는 약 700kcal를 더 공급하여야 한다.

24 임신중독의 3대 증상은?

가. 단백뇨	나. 부 종
다. 고혈압	라. 빈 혈

① 가, 나, 다   ② 가, 나, 라
③ 나, 다, 라   ④ 가, 나, 다, 라

- 임신중독증의 3대 증상 : 부종, 고혈압, 단백뇨
- 임신중독증의 3대 요인 : 단백질 부족, 티아민 부족, 빈혈

25 임신 3개월 이내에 감염되면 기형아 분만율이 높은 질병은?

① 풍 진   ② 파상풍
③ 콜레라   ④ 성홍열

임신 초기에 풍진에 걸리면 기형아의 분만율이 높기 때문에 임신전 풍진 예방접종을 하는 것이 중요하다. 임신전 정기검진의 주기는 임신전 7개월까지는 4주에 1회, 8~9개월에는 2주에 한 번, 마지막 달에는 매주 받는 것이 이상적이다.

26 정기건강진단 실시기준으로 틀린 것은?

① 출생 28일 신생아, 1주에 2회
② 임신 28주까지, 4주마다 1회
③ 출생 후 1~5년, 매 6월 1회
④ 분만의료기관 퇴원 후 미숙아나 선천성 이상아, 7일 이내 1회

 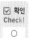

해설 콕

임산부·영유아 및 미숙아 등의 정기건강진단 실시기준(모자보건법 시행규칙 별표 1)

구 분	실시기준
임산부	가. 임신 28주까지 : 4주마다 1회 나. 임신 29주에서 36주까지 : 2주마다 1회 다. 임신 37주 이후 : 1주마다 1회 라. 특별자치시장·특별자치도지사 또는 시장·군수·구청장은 임산부가 「장애인복지법」에 따른 장애인인 경우, 만 35세 이상인 경우, 다태아를 임신한 경우 또는 의사가 고위험 임신으로 판단한 경우에는 가목부터 다목까지에 따른 건강진단 횟수를 넘어 건강진단을 실시할 수 있다.
영유아	가. 신생아 : 수시 나. 영유아 　1) 출생 후 1년 이내 : 1개월마다 1회 　2) 출생 후 1년 초과 5년 이내 : 6개월마다 1회
미숙아 등	가. 분만의료기관 퇴원 후 7일 이내에 1회 나. 1차 건강진단시 건강문제가 있는 경우에는 최소 1주에 2회 다. 발견된 건강문제가 없는 경우에는 제2호의 영유아 기준에 따라 건강진단을 실시한다.

27 임신부의 산전관리 횟수이다. 다음 중 바르지 않은 것은?

☑ 확인
Check!
○
△
✕

① 임신 7개월 – 월 2회
② 임신 8, 9개월 – 월 2회
③ 임신 10개월 – 주 1회
④ 임신 6개월 – 월 1회

 해설 콕

임신 7개월 – 월 1회

28 다음 중 모유의 장점과 관련이 없는 것은?

☑ 확인
Check!

○
△
✕

① 감염억제 ② 정서의 안정
③ 배란억제 ④ 인공능동면역

 해설 콕 ···

모체(태반, 모유)를 통해 <u>자연수동면역</u>을 획득한다.

┤심화 **Tip**├

모유의 장점
1. **영양적 우수성** : 모유의 영양소 조성은 아기에게 가장 이상적이며, 소화·흡수가 잘되어 설사, 변비, 구토 등을 일으키지 않는다.
2. **위생적** : 모유는 엄마로부터 아기에게 바로 먹일 수 있기 때문에 위생적이다.
3. **경제적** : 모유를 먹이면 분유, 수유기구를 구입하지 않아도 되므로 경제적이다.
4. **면역물질 풍부** : 모유에는 면역글로불린(Ig A)과 아기의 몸속에서 병균의 번식을 막아주는 락토페린이 분유보다 훨씬 많아 폐렴, 호흡기질환, 중이염으로부터 아기를 보호할 수 있다.
5. **알레르기 원인물질 부재** : 모유에는 신생아 알레르기의 주원인인 베타락토글로불린이 들어있지 않기 때문에 엄마 젖을 먹고 자란 아이는 알레르기 반응을 일으킬 확률이 낮다.
6. **예방주사로 인한 면역반응 감소** : 모유를 먹는 아기는 예방주사로 인해 면역반응이 일어날 때 모유 거부 반응이 일어나지 않게 되어 분유를 먹은 아기에 비해 덜 앓고 평소와 같이 먹게 된다.
7. **IQ, EQ 발달** : 모유에는 아기의 뇌와 중추신경계 발달에 필요한 성분인 DHA, 콜레스테롤, 락토스, 타우린이 풍부하여 아기의 IQ 발달을 돕는다. 또한, 아기가 심리적, 정서적으로 안정되게 되므로 아기의 EQ 발달에 도움을 주게 된다.
8. **빈혈예방** : 모유에 들어있는 철분은 분유보다 훨씬 흡수율이 높아 철분 결핍으로 인한 빈혈을 예방할 수 있다.
9. **비만예방** : 모유의 지방 비율은 아기의 성장과 함께 달라져 아기의 식욕 조절에 도움이 되므로, 모유를 먹음으로써 비만을 예방할 수 있게 된다.
10. **충치예방** : 아기가 엄마 젖을 빨 때는 젖을 깊이 물고 빨아 젖이 아기 입 속 중간 지점에서 흘러 들어가기 때문에 잇몸에 유즙이 닿을 확률이 거의 없어 충치가 예방된다.
11. **산모의 자궁수축을 도움** : 산모의 자궁수축을 도와주는 옥시토신이라는 호르몬이 분비되어 산후 회복이 빨라지고 몸매관리가 쉬워진다.
12. **산모의 체중조절을 도움** : 출산 후 엄마가 아기에게 젖을 먹이게 되면 모유를 생성하는데 500~650kcal/day가 필요하기 때문에 엄마의 몸속에 저장되어 있던 체지방을 사용하게 되어 체중 조절에 도움이 된다.
13. **산후우울증 등 예방** : 모유를 먹이면 산모의 정신건강에 도움을 주어 우울증에 걸릴 확률이 낮다. 또한 아기에게 젖을 먹인 여성은 유방암, 난소암, 자궁암에 걸릴 확률이 낮다.
14. **배란억제 및 터울조절** : 젖을 먹이는 동안에 여성은 배란이 억제되어 생리를 하지 않게 된다. 따라서 자연피임이 될 확률이 98%이고, 아기의 터울조절이 가능하게 된다.

29 신생아사망의 원인은?

I 서울시 9급 2007

① 감 염
② 사 고
③ 파상풍
④ 신생아 고유질환

영아사망과 유아사망
• 출생아의 고유질환, 분만시 손상, 폐렴, 기관지염, 장염, 조산 등이 원인이다.
• 영아사망의 대부분이 신생아 기간에 발생한다.
• 신생아사망은 대부분 선천적 기형, 조산아, 분만시 손상 등이 원인이며, 예방 불능의 경우가 많다.

┤ 심화 **Tip** ├

유아사망의 원인
불의의 사고인 낙상, 화상, 익사 등에 의한 사망

30 주산기 사망원인에 해당하지 않는 것은?

① 임신중독
② 난 산
③ 조기양막파수
④ 홍 역
⑤ 출생시 손상

주산기 사망
임신 8개월(제28주) 이후부터 출생 1주일 이내의 사망을 뜻하며, 주원인은 임신중독, 난산, 조산, 무산소 및 저산소증, 조기양막파수, 출생시 손상 등이다.
1. **임신중독증 등** : 자궁으로 가는 산모의 혈액 순환 또는 영양 장애, 저혈압 또는 저산소증, 심하거나 계속되는 자궁수축, 임신중독증, 출혈이나 마취로 인한 저혈압, 산모 질식 등
2. **산모 질병**
 • 내과적 질환 : 당뇨병, 고혈압, 갑상선 기능 장애, 혈액형 부적합을 포함한 혈액 질환 등
 • 성병 : 매독, 에이즈, 임질 등
 • 산부인과적 질환 : 혹, 기형 자궁, 자궁 감염 등
3. **태반 기능 장애** : 태반 조기 박리, 과숙 임신 등
4. **탯줄이 눌려서 생기는 탯줄 혈액 순환 장애** : 양수 과소증, 탯줄 탈출증, 탯줄 엉킴, 태아가 몸이나 목에 탯줄을 감는 경우 등
5. **분만 손상** : 난산, 난산 외의 분만 손상, 자궁 파열 등
6. **태아 자체의 질병** : 미숙아, 기형, 선천성 질병, 뇌 및 심폐기능 장애

31

한 여자가 일생 동안 몇 명의 여자 아이를 낳았는가를 나타내는 지표는? | 서울시 9급 2001

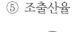

① 순재생산율 ② 재생산율
③ 일반출산율 ④ 유배우출산율
⑤ 조출산율

해설 콕

재생산율이란 여자가 일생 동안 낳은 여자 아이의 평균수이다.
어머니의 사망률을 고려하지 않는 경우를 총재생산율이라 하며, 어머니의 사망률을 고려하는 경우를
순재생산율이라 한다.

32

다음 글에서 설명하는 지표는? | 간호직 8급 2017

- 한 여성이 현재의 출산력이 계속된다는 가정 하에서 가임 기간 동안 몇 명의 여자 아이를 출산
  하는가를 나타낸 값이다.
- 단, 태어난 여자 아이가 가임 연령에 도달할 때까지의 생존율은 고려하지 않는다.

① 합계출산율 ② 총재생산율
③ 순재생산율 ④ 유배우출산율

해설 콕

총재생산율에 대한 설명이다.

33

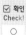

순재생산율에 대해 맞는 것은? | 경남 9급 2004

① 한 여성이 일생을 지나는 동안에 아이를 몇 명이나 낳는가를 나타내는 것
② 한 여성이 일생 동안 여아를 몇 명이나 낳는가를 나타내는 것
③ 가임기간의 각 연령에서 여아를 낳은 연령별 특수출산율에 여자가 그 연령에 달할 때까지
   의 생존율을 곱한 것
④ 가임여성에 대한 연간 출생아의 크기

순재생산율(Net reproduction rate)
태어난 여자 아이가 가임연령에 달할 때까지 생존해 있어야 세대교체가 일어날 수 있다. 그러나 도중에 사망하는 여자도 있으므로 가임기간의 각 연령에서 여아를 낳는 연령별 특수출산율 fx(F)에 여자가 그 연령에 달할 때까지의 생존율을 곱해서 합하면 순재생산율(NRR)이 된다.

NRR = 1일 때	인구의 증감이 없음
NRR > 1일 때	확대재생산이라 하며 인구가 증가
NRR < 1일 때	축소재생산이라 하며 인구가 감소

34 영아사망률을 계산할 때 분자가 되는 것은?

① 생후 1주일 이내 사망자 수
② 생후 4주일 이내 사망자 수
③ 생후 4주 이후 1년 이내 사망자 수
④ 생후 6개월 이내 사망자 수
⑤ 생후 1년 이내 사망자 수

영아사망률(Infant mortality rate)
연간 출생아수 1,000명당 생후 1세 미만에 사망한 아이의 비율로 나타낸다.

$$영아사망률 = \frac{연간\ 1년\ 미만\ 사망아수}{연간\ 총\ 출생아수} \times 1,000$$

35 영아사망률에서 초기 신생아사망률과 후기 신생아사망률에 대해 바르지 못한 것은?

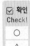

① 후기 신생아사망률보다 일반적으로 초기 신생아사망률이 높다.
② 후기 신생아사망률이 높을수록 보건수준이 낮다.
③ 초기 신생아사망률이 증가하는 추세이다.
④ 우리나라 영아사망률은 1,000 : 2.9이다.
⑤ 영아사망률의 저하가 기대여명을 증가시켰다.

초기 신생아사망률은 선천적 기형에 의한 것이 많으므로 환경위생 개선이나 모자보건사업을 통해서 쉽게 감소되지 않지만, 증가하는 추세는 아니다.

①·② 신생아사망률은 주로 선천적인 원인에 의한 것이므로 선진국이나 후진국이나 큰 차이가 없다. 그러나 후기 신생아사망률(영아사망률)은 후천적인 환경적 요인이 크게 작용하므로 선진국은 후기 신생아사망률이 낮은 반면 후진국일수록 후기 신생아사망률이 높다.

④ 우리나라 영아사망률은 2016년 기준(OECD), 1,000 : 2.9이다.

⑤ 영아사망률이 저하하면 기대여명은 증가한다.

---

36 영아사망률이 조사망률보다 보건수준 지표로 중요한 이유로 틀린 것은? ▌경기 9급 2004

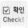

☑ 확인
Check!
○
△
×

① 영아사망률은 통계적 유의성이 낮다.
② 영아사망률은 민감하다.
③ 영아사망의 원인은 예방 가능한 질병이 많다.
④ 질병관리상태, 환경위생상태, 모자보건 수준과 밀접한 관련이 있다.

대표적 지표로 영아사망률을 사용하는 이유
1. 질병관리상태, 환경위생상태, 모자보건 수준과 밀접한 관련이 있다.
2. 지역간, 국가간 변동범위가 조사망률보다 크다.
3. 영아사망률은 연령구성비에 영향을 받지 않아 통계적 유의성이 조사망률보다 크다.
4. 영아사망의 원인은 예방 가능한 질병이 많다.

---

37 연간 출생아수에 대한 영아사망수로 나타내는 영아사망률에서 영아를 나타내는 것은?

▌전남 9급 2003

☑ 확인
Check!
○
△
×

① 1세 미만
② 4주 미만
③ 4주 이상~1세 미만
④ 임신 28주 이상~생후 4주

CHAPTER **6** 모자보건

38 보건통계에 대한 설명 중 틀린 것은?

① 순재생산율 : 가임기간의 각 연령에서 여아를 낳은 연령별 특수출산율에 여자가 그 연령에 달할 때까지의 생존율을 곱해서 합한 것
② 치명률 : 어떤 질병에 걸린 환자수 중에서 그 질병으로 인하여 사망한 비율
③ 모성사망률 : 보통 출생아 만명당 모성사망수
④ 영아사망률 : 연간 출생아에 대한 1년 미만 아이의 사망수
⑤ 비례사망지수 : 연간사망자에 대한 50세 이하의 사망자에 대한 비율

비례사망지수(Proportional mortality indicator ; PMI)
전체 사망자수 중에서 50세 이상의 사망자수가 차지하는 백분율이다.

$$\text{비례사망지수} = \frac{\text{연간 50세 이상 사망자수}}{\text{연간 총 사망자수}} \times 100$$

39 선진국에 비해 후진국에서 영아사망률의 가장 큰 비중을 차지하는 것은?

① 신생아 고유질환   ② 선천적 기형
③ 출생시 사고   ④ 폐렴, 위장염
⑤ 조산아

영아는 생후 12개월까지를 말하며, 이들의 주요 사망원인은 선천적 기형 및 대사이상 등 출생아의 고유질환, 분만시 손상, 폐렴, 기관지염, 위장염, 조산 등이다. 일반적으로 후진국에서는 폐렴 등의 감염증에 의한 사망이 많으며, 선진국에서 신생아 고유질환에 의한 사망이 많다.

40 임신부 사망률을 저하시키는 가장 효과적인 지역사회 모자보건사업은?

① 산전관리   ② 산후관리

③ 분만관리   ④ 임신말기관리

> 영아사망률과 모성사망률을 감소시키기 위한 가장 효과적인 지역사회 모자보건사업은 지속적인 산전관리사업이다.

41 아래 내용 중 WHO에서 규정한 조산아의 신체적 결함에 대한 내용은 무엇인가?

> 가. 호흡장애 및 소화장애
> 나. 체온조절 문제
> 다. 조혈능력 부족
> 라. 독성에 대한 높은 감수성

① 가, 나, 다   ② 가, 다

③ 나, 라   ④ 가

⑤ 가, 나, 다, 라

> **조산아(WHO)**
> 1. **의의**
>   체중 2.5kg 이하의 저체중아와 임신 28~38주 이내의 출생아를 조산아로 규정한다.
> 2. **조산아의 결함**
>   - 체온의 조절불능
>   - 호흡장애
>   - 소화장애
>   - 조혈능력 부족
>   - 높은 질병감염률과 독성에 대한 높은 감수성
> 3. **조산아의 4대 관리**
>   - 체온보호
>   - 감염병 감염방지
>   - 영양보급
>   - 호흡관리

CHAPTER **6** 모자보건

인구문제와
가족계획

CHAPTER 07

인구문제와 가족계획

학습목표

☐ 맬더스(Malthus, T. R.)의 인구론 및 관련 이론들을 학습한다.

☐ 인구증가율 지표, 인구변천단계, 인구문제 등을 중점적으로 학습한다.

☐ 인구조사 지표 등의 개념을 학습한다.

---

01 인구문제

01

신 맬더스주의를 더욱 발전시켜 인구의 과잉을 식량에게만 국한할 것이 아니라 생활수준에 둠으로써 주어진 여건 속에서 최고의 생활수준을 유지할 때에 실질소득을 최대로 할 수 있다는 적정인구론을 주장한 사람은?

┃ 서울시 9급 2015

① J. R. Malthus   ② Francis Place

③ J. Frank   ④ E. Cannan

 해설 콕

인구론의 발전	
맬더스주의 (인구원리론)	① 인구의 증식을 식량과 연관하여 인구론 전개 • 규제의 원리 : 인구는 반드시 생존 자료인 식량에 의해 규제된다. • 증식의 원리 : 생존 자료가 증가되는 한 인구도 증가한다. • 인구파동의 원리 : 인구의 양적 파동(균형 → 불균형 → 균형)이 주기적으로 반복하게 된다는 원리이다. ② 문제점 : 규제방법이 도덕적 규제, 성순결, 만혼, 생활수준에 국한된다.
신 맬더스주의 (Francis Place)	맬더스주의 중 인구규제방법만을 달리한 것(피임을 통한 인구규제)
적정인구론	E. Cannan은 "인구의 과잉을 식량에게만 국한할 것이 아니라 생활수준에 둠으로써 주어진 여건 속에서 최고의 생활수준을 유지할 때에 실질소득을 최대로 할 수 있다"고 주장하였다.

02 맬더스가 인구론에서 주장한 인구조절방법은?

☑ 확인
Check!
○
△
✕

① 식량증산
② 결혼적령기 연기
③ 산아제한
④ 인공유산
⑤ 가족계획

맬더스가 제시한 인구 억제책으로서의 '도덕적 억제'는 가족 부양의 책임을 완수할 수 있을 때까지 혼인을 연기함으로써 자발적으로 성적인 절제를 하는 것을 뜻한다.
맬더스는 인구 억제의 가장 효과적인 수단인 피임에 대해서는 합법적인 결혼생활 이외의 다른 비도덕적인 성관계를 조장한다는 의미에서 비판하였다.

03 다음 중 생명표(life table)에 대한 설명으로 가장 옳지 않은 것은?　┃서울시 9급 2017

☑ 확인
Check!
○
△
✕

① 생명표란 미래 사회변화를 예측하여 태어날 출생 집단의 규모를 예측하고, 몇 세까지 생존하는지를 정리한 표이다.
② 생명표는 보험료율, 인명피해 보상비 산정과 장래인구추계에도 활용된다.
③ 생명표는 보건·의료정책 수립 및 국가간 경제, 사회, 보건수준에 대한 비교자료로도 활용될 수 있다.
④ 생명표는 추계인구, 주민등록연앙인구, 사망신고자료 등을 토대로 산정하게 된다.

생명표는 현재의 사망 수준이 유지된다면 특정 연령의 사람이 향후 몇 세까지 살 수 있을 것으로 기대되는지 나타내는 통계로, 보건·의료정책 수립, 보험료율 산정, 인명피해 보상비 산정의 기초 자료 및 장래인구추계 작성, 국가·지역간 경제·사회·보건수준 비교의 기초 자료로 활용한다.

생명표
1. 「가족관계의 등록 등에 관한 법」과 「통계법」에 따라 국민이 제출한 사망신고자료와 주민등록인구, 추계인구를 기초로 작성한 통계이다.
2. 현재의 연령별 사망 수준이 그대로 지속된다는 가정 하에 특정한 출생 코호트가 연령이 많아짐에 따라 소멸되어가는 과정을 정리한 표이다.
3. 생명표는 보건·의료정책수립, 보험료율, 인명피해 보상비 산정 등에 활용되고 있으며, 장래인구추계 작성, 국가간 경제·사회·보건 수준 비교에 널리 이용되고 있다.

CHAPTER 7 인구문제와 가족계획

안심Touch

04 생명표에 필요 없는 것은?

① 생존율　　　　　　　② 생존수
③ 사망수　　　　　　　④ 평균수명

생명표(life table)는 인구집단에 있어서 출생과 사망에 의한 생명현상을 표시하는 방법으로, 생존수, 사망수, 생존율, 사망률, 사력 및 평균여명 등으로 표현한다.

생존수	일정한 출생수(보통 100,000명)에 대해서 그 인구측정의 사망확률에 따라 사망 감소한다고 가정했을 경우, 어느 연령(x세)에 달할 때까지 살아남을 것으로 기대되는 수를 생존수라 한다.
사망수	x세에 있어서의 생존수 중에서 (x+1)세가 되기 전에 사망하는 수를 x세에 있어서의 사망수라 한다.
생존율	x세의 사람 중 x+1세에 도달할 수 있는 자의 비율을 x세에서의 생존율이라 하며, 생존율은 x세의 사람이 1년간 생존하는 확률이라고 표시할 수 있다.
사망률	x세의 사람 중 x+1세가 되기 전에 사망하는 확률을 x세에서의 사망률이라 한다.
사 력	x세에 도달한 자가 그 순간에 사망할 수 있는 확률을 사력이라고 한다.
평균여명(기대수명)	어느 연령에 달한 자가 그 후 평균하여 몇 년간 생존할 수 있는가 하는 연수를 평균여명이라 한다.

05 다음 중 인구증가를 알맞게 나타낸 것은?

① 연초인구 – 연말인구　　　② 연초인구 – 사망지수
③ 출생인구 – 사망인구　　　④ 전입인구 – 전출인구
⑤ 자연증가 + 사회증가

인구증가 = 자연증가 + 사회증가
• 자연증가 = 출생 – 사망
• 사회증가 = 전입 – 전출

06 인구증가율을 가장 정확하게 나타낸 것은?

① $\dfrac{출생수}{사망수} \times 100$

② $\dfrac{연말인구 - 연초인구}{연초인구} \times 1,000$

③ $\dfrac{자연증가 - 사회증가}{인구} \times 1,000$

④ $\dfrac{자연증가 + 사회증가}{인구} \times 1,000$

 해설 콕

인구증가율을 나타내는 공식은 ④번이다.

07 한 여성이 일생 동안 여아를 몇 명이나 낳는지를 나타내는 출산력 지표는?

① 보통출생률   ② 일반출산율
③ 연령별출산율   ④ 합계출산율
⑤ 총재생산율

 해설 콕

- 보통출생률(조출생률) = (출생아수 / 인구) × 1,000명
- 일반출산율(일반출생률) = (출생아수 / 가임연령 여성인구) × 1,000명
- 모성사망률 = (임신, 분만, 산욕기 모성사망수 / 출생아수) × 100,000명
- 합계생산율 : 한 여성이 일생동안 낳은 아이의 수
- 재생산율 : 한 여성이 다음 세대에 남긴 어머니의 수 또는 여아의 평균수
- 합계출산율 : 여성 1명이 가임기간(15~49세) 동안 낳은 평균자녀수
- 연령별출산율 : (특정연도의 15~49세까지 모의 연령별 당해 연도의 출생아수 / 당해 연령의 여성인구) × 1,000명
- 총재생산율 : 한 여성이 일생동안 낳은 여아의 총 수
- 순재생산율 : 총재생산율에 모성까지 생존을 곱한 율
- 신생아사망률 = (신생아사망수 / 출생아수) × 1,000명
- 사산율 = {사산수 / 출생아수(출생수 - 사산수)} × 1,000명
- 영아사망률 = (영아사망수 / 출생아 사망수) × 1,000명

08 다음 중 합계출산율의 개념을 바르게 설명한 것은?

① 해당 지역인구 1,000명당 출생률
② 가임 여성인구(15~49세) 1,000명당 출생률
③ 여성 1명이 가임기간(15~49세) 동안 낳은 평균여아수
④ 여성 1명이 가임기간(15~49세) 동안 낳은 평균자녀수

① 조출생률
② 출산율
④ 합계출산율

09 비례사망지수(proportional mortality indicator, PMI)에 대한 설명으로 옳지 않은 것은?

서울시 9급 2016

① 보건환경이 양호한 선진국에서는 비례사망지수가 높다.
② 연간 총 사망자수에 대한 그 해 50세 이상의 사망자수의 비율이다.
③ 국가간 보건수준을 비교하는 지표로 사용된다.
④ 비례사망지수가 높은 것은 평균수명이 낮은 것을 의미한다.

비례사망지수(proportional mortality indicator, PMI)
연간 총 사망수에 대한 50세 이상의 사망자수를 퍼센트(%)로 표시한 지수로 비례사망지수(PMI) 값이 높을수록 건강수준이 좋음을 의미한다.

$$PMI = \frac{\text{그 해에 일어난 50세 이상의 사망자수}}{\text{1년 동안의 총사망자수}} \times 100$$

10 선진화된 국가일수록 나타나는 일반적 경향으로 틀린 것은?

┃충북 9급 2004

① 출생률 감소
② 인구증가율 증가
③ 사망률 감소
④ 평균수명 증가

선진국의 인구 형태
1. 출생률 및 사망률 감소
2. 인구증가율 정체 또는 감소
3. 평균수명 증가

11 인구동태 요인에 해당되는 것은?

┃보건복지부 9급 2004

가. 전입, 전출	나. 인구크기
다. 출생, 사망	라. 인구구조

① 가, 나, 다
② 가, 다
③ 다, 라
④ 가, 라
⑤ 가, 나, 다, 라

인구정태와 인구동태

구 분	인구정태	인구동태
의 의	일정시점에 있어서 인구의 상태	인구가 변동되는 상태
조사시기	시점조사	기간조사
통계종류	인구크기, 인구구조, 인구밀도, 인구분포 등	출생률, 사망률, 전입, 전출, 혼인율, 이혼율
활용도	각종 지표산출의 기초	인구 동태사항의 파악
조사방법	인구 및 주택총조사 (국세조사 : 센서스)	신고에 의해 조사

12 인구변동을 측정할 때 사용하는 지표를 모두 고르시오.

서울시 9급 2007

☑ 확인
Check!
○
△
✕

> 가. 출 생
> 나. 사 망
> 다. 인구유입
> 라. 인구유출
> 마. 결혼, 이혼

① 가, 나

② 다, 라

③ 가, 나, 다, 라

④ 가, 나, 마

⑤ 가, 나, 다, 라, 마

인구변동을 측정하는 것을 인구동태조사라고 하며 '가, 나, 다, 라, 마' 모두 인구동태 사항의 파악지표에 해당한다.

13 인구통계자료 자료원에 관한 내용으로 옳지 못한 것은?

보건복지부 9급 2002

☑ 확인
Check!
○
△
✕

① 인구정태 통계자료원에는 국세조사가 포함된다.

② 인구정태 통계는 가족관계등록부, 주민등록부 등 공적기록에 의해 산출된다.

③ 인구동태 통계는 출생, 사망, 이동, 혼인 등 신고를 통한 통계이다.

④ 후진국일 경우 인구동태 통계는 인구정태 통계보다 더 정확하다.

⑤ 인구통계 자료는 공공기관의 연감이나 간행물에서도 얻을 수 있다.

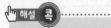

인구동태는 신고에 의해 조사되는데 후진국일 경우 신고체계 미흡으로 인구동태 통계자료가 정확하지 않다.

14 다음 중 인구동태지수(vital index)를 구성하는 공식은?

| 보건복지부 9급 2003

① 출생수 ÷ 사망수 × 100
② 출생수 ÷ 유출수 × 100
③ 출생수 – 사망수 × 100
④ (출생수 – 사망수) + (유입수 – 유출수) × 1,000
⑤ 출산수 – 사망수 × 100

동태지수(증가지수)
(출생수 ÷ 사망수) × 100 = (보통출생률 ÷ 보통사망률) × 100

15 국세조사는 몇 년 간격으로 언제를 기준으로 실시하는가?

① 매년 7월 1일   ② 매년 10월 1일
③ 5년마다 10월 1일   ④ 5년마다 11월 1일
⑤ 10년마다 11월 1일

우리나라의 국세조사
국세조사의 조사기준 시점은 매 5년마다 '조사년도 11월 1일 0시 현재'이다. 조사대상은 조사년도 11월 1일 0시 현재 대한민국 영토 내에 상주하는 모든 내·외국인과 이들이 살고 있는 거처이다.

16 우리나라 인구구조가 현재 변하는 모형은?

| 경남 9급 2004

① 피라미드형   ② 종 형
③ 항아리형   ④ 별 형

우리나라의 인구구조는 1964년에는 출생률과 사망률이 동시에 높아 인구가 증가하는 피라미드형 (pyramid-shape)이었지만, 2005년에는 출생률과 사망률이 동시에 낮아 인구가 정체하는 종형 (bell-shape) 형태를 보였고, 현재는 종형에서 항아리형 구조로 변하고 있다.

CHAPTER 7 인구문제와 가족계획

17 출생성비 105가 의미하는 것은?

┃경남 9급 2004

① 남자 100에 대한 여자의 성비가 105

② 여자 100에 대한 남자의 성비가 105

③ 여자 100에 대한 남자의 비율이 105%

④ 남자 100에 대한 여자의 비율이 105%

출생성비는 여아 100명당 남아수를 의미한다.

18 인구의 성별 구조를 명확하게 하는 척도로서 성비를 사용한다. 그 중 2차 성비를 설명한 것으로 맞게 묶인 것은?

> 가. 사망률 수준과 사망률의 남녀별 차이가 성비에 영향을 주게 된다.
> 나. 대부분 남자가 여자보다 많다.
> 다. 장래인구를 추정하는 자료가 된다.
> 라. 출생시 남자 100명에 대한 여자의 수를 나타낸다.

① 가, 나, 다　　　　　　　　② 가, 다

③ 나, 라　　　　　　　　　　④ 가, 나, 라

⑤ 가, 나, 다, 라

2차 성비
- 출생 시의 성비를 말하며, 출생시 여자 100명에 대한 남자의 수를 나타낸다.
- 성비에 직접적으로 영향을 주는 요인은 출생률과 사망률의 남녀별 차이 및 인구이동이다.
- 예를 들어 '2차 성비 110'이란 출생시 여성 대 남성의 비가 100 : 110이라는 의미이다.
- 2차 성비는 장래인구를 추정하는데 좋은 자료가 된다.

19 다음 A지역의 성비유형 및 성비는?

┃간호직 8급 2017

> 2016년 A지역에 남아 90명과 여아 100명이 출생하였다.

① 1차 성비, $\dfrac{90}{100} \times 100$

② 1차 성비, $\dfrac{100}{90} \times 100$

③ 2차 성비, $\dfrac{90}{100} \times 100$

④ 2차 성비, $\dfrac{100}{90} \times 100$

해설 콕 ....

출생성비를 구하는 것이므로 2차 성비이다.

20 인구의 성별 구성에서 3차 성비란?

① 태아성비
② 출생시 성비
③ 현재 인구성비
④ 미래 인구성비

해설 콕 ....

인구구성에 있어서 남녀별 구성비를 성비(Sex Ratio)라 하는데, 이는 여자 100명에 대한 남자 인구비를 표시하는 것으로 1차 성비, 2차 성비, 3차 성비로 나눈다.

$$성비 = \dfrac{남자 \ 수}{여자 \ 수} \times 100$$

• **1차 성비** : 태아의 성비
• **2차 성비(남 > 여)** : 출생시의 성비로 보통 여아 100에 대하여 남아 105 전후이다.
• **3차 성비(남 = 여)** : 현재 인구의 성비로 영아사망률은 여아보다 남아가 많아서 15~20세 사이에 남녀 성비가 비슷하게 된다.

21 출생률과 사망률의 최저로 인구증가가 정지되는 저위정지기는 C. P. Blacker의 인구성장 단계 중 어느 단계에 해당되는가?

｜서울시 9급 2004

① 1단계   ② 2단계

③ 3단계   ④ 4단계

⑤ 5단계

 해설 콕

C. P. Blacker의 인구성장 5단계

단 계		특 징	
1단계	고위정지기	인구정지형(후진국형 인구)	다산다사
2단계	초기확장기	인구증가형(경제개발초기단계 국가의 인구)	다산소사
3단계	후기확장기	인구성 둔화형(중남미)	소산소사
4단계	저위정지기	인구증가 정지형(이탈리아, 중동, 러시아 및 우리나라)	출생률과 사망률이 최저
5단계	감퇴기	인구감소형(북유럽, 북미, 뉴질랜드)	출생률과 사망률이 최저 출생률 < 사망률

22 인구성장론에 대한 설명으로 틀린 것은?

｜서울시 9급 2009

① 1단계 : 출생률과 사망률이 높아서 인구 정지

② 2단계 : 사망률은 감소, 출생률은 증가하여 인구 증가

③ 3단계 : 사망률, 출생률 감소로 인구 증가 둔화

④ 4단계 : 새로운 감염병의 유행으로 사망률이 증가하여 인구 감소

해설 콕

4단계는 출생률이 더욱 낮아져서 저출생, 저사망으로 인구성장이 아주 낮거나 거의 안정된 시기이다.

288 공중보건

23 인구구성 5대 기본형 중 도시형은?

서울시 9급 2004

☑ 확인
Check!
○
△
×

① 피라미드형   ② 종 형
③ 호로형   ④ 별 형
⑤ 기타형

 해설 콕

인구구성 5대 기본형

구 분	특 징	
피라미드형 (Pyramid Form)	다산다사형, 발전형	0~14세의 인구가 50세 이상 인구의 2배를 초과하며, 출생률보다 사망률이 적다.
종 형 (Bell Form)	이상적인 인구형, 정지형	0~14세의 인구가 50세 이상 인구의 2배나 되며, 출생률과 사망률이 둘 다 낮다.
방추형(항아리형) (Pot Form)	소산소사형, 감퇴형	0~14세의 인구가 50세 이상 인구의 2배 이하이며, 출생률이 사망률보다 더 낮고, 선진국에서 볼 수 있다.
별 형 (Star Form)	도시형	15~49세의 인구가 50%를 초과하고 생산연령인구가 도시로 유입되는 경우이다.
표주박형 (Guitar Form, 호로형)	농촌형	15~19세의 인구가 전 인구의 1/2 미만이며, 생산연령인구가 다수 유출되는 농촌에서 볼 수 있는 형이다.

24 인구증가가 정지하며, 0~14세 인구가 50세 이상 인구의 약 2배를 차지하는 인구구조는?

인천시 9급 2002

☑ 확인
Check!
○
△
×

① 피라미드형   ② 항아리형
③ 종 형   ④ 별 형
⑤ 호로형

 해설 콕

종형 : 이상적인 인구형, 정지형

25 농촌 지역의 전형적인 인구 구조는 어느 형에 속하는가?　　　　　　　｜서울시 9급 2003

① 종 형　　　　　　　　　　　　② 피라미드형
③ 호로형　　　　　　　　　　　　④ 별 형
⑤ 항아리형

해설 콕 ···

농촌형(표주박형, 호로형)
15~19세의 인구가 전 인구의 1/2 미만이며, 생산연령인구가 다수 유출되는 농촌에서 볼 수 있는 형이다.

26 인구구조 유형에 대한 설명으로 틀린 것은?　　　　　　　　　　｜인천시 9급 2005

① 호로형 : 소산다사형
② 종형 : 14세 미만 인구가 50세 이상 인구의 두배
③ 별형 : 15~49세 인구가 전체 인구의 50% 이상
④ 피라미드형 : 후진국형

해설 콕 ···

호로형은 15~19세의 인구가 전 인구의 1/2 미만이며, 생산연령인구가 다수 유출되는 농촌에서 볼 수 있는 형이다. 소산다사형의 유형은 없다.

27 재생산율 중 인구증감을 나타내는 것은?　　　　　　　　　　　　｜경기 9급 2002

① 조출생률　　　　　　　　　　② 조사망률
③ 순재생산율　　　　　　　　　④ 총재생산율

해설 콕 ···

재생산율
여자가 일생 동안 낳는 여자 아이의 평균수를 말한다.
• **총재생산율** : 한 여성이 일생 동안 여아를 몇 명이나 낳는가를 나타낸 지표를 말한다.
• **순재생산율** : 총재생산율에서 출생한 여아가 가임기간의 각 연령까지 생존할 생존율을 반영한 지표로 순재생산율이 1.0이라면 인구의 증감이 없고, 1.0 이하이면 인구의 감소를, 1.0 이상이면 인구의 증가를 뜻한다.

28 어떤 지역에 이입과 이출이 없고, 단지 출생과 사망만이 일어난다. 어떤 인구형태인가?

I 전남 9급 2003

① 봉쇄인구　　　　　　　　　　② 안정인구
③ 정지인구　　　　　　　　　　④ 개방인구

해설 콕

인구의 분류

봉쇄인구 (폐쇄인구)	• 인구의 유입·유출이 없고, 출생과 사망의 증감만이 있는 인구 • 남녀 인구비가 거의 같거나 여자 인구가 다소 많음
안정인구	봉쇄인구가 일정한 출생률과 연령별 사망률로 일정한 인구구성을 유지하면서 증가 또는 감소하는 인구
정지인구	• 안정인구 중 출생률과 사망률이 같아서 자연증가율이 0인 가상적인 인구(인구의 증감이 없는 인구) • 생명표의 기초이론을 제공함으로써 인구분석에 가장 기초적인 개념으로 사용
개방인구	• 자연증감 이외에 유입·유출이 있는 인구 • 지역의 산업구조에 따라 성비의 균형이 변화

29 어떤 국가가 출생률과 연령별 사망률이 일정한 안정인구일 때 순재생산율(NRR)의 값에 따른 인구변동을 바르게 설명한 것은?

I 인천시 9급 2005

① 순재생산율이 0인 경우 인구의 증감이 없다는 것이다.
② 순재생산율이 1이면 이 국가는 정지인구가 된다.
③ 순재생산율이 2이면 30년 후에 인구가 2배가 된다.
④ 순재생산율이 2이면 50년 후에 인구가 2배가 된다.
⑤ 순재생산율이 1보다 작으면 인구 성장이 둔화된다.

해설 콕

순재생산율이 1.0이라면 인구의 증감이 없고, 1.0 이하이면 인구의 감소를, 1.0 이상이면 인구의 증가를 뜻한다.

30 어느 지역의 인구증가율이 1.5%일 때 얼마의 시간이 지나야 인구증가율이 2배가 되는가?

┃서울시 의료기술직 9급 2001

① 60년   ② 54년
③ 62년   ④ 47년
⑤ 40년

해설 콕

인구배가기간의 계산
- 인구증가율이 1.0%를 기준할 경우 인구증가율이 2배가 되는 기간은 70년이다.
- 주어진 설문에서 인구증가율이 1.5%일 때, $70 \div 1.5 = 46.7$이므로 약 47년 후에 2배가 된다.

31 다음 중 부양비를 구하는 공식은?

┃경기 9급 2002

① (생산층인구 ÷ 비생산층인구) × 100
② (비생산층인구 ÷ 생산층인구) × 100
③ (생산층인구 − 비생산층인구) × 100
④ (비생산층인구 − 생산층인구) × 100
⑤ (생산층인구 + 비생산층인구) × 100

해설 콕

부양비
- 총인구 중에서 생산가능연령층(15~64세) 인구에 대한 비생산연령층(0~14세, 65세 이상 인구의 합) 인구의 백분율로서 생산가능연령층 인구가 부양해야 하는 경제적 부담을 나타내는 지표이다.
- 우리나라에서는 농촌보다 도시에서 부양비가 더 낮다. 이는 도시 인구에 생산층연령 인구가 더 많음을 의미한다.

$$부양비 = \frac{14세 \ 이하의 \ 인구수 + 65세 \ 이상의 \ 이상의 \ 인구수}{경제활동인구(15세 \sim 65세의 \ 인구수)} \times 100$$

32 다음과 같은 인구구조를 가진 지역사회의 노년부양비는?

〈연령별 인구수〉

- 0~14세 : 300명
- 45~64세 : 400명
- 75세 이상 : 30명
- 15~44세 : 600명
- 65~74세 : 90명

① 20.0%

② 13.3%

③ 12.0%

④ 9.23%

노년부양비

$= \dfrac{65세 \ 이상의 \ 인구수}{경제활동인구(15세\sim65세의 \ 인구수)} \times 100 = \dfrac{(90 + 30)}{(600 + 400)} \times 100 = 12\%$

33 〈보기〉와 같은 인구구조를 가진 지역사회의 노년부양비는?

● 보 기 ●

연령(세)	인구(명)
0~14	200
15~44	600
45~64	400
65~79	110
80 이상	40

① 11.1%

② 13.3%

③ 15%

④ 25%

노년부양비란 경제활동인구(15~64세) 100명에 대한 고령(65세 이상)인구의 비를 말한다.

노년부양비 $= \dfrac{65세 \ 이상의 \ 인구수}{경제활동인구(15세\sim65세의 \ 인구수)} \times 100$

$= \dfrac{(110 + 40)}{(600 + 400)} \times 100 = 15\%$

정답 **30** ④ **31** ② **32** ③ **33** ③

CHAPTER 07 | 인구문제와 가족계획 **293**

CHAPTER **7** 인구문제와 가족계획

┤심화 Tip ├

부양비

$$부양비 = \frac{14세\ 이하의\ 인구수 + 65세\ 이상의\ 인구수}{경제활동인구(15세\sim65세의\ 인구수)} \times 100$$

$$= \frac{200 + (110 + 40)}{(600 + 400)} \times 100 = 35\%$$

34 아래와 같은 인구구조를 가진 지역사회가 있다. 이 지역사회의 노령화지수는?(단, 단위는 명)

┃서울시 간호직 8급 2015

- 0~14세 : 200
- 45~64세 : 500
- 81세 이상 : 100
- 15~44세 : 700
- 65~80세 : 200

① 1.5
② 15
③ 150
④ 700

노령화지수는 유소년층 인구(0~14세)에 대한 노년층 인구(65세 이상)의 비율이다.
[(65세 이상 인구) / (0~14세 인구)] × 100 = [(200 + 100) / 200] × 100 = 150

35 인구구성지표에 해당되지 않는 것은?

┃경기 9급 2005

① 성 비
② 부양비
③ 인구증가율
④ 노령화지수

인구구성지표는 각종 기준에 해당하는 인구의 비율에 대한 지표로, 인구증가율은 인구지표지만 인구구성비에 대한 지표는 아니다.

36 다음 중 틀린 것은?

l 서울시 9급 2005

① 부양비 = (비생산인구 / 생산인구) × 100
② 노령화지수 = (노년인구 / 성인인구) × 100
③ 유아인구지수 = (유아인구 / 경제활동인구) × 100
④ 노령인구지수 = (노년인구 / 경제활동인구) × 100
⑤ 종속인구지수 = [(유아인구 + 노년인구) / 경제활동인구] × 100

 해설 콕

$$노령화지수 = \frac{노년인구}{유년인구} \times 100$$

┤ 심화 Tip ├

종속인구지수
• 종속인구(아동 + 노인)를 생산연령인구(15~64세)로 나눈 지표이다.
• 일하는 사람 1인당 평균 부양인 수를 말한다.

37 인구지수 중 분모가 생산인구가 아닌 것은?

l 서울시 9급 2008

① 노령화지수   ② 노년인구지수
③ 유년인구지수   ④ 총부양비
⑤ 종속인구지수

해설 콕

$$노령화지수 = \frac{노년인구}{유년인구} \times 100$$

38 우리나라에서 앞으로 인구구조에 영향을 미칠 가장 큰 요소는?

① 인구유입　　　　　　　② 사망률

③ 출산력　　　　　　　　④ 유병률

⑤ 인구유출

인구구조는 그 시대의 사회적 소산으로 출산력, 사망력, 인구이동에 의해 결정되며, 그 중에서도 출산력은 인구증감뿐 아니라, 인구구조에 가장 중요한 영향을 미치고 있다.

39 우리나라의 당면한 인구문제와 거리가 먼 것은?　　　　　ㅣ울산 9급 2008

① 외국인 이주자의 급증

② 노인인구의 증가

③ 이혼인구의 증가

④ 성별 인구의 불균형

 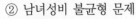

출산율 감소로 인한 노동력부족 위기를 겪는 상황에서 외국인 이주자의 급증문제는 당면한 인구문제라고 할 수 없다.
우리나라의 당면한 인구문제는 초혼연령의 지속적인 상승, 출산율의 감소, 이혼인구의 증가, 노인인구의 증가, 성별 인구의 불균형, 총 인구의 수도권 집중 등을 제시할 수 있다.

40 현재 우리나라에서 가장 큰 인구문제는?　　　　　　　ㅣ경기 9급 2002

① 노령화 문제

② 남녀성비 불균형 문제

③ 생산인구의 감소

④ 연소인구의 증가

인구문제 중 당면한 가장 큰 문제는 인구의 노령화로 인한 노년인구의 부양비문제이다.

41 인구가 증가하면서 야기되는 문제점이 아닌 것은? 인천시 9급 2003

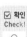

① 식량문제　　　　　　　　　　② 환경문제
③ 인구부양비 감소　　　　　　　④ 인구 역도태

해설 콕
....

인구문제
• 경제발전의 저하 및 침체, 둔화
• 식량, 에너지, 기타 자원의 고갈
• 정치적, 사회적 불안
• 취업 요구의 증대
• 도시문제의 증가 : 인구의 도시집중화 현상
• <u>부양비 증가</u> : 궁극적으로 국민소득의 저하
• 환경오염, 생태계의 불균형
• 인구 역도태 : 사회·경제적 수준이 높은 자녀수가 낮은 자녀수보다 낮음으로 국가나 사회의 인구자질
  이 저하되는 현상
• 연령 계층 간의 불균형에서 오는 산업장의 인력문제
• 사회복지 저하 : 인구의 도시집중, 사회적 갈등의 심화, 주택 및 교육, 후생 등

42 다음의 인구정책에 대한 사항 중 중요성이 가장 적은 것은?

① 충분한 식량자원이 확보되어야 한다.
② 일정한 소득원을 위해 고용의 기회가 제공되어야 한다.
③ 도시의 인구집중현상을 막기 위해 도시보다 농촌의 발전을 우선해야 한다.
④ 만족할만한 문화생활을 누릴 수 있는 편익을 제공해야 한다.
⑤ 충분한 교육을 받을 수 있도록 보장되어야 한다.

해설 콕
....

도시의 인구집중을 막기 위해 농촌의 발전도 필요하지만, 도시와 농촌의 고른 발전이 필요하다.

01 가족계획의 필요성으로 맞지 않은 것은?　　　　　　　　　　　　　ㅣ서울시 9급 2004

① 모자보건의 향상
② 경제생활의 후퇴
③ 윤리·도덕적 측면
④ 여성해방

가족계획의 필요성
1. 모자보건 향상
2. 가정 경제생활의 향상과 생활양식의 개선
3. 윤리·도덕면의 필요성
4. 인구문제의 해결
5. 여성해방 : 자녀 양육 문제가 여성들의 사회생활 진출을 막는 가장 큰 이유이다.

02 가족계획사업의 효과를 판정하는 가장 좋은 지표는?　　　　　　　　ㅣ서울시 9급 2001

① 영아사망률
② 조출생률
③ 초생아사망률
④ 모성사망률
⑤ 주산기사망률

가족계획의 효과는 조출생률, 피임실천율의 증가, 인공유산의 감소 등으로 알 수 있다.

03

가족계획에 대한 설명 중 부적절한 것은?

✓ 확인
Check!
○
△
×

① 불임증 환자에 대하여 원인을 규명하고 임신을 하도록 도와주는 것이다.
② 수태조절법을 적용하여 가족의 건강 및 사회에 대한 책임을 다하는 것이다.
③ 알맞은 수의 자녀를 낳아 건강하게 성장, 발육하도록 돕는 일이다.
④ 인공유산에 의한 산아제한을 함으로써 가정의 경제적 도움을 주는 것이다.
⑤ 모자의 건강을 도모하도록 하는 것이다.

 해설 콕 ···

가족계획의 목적
1. 자녀수 조절을 통한 모자의 건강과 가정의 행복도모
2. 수태조절을 통한 가족의 건강 및 사회에 대한 책임수행
3. 불임증 환자의 진단 및 치료
4. 출산자녀의 양육과 가정의 복지증진

04

다음은 가족계획의 내용에 대한 설명이다. 틀린 것은?

✓ 확인
Check!
○
△
×

① 모체의 건강상 바람직한 출산연령은 20~30세이다.
② 35세 이상은 선천성 기형 및 정신박약아 등의 장애아 출산율이 높아진다.
③ 자녀의 터울은 5년 이상을 유지하는 것이 바람직하다.
④ 20세 이전은 분만의 안정성이 낮아 사산 및 미숙분만율이 높다.
⑤ 다산은 모성의 산과적 질환 및 부인과적 질환의 발생률을 증가시킨다.

 해설 콕 ···

가족계획시 고려사항
1. **결혼** : 가족계획은 결혼에서부터 시작한다.
2. **초산연령** : 초산과 단산은 빠를수록 좋다(단, 20세 미만 출산은 합병증과 모성사망률을 증가시킨다).
3. **출산간격** : 모체의 건강을 고려하여 2~3년 터울을 권장한다.
4. **출산횟수** : 부모의 건강, 경제적 능력, 부부가 원하는 자녀의 수 등을 고려한다.
5. **단산시기** : 35세 이전

CHAPTER **7** 인구문제와 가족계획

05 다음 가족계획 방법 중 기초체온법에 관한 설명으로 옳은 것은?

① 잠자기 직전이 좋다.
② 월경주기가 규칙적일 때 가능하다.
③ 대단히 편리하다.
④ 체온은 어느 때 측정해도 좋다.
⑤ 월경주기에 상관없이 측정할 수 있다.

기초체온법
기상 직후의 체온을 측정하여 기록해보면 체온이 낮은 시기와 높은 시기로 구분되는데, 저온기에서 고온기로 이행할 때 배란이 된다는 것이며, 고온기로 이행한 이후 다음 월경일까지 안전기라고 할 수 있다.

06 자궁내 장치법(IUD)의 피임 원리는?

① 수정 방지
② 자궁착상 방지
③ 정자의 질내 침입 방지
④ 정자의 멸살
⑤ 배란의 억제

자궁내 장치법
루프(Loop), 미레나(Mirena) 등의 장치를 자궁 내에 장치하여 피임을 하는 방법이다. 자궁내 장치가 배란된 난자와 정자의 수정을 막거나 수정란의 자궁내 착상을 방해함으로써 임신을 예방한다.

CHAPTER 08

학교보건과 보건교육

08 학교보건과 보건교육

학습목표

☐ 학교보건의 설비기준 및 관리기준, 교육환경보호구역에 대하여 학습한다.
☐ 건강검사 및 보건교사의 배치, 직무내용에 대해 학습한다.
☐ 보건교육의 목적, 보건교육이론, 보건교육의 계획·실시에 대해 학습한다.

01 학교보건

01 학교보건의 목적 중 옳은 것으로 모두 조합된 것은?

가. 학생 및 교직원의 건강유지
나. 쾌적하고 안전한 학교환경 조성
다. 바람직한 건강습관 형성
라. 난치병에 걸린 학생의 치료

① 가, 나, 다   ② 가, 다, 라
③ 나, 라   ④ 가, 다
⑤ 가, 나, 다, 라

학교보건의 목적
1. **상위목적** : 각자의 건강문제를 해결할 수 있는 신체적·정신적·사회적 기능 수준을 향상시켜 안녕 상태에 이를 수 있도록 한다.
2. **일차적 목적** : 건강하고 쾌적한 학교환경 조성으로 학생 및 교직원의 건강을 유지·증진하고, 바람직한 건강습관 형성을 목적으로 한다.
3. **이차적 목적** : 환아의 건강회복, 학령기 아동의 장애, 질병으로 인한 사망의 감소를 목적으로 한다.

02 학교보건교육의 중요성이 아닌 것은?

인천시 9급 2004

① 대상인구가 전체인구의 1/4을 차지한다.

② 지역사회에 간접효과가 있다.

③ 대상이 조직화되어 있다.

④ 전문적인 지식습득이 가능하다.

⑤ 변화가 용이한 시기이다.

 해설 콕

학교보건교육의 중요성
1. 학교는 지역사회 중심체로서의 역할을 한다.
2. 학교보건은 대상이 조직화되어 있어 여러 보건사업을 추진하는데 유리한 여건을 내포하고 있다.
3. 학교인구는 학교가 위치해 있는 그 지역사회 총 인구의 1/4 정도 되는 많은 인구수를 가지고 있다.
4. 학생은 배우려는 의욕이 강하기 때문에 보건교육의 효과가 빨리 나타나고 보건에 관한 지식의 생활화가 용이하다.
5. 학생들을 통하여 지역사회, 학부모들에게까지도 건강지식이나 정보를 전달할 수 있다(간접효과).

03 보건교육 중 가장 능률적이며 중요한 것은?

보건복지부 9급 2008

① 학교보건교육

② 가정보건교육

③ 공중보건교육

④ 전문가보건교육

⑤ 직장보건교육

 해설 콕

보건교육 중 학교보건교육은 가장 능률적이며 효과적이다.

04 학교보건교육에 대한 설명이 아닌 것은? | 경기 9급 2003

① 권위주의적인 공공전문기관 위주로 보건교육을 해야 한다.
② 주민참여가 중요하다.
③ 전체 보건사업과 병행해야 한다.
④ 대상자의 요구를 충족시키는 내용으로 한다.

해설 콕

학생을 비롯하여 교직원, 학부모 등이 참여하여 자율적으로 건강을 유지하고 향상시킬 수 있도록 도와야 한다.

05 학교보건에 관한 설명으로 알맞은 것은?

① 학교보건교육의 기본목표는 학생의 사고예방이다
② 학교 절대보호구역은 학교경계선에서 200m이다.
③ 18학급 이상의 초등학교는 학교의사·학교약사·보건교사 등을 각각 1인씩 둔다.
④ 폐기물 소각장을 학교주변에 설치해야 한다.

① 건강하고 쾌적한 학교환경 조성으로 학생 및 교직원의 건강을 유지·증진하는 것을 목적으로 한다.
② 학교 절대보호구역은 학교 출입문으로부터 직선거리로 50미터까지인 지역(학교설립예정지의 경우 학교경계로부터 직선거리 50미터까지인 지역)이다(교육환경보호에 관한 법률 제8조).
  ※ **상대보호구역** : 학교경계 등으로부터 직선거리로 200미터까지인 지역 중 절대보호구역을 제외한 지역
④ 학교 주변에는 「폐기물관리법」의 규정에 의한 폐기물 소각시설을 설치·운영해서는 안 된다.

06 학교보건사업이 아닌 것은?

| 경북 9급 2003

① 학교보건봉사　　　　　　　　② 보건교육
③ 환경위생관리　　　　　　　　④ 지역사회관리

해설 콕 ···

학교보건사업
- 건강검사, 치료 및 예방조치, 건강증진계획 수립
- 감염병 관리, 감염병 예방관련 휴업, 예방접종
- 학생의 보건관리, 교직원의 보건관리, 학생의 안전관리, 보건교육, 학교 보건 봉사
- 환경위생관리

07 「학교보건법」상 학교환경 위생기준을 충족하지 못한 것은?

| 간호직 8급 2017

① 소음 : 40dB(교사 내)
② 인공조명 : 150Lux(교실 책상면 기준)
③ 비교습도 : 50%
④ 이산화탄소 : 550ppm(교실)

해설 콕 ···

교실의 조도는 책상면을 기준으로 300Lux 이상이 되도록 한다(학교보건법 시행규칙 별표 2).
① 소음 : 교사 내의 소음은 55dB(A) 이하로 할 것
③ **비교습도** : 30퍼센트 이상, 80퍼센트 이하로 할 것
④ **이산화탄소** : 1,000ppm(교실) 이내

CHAPTER 8 학교보건과 보건교육

08 「학교보건법 시행규칙」상 교실내 환경요건에 적합하지 않은 것은?

① 조도 - 책상면 기준으로 200Lux
② 1인당 환기량 - 시간당 25m³
③ 습도 - 비교습도 50%
④ 온도 - 난방온도 섭씨 20도

해설 콕

조도는 책상면 기준으로 300Lux 이상이 되어야 한다.

| 심화 Tip |

환기 · 채광 · 조명 · 온습도의 조절기준과 환기설비의 구조 및 설치기준(학교보건법 시행규칙 별표 2)

환 기	가. 환기의 조절기준 환기용 창 등을 수시로 개방하거나 기계식 환기설비를 수시로 가동하여 1인당 환기량이 시간당 21.6세제곱미터 이상이 되도록 할 것 나. 환기설비의 구조 및 설치기준(환기설비의 구조 및 설치기준을 두는 경우에 한한다) 　1) 환기설비는 교사 안에서의 공기의 질의 유지기준을 충족할 수 있도록 충분한 외부공기를 유입하고 내부공기를 배출할 수 있는 용량으로 설치할 것 　2) 교사의 환기설비에 대한 용량의 기준은 환기의 조절기준에 적합한 용량으로 할 것 　3) 교사 안으로 들어오는 공기의 분포를 균등하게 하여 실내공기의 순환이 골고루 이루어지도록 할 것 　4) 중앙관리방식의 환기설비를 계획할 경우 환기닥트는 공기를 오염시키지 아니하는 재료로 만들 것
채광 (자연조명)	가. 직사광선을 포함하지 아니하는 천공광에 의한 옥외 수평조도와 실내조도와의 비가 평균 5퍼센트 이상으로 하되, 최소 2퍼센트 미만이 되지 아니하도록 할 것 나. 최대조도와 최소조도의 비율이 10대 1을 넘지 아니하도록 할 것 다. 교실 바깥의 반사물로부터 눈부심이 발생되지 아니하도록 할 것
조도 (인공조명)	가. 교실의 조명도는 책상면을 기준으로 300럭스 이상이 되도록 할 것 나. 최대조도와 최소조도의 비율이 3대 1을 넘지 아니하도록 할 것 다. 인공조명에 의한 눈부심이 발생되지 아니하도록 할 것
실내온도 및 습도	가. 실내온도는 섭씨 18도 이상 28도 이하로 하되, 난방온도는 섭씨 18도 이상 20도 이하, 냉방온도는 섭씨 26도 이상 28도 이하로 할 것 나. 비교습도는 30퍼센트 이상 80퍼센트 이하로 할 것

09 학교보건에서 보건관리자는?

① 간호사　　　　　　　　② 의 사
③ 물리치료사　　　　　　④ 영양사

학교보건에서 보건관리자는 학교의사이다.

10 「학교보건법 시행령」상 보건교사의 직무내용으로 보기 어려운 것은? ┃서울시 9급 2016

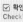
확인
Check!
○
△
×

① 학교보건계획의 수립
② 학교환경위생의 유지·관리 및 개선에 관한 사항
③ 학생 및 교직원의 건강진단과 건강평가
④ 각종 질병의 예방처치 및 보건지도

학교의사, 학교약사 및 보건교사의 직무(학교보건법 시행령 제23조)

학교의사	가. 학교보건계획의 수립에 관한 자문 나. 학교환경위생의 유지·관리 및 개선에 관한 자문 다. <u>학생과 교직원의 건강진단과 건강평가</u> 라. 각종 질병의 예방처치 및 보건지도 마. 학생과 교직원의 건강상담 바. 그 밖에 학교보건관리에 관한 지도
학교약사	가. 학교보건계획의 수립에 관한 자문 나. 학교환경위생의 유지·관리 및 개선에 관한 자문 다. 학교에서 사용하는 의약품과 독극물의 관리에 관한 자문 라. 학교에서 사용하는 의약품 및 독극물의 실험·검사 마. 그 밖에 학교보건관리에 관한 지도
보건교사	가. <u>학교보건계획의 수립</u> 나. <u>학교환경위생의 유지·관리 및 개선에 관한 사항</u> 다. 학생과 교직원에 대한 건강진단의 준비와 실시에 관한 협조 라. <u>각종 질병의 예방처치 및 보건지도</u> 마. 학생과 교직원의 건강관찰과 학교의사의 건강상담, 건강평가 등의 실시에 관한 협조 바. 신체가 허약한 학생에 대한 보건지도 사. 보건지도를 위한 학생가정 방문 아. 교사의 보건교육 협조와 필요시의 보건교육 자. 보건실의 시설·설비 및 약품 등의 관리 차. 보건교육자료의 수집·관리 카. 학생건강기록부의 관리 타. 다음의 의료행위(간호사 면허를 가진 사람만 해당한다) 　1) 외상 등 흔히 볼 수 있는 환자의 치료 　2) 응급을 요하는 자에 대한 응급처치 　3) 부상과 질병의 악화를 방지하기 위한 처치 　4) 건강진단결과 발견된 질병자의 요양지도 및 관리 　5) 1)부터 4)까지의 의료행위에 따르는 의약품 투여 파. 그 밖에 학교의 보건관리

CHAPTER 8 학교보건과 보건교육

11 학생에 대한 건강검사 내용 중 옳은 것은?

| 가. 신체의 발달상황 | 나. 건강검진 |
| 다. 신체능력검사 | 라. 기생충검사 |

① 가, 나, 다　　　　　　　　　　② 가, 다
③ 나, 라　　　　　　　　　　　　④ 다, 라
⑤ 가, 나, 라

기생충검사는 1998년 이후 건강검사에서 폐지되었다.

┤ 심화 Tip ├

건강검사의 검사항목별 실시 방법(학교건강검사규칙 제3조~제7조)

검사항목	실시 방법
신체의 발달상황	키와 몸무게 측정
건강조사	병력, 식생활 및 건강생활 행태 등에 대해서 실시
정신건강상태	설문조사 등의 방법으로 한다(검사와 관련한 구체적 내용을 학부모에게 미리 통지)
건강검진	척추, 눈·귀, 콧병·목병·피부병, 구강, 병리검사 등에 대하여 검사 또는 진단
신체능력검사	• 체력요소를 평가하여 신체의 능력등급을 판정하는 필수평가와 신체활동에 대한 인식정도 등 필수평가에 대한 심층평가를 하는 선택평가로 구분 • 대상 학생 　- 초등학교 제5학년 및 제6학년 학생 　- 중학교 및 고등학교 학생 ※ 다만, 심장질환 등으로 인한 신체허약자와 지체부자유자는 그 대상에서 제외할 수 있다.

12 학교 건강검사 결과의 관리 및 처리에 대한 설명으로 옳지 않은 것은?　　간호직 8급 2014

① 학교의 장은 건강검사 결과에 따라 건강상담, 예방조치 등의 대책을 강구하여야 한다.
② 학교의 장은 건강검사 결과에서 감염병에 감염될 우려가 있는 학생에 대하여 등교를 중지시킬 수 있다.
③ 고등학교를 졸업하지 못한 학생의 건강기록부는 당해연도에 보건소로 이관하여 5년간 보관한다.
④ 검진기관은 검사 결과를 해당 학생 또는 학부모, 해당 학교의 장에게 통보하여야 한다.

학생이 중학교 또는 고등학교에 진학하지 아니하거나 휴학 또는 퇴학 등으로 고등학교를 졸업하지 못한 경우 그 학생이 최종적으로 재적하였던 학교는 학생건강기록부를 비롯한 건강검사 등의 실시결과를 학생이 최종적으로 재적한 날부터 5년간 보존하여야 한다(학교건강검사규칙 제9조 제6항).

① 학교의 장은 건강검사 등의 실시결과에 따라 보건의료기관, 체육단체 및 대학 등의 협조를 받아 소속 학생 및 교직원에 대한 건강상담, 예방조치 및 체력증진 등 적절한 보호 또는 양호의 대책을 강구하여야 한다(학교건강검사규칙 제10조 제1항).

② 학교의 장은 건강검사의 결과나 의사의 진단 결과 감염병에 감염되었거나 감염된 것으로 의심되거나 감염될 우려가 있는 학생 또는 교직원에 대하여 대통령령으로 정하는 바에 따라 등교를 중지시킬 수 있다(학교보건법 제8조 제1항).

④ 건강검사를 한 검진기관은 교육부령으로 정하는 바에 따라 그 검사결과를 해당 학생 또는 학부모와 해당 학교의 장에게 알려야 한다(학교보건법 제7조 제5항).

13 학교보건에서 보건사업에 포함되지 않는 것은? |경기 9급 2003

① 정신보건, 급식
② 기생충검사, 교육계획
③ 건강관찰, 감염병 관리
④ 건강상담, 건강평가

학교보건(school health)이란 학생과 교직원의 건강을 유지·증진하기 위하여 각종 건강위해 요소 및 질병을 예방·조기진단·관리하는 활동을 말한다. 이러한 목적을 달성하기 위한 사업을 학교보건사업이라고 하고 ①, ③, ④ 등이 있다.
기생충검사는 학교보건에서 제외되었다.

14 다음 중 학교에서 실시하는 학교보건업무에 속하지 않는 것은? |서울시 9급 2001

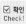

① 학생병리검사   ② 학교급식
③ 학생의 만성질환치료   ④ 신체검사실시
⑤ 보건교육실시

만성질환은 성인관련 보건업무에 해당한다.

15 학교에서 수두 환자가 발생하였을 경우 학교장이 취해야 할 조치로 적절하지 않은 것은?

| 간호직 8급 2015 변형

① 감염병 예방과 학교의 보건에 필요하면 휴업을 할 수 있다.
② 해당 학교에 감염병에 걸렸거나 의심이 되는 학생 및 교직원이 있는 경우 즉시 교육감을 경유하여 교육부장관에게 보고하여야 한다.
③ 감염될 우려가 있는 학생에게 등교를 중지시킬 수 있다.
④ 감염병 예방 세부대책을 마련하여야 한다.

 해설 콕

교육감은 교육부장관의 감염병예방대책을 토대로 지역 실정에 맞는 감염병 예방 세부대책을 마련하여야 한다(학교보건법 제14조의3 제3항).
① 학교보건법 제14조 제1항
② 학교보건법 제14조의3 제5항
③ 학교보건법 제8조 제1항

16 어린이의 폐결핵 집단검진 순서로 가장 옳은 것은?

| 서울시 9급 2018

① X-ray 간접촬영 → X-ray 직접촬영 → 객담검사
② X-ray 간접촬영 → 객담검사 → X-ray 직접촬영
③ 투베르쿨린 검사 → X-ray 간접촬영 → X-ray 직접촬영
④ 투베르쿨린 검사 → X-ray 직접촬영 → 객담검사

해설 콕

폐결핵 집단검진 순서

어린이	투베르쿨린 검사 → X-ray 직접촬영 → 객담검사
성 인	X-ray 간접촬영 → X-ray 직접촬영 → 객담검사

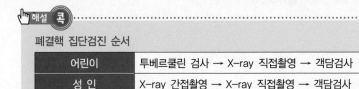

17 「교육환경보호에 관한 법률」상 교육환경보호구역 중 절대보호구역의 기준으로 가장 옳은 것은?

┃서울시 9급 2020

① 학교출입문으로부터 직선거리로 50미터까지인 지역
② 학교출입문으로부터 직선거리로 100미터까지인 지역
③ 학교출입문으로부터 직선거리로 150미터까지인·지역
④ 학교출입문으로부터 직선거리로 200미터까지인 지역

 해설 콕 ....

교육환경보호구역의 설정(교육환경보호에 관한 법률 제8조 제1항)	
절대보호구역	학교 출입문으로부터 직선거리로 <u>50미터까지인 지역</u>(학교설립예정지의 경우 학교경계로부터 직선거리 50미터까지인 지역)
상대보호구역	학교경계 등으로부터 직선거리로 200미터까지인 지역 중 절대보호구역을 제외한 지역

18 교육환경보호구역내 상대보호구역에서 절대금지시설에 해당하는 것은?

> 가. 도축업시설, 화장시설
> 나. 수질오염물질을 배출하는 시설과 폐수종말처리시설
> 다. 공중목욕장, 호텔, 여인숙, 여관
> 라. 만화대여업, 노래연습장, 무도장

① 가, 나   ② 가, 다
③ 나, 라   ④ 가, 나, 다
⑤ 가, 나, 다, 라

교육환경보호구역에서의 금지행위 및 시설의 종류(교육환경보호에 관한 법률 제9조)

절대금지시설	심의(해제)후 설치가능 시설
1. 대기오염 물질을 배출하는 시설 2. <u>수질오염물질을 배출하는 시설과 폐수종말처리시설</u> 3. 가축분뇨배출시설, 처리시설 및 공공처리시설 4. 「하수도법」에 따른 분뇨처리시설 5. 악취를 배출하는 시설 6. 소음·진동을 배출하는 시설 7. 폐기물처리시설 8. 가축 사체, 오염물건 및 수입금지 물건의 소각·매몰지 9. <u>화장시설 및 봉안시설</u> 10. <u>도축업시설</u> 11. 가축시장 12. 제한상영관 13. 청소년유해업소(화상채팅/전화방/성기구취급업소/성인PC방/담배자동판매기)	1. 고압가스, 도시가스 또는 액화석유가스의 제조, 충전 및 저장하는 시설 2. 폐기물을 수집·보관·처분하는 장소 3. 총포 또는 화약류의 제조소 및 저장소 4. 격리소·요양소 또는 진료소 5. 담배지정소매인, 담배자동판매기 6. 게임제공업, 인터넷컴퓨터게임시설제공업 및 복합유통게임제공업 7. 게임물 시설 8. 당구장, 무도학원 및 무도장 9. 경마장 및 장외발매소, 경주장 및 장외매장 10. 사행행위영업 11. 노래연습장업 12. 비디오물감상실업 및 복합영상물제공업의 시설 13. 단란주점영업 및 유흥주점영업 14. 숙박업 및 호텔업 15. 만화대여업 16. 사고대비물질의 취급시설 중 대통령령으로 정하는 수량 이상으로 취급하는 시설

19 현재 우리나라 학교보건 관계 인사, 업무, 지도 및 감독은 주로 어디에서 하는가?

① 보건복지부
② 교육부
③ 행정안전부
④ 각 시·도 자치단체장
⑤ 여성가족부

현재 우리나라 학교보건 관계 인사, 업무, 지도 및 감독은 교육부에서 담당하고 있다.

20 학교보건 인력별 직무에 관한 진술 중 옳은 것은?

① 보건교사는 학교보건 시설의 구비의무를 지닌다.
② 시장·도지사는 교육환경보호구역을 설정한다.
③ 학교의 장은 감염병 예방과 학교보건을 위한 휴교명령을 내릴 수 있다.
④ 학교장은 교육환경 보호를 위하여 관계행정기관 등의 장에게 교육환경보호구역내 금지행위 및 금지시설에 대한 처분 및 시설물의 철거 명령을 요청할 수 있다.
⑤ 관할 보건소장은 감염병 만연시 등교중지 권한이 있다.

③ 학교보건법 제14조 제1항
① 학교의 설립자·경영자는 대통령령으로 정하는 바에 따라 보건실을 설치하고 학교보건에 필요한 시설과 기구(器具) 및 용품을 갖추어야 한다(학교보건법 제3조).
② 교육감은 학교경계 또는 학교설립예정지 경계로부터 직선거리 200미터의 범위 안의 지역을 교육환경보호구역으로 설정·고시하여야 한다(교육환경보호에 관한 법률 제8조 제1항).
④ 교육감은 교육환경 보호를 위하여 관계행정기관 등의 장에게 교육환경보호구역내 금지행위 및 금지시설에 대한 처분 및 시설물의 철거 명령을 요청할 수 있다(교육환경보호에 관한 법률 제10조 제3항).
⑤ 학교의 장은 건강검사의 결과나 의사의 진단 결과 감염병에 감염되었거나 감염된 것으로 의심되거나 감염될 우려가 있는 학생 또는 교직원에 대하여 대통령령으로 정하는 바에 따라 등교를 중지시킬 수 있다(학교보건법 제8조 제1항).

21 최근 학동기에 이환율이 가장 높을 뿐 아니라, 생활수준의 향상에 비례해 높아지는 질병은?

① 유행성 일본뇌염　　　　　② 백일해
③ 충 치　　　　　　　　　　④ 기생충질환
⑤ 결 핵

학동기에는 달고 끈적끈적한 음식을 좋아하는 경우가 많아 당을 많이 섭취하면서 충치이환율이 가장 높다.

01 우리나라에서 지역사회보건사업 효율화를 위해 가장 중요한 것은?

① 보건행정의 다양화　　　　　　② 보건관계법의 정비
③ 의료사업강화　　　　　　　　④ 보건교육의 제공
⑤ 사회보험제도의 강화

> 지역사회 주민에게 연령대별로 필요한 교육을 파악하여 소아청소년기의 아동에게는 비만·금연·위생 교육을, 노인에게는 인공관절, 치매, 노인우울증, 치과질환 등의 맞춤형 교육을 시행하여 올바른 건강정보를 제공하고 자기관리 능력을 향상시켜 개인, 가족의 건강증진과 더 나아가 지역사회의 건강수준을 향상시키는 것이 가장 효율적이다.

02 보건교육의 기본 목적으로만 묶어진 것은?

> 가. 건강이 지역사회발전의 중요한 열쇠임을 인식
> 나. 건강문제에 대한 스스로의 인식
> 다. 스스로 자신의 건강을 관리할 능력을 함양
> 라. 질병발생시 치료방법의 강조

① 가, 나, 다　　　　　　　　② 가, 다
③ 나, 라　　　　　　　　　　④ 가, 나, 다, 라
⑤ 다

> 보건교육의 최종 목표(WHO 공중보건교육전문위원회)
> • 건강은 지역사회의 귀중한 자산임을 인식시키는데 있다.
> • 보건사업의 발전을 이룩하고 이것을 활용토록 하는데 있다.
> • 세계보건기구(WTO) 헌장에 규정된 건강을 완전히 구현하기 위하여 개인이나 작은 집단의 구성원으로서 자기 스스로 하여야 할 일을 수행하도록 하고, 그와 같은 능력을 가지도록 돕는데 있다.

03 보건교육의 목표로 타당한 것은?

① 의료비절감
③ 일차의료강화
⑤ 재해로부터 보호

② 질병치료
④ 건강증진과 예방사업

보건교육의 목표
보건교육을 지역주민을 대상으로 실시하여 건강지식, 태도, 기술을 습득하게 함으로써 건강의 유지, 증진, 질병예방과 아울러 건강위험 행동을 감소하도록 자극하고 지지하는 것을 목표로 한다.

04 보건교육의 목표 설정으로 맞는 것은?

▎간호직 8급 2015

① 학습자가 요구하는 목표 설정
② 학습자가 실천할 수 있는 목표 설정
③ 단기간에 실천 가능한 목표 설정
④ 교육자가 실천할 수 있는 목표 설정
⑤ 가시적으로 효과가 큰 목표 설정

보건교육은 보건교육을 받은 학습자가 보다 나은 가치 있는 삶을 살게 하고, 보건교육의 의미, 내용, 기능, 태도 등에 대한 총체적인 이해를 갖도록 하며, 도덕적으로 온당한 방법으로 실시되어야 한다. 그러기 위해서는 학습자가 실천할 수 있는 목표를 설정하여야 한다.

05 보건교육 사항이 아닌 것은?

▎제주 9급 2008

① 금연, 절주
② 성병예방
③ 만성퇴행성질환
④ 공중위생

보건교육의 내용(국민건강증진법 시행령 제17조)
1. 금연·절주 등 건강생활의 실천에 관한 사항
2. 만성퇴행성질환 등 질병의 예방에 관한 사항
3. 영양 및 식생활에 관한 사항
4. 구강건강에 관한 사항
5. 공중위생에 관한 사항
6. 건강증진을 위한 체육활동에 관한 사항
7. 그 밖에 건강증진사업에 관한 사항

06 다음 중 보건교육의 교수-학습의 원리에 해당하지 않는 것은?

① 자발적 참여의 원리 ② 단일화의 원리
③ 체험의 원리 ④ 사회적용(사회화)의 원리
⑤ 흥미의 원리

보건교육의 교수-학습의 원리

자발적 참여의 원리	일방적 지식 전달이 아닌 능동적인 학습자의 이해과정과 자발적 질문과 발표 등을 통한 참여가 필요하다는 원리
개별화의 원리	개성, 능력, 동기, 준비도, 흥미 등이 개인마다 다르므로 개인차를 최대한 수용하고 배려해야 한다는 원리
체험의 원리	보고, 느끼고, 맛보는 등의 체험 및 감각행동이 학습효과를 높이는데 중요한 역할을 해야 한다는 원리
사회적용(사회화)의 원리	학습자가 경험하는 실생활에 적용되고 현실을 이해하는데 도움이 되어야 한다는 원리
흥미의 원리	교수자는 학습자의 생각을 파악하고, 흥미와 관심을 갖도록 하여 학습자가 적극적으로 학습하도록 유도하여야 한다는 원리
통합의 원리	• 학습을 부분적 또는 분과적으로 지도할 것이 아니라, 종합적인 전체로 지도한다는 원리 • 학습내용의 구성이나 학습경험의 전개가 통합적으로 이루어져야 한다는 원리
애정의 원리	교육은 학습자를 육성하고 신장시키고자 함을 목적으로 하므로 애정을 가지고 이루어져야 한다는 원리

07 효과적인 보건교육을 위한 원칙이 아닌 것은? ▮지방직 9급 2011

① 피교육자의 생활상을 반영하는 내용이어야 한다.
② 지식의 향상과 실제 행동능력의 변화를 동시에 달성할 수 있도록 계획한다.
③ 피교육자는 동일한 가치관, 태도, 믿음을 가지고 있다고 가정한다.
④ 피교육자들에게 자신감을 가질 수 있도록 하여야 한다.

피교육자는 서로 다른 가치관, 태도, 믿음을 가지고 있다고 가정한다.

08 보건교육계획의 수립과정 중 제일 먼저 이루어져야 할 것은? ▮서울시 9급 2017

① 보건교육 평가 계획의 수립
② 보건교육 평가 유형의 결정
③ 보건교육 실시 방법들의 결정
④ 보건교육 요구 및 실상의 파악

보건교육계획의 수립과정
1. 보건교육 요구 및 실상의 파악
2. 보건교육 우선순위의 결정
3. 보건교육 실시방법들의 결정
4. 보건교육의 실시
5. 보건교육 평가 계획의 수립
6. 보건교육 평가 유형의 결정

CHAPTER **8** 학교보건과 보건교육

안심Touch

09 보건교육을 계획할 때 고려해야 할 사항으로 옳은 것은?

가. 전체 보건사업과 병행되어 계획되어야 한다.
나. 보건교육에 참여하는 인원과 예산을 파악하고 계획되어야 한다.
다. 교육 후에 실천이 가능한 교육내용을 포함한다.
라. 보건교육의 목적은 광범위하게 설정되어야 한다.

① 가, 나, 다   ② 가, 다, 라
③ 가, 라   ④ 나, 다
⑤ 다, 라

보건교육을 계획할 때 고려해야 할 사항
- 보건교육의 목적은 구체적으로 설정 계획되어야 한다.
- 보건교육 대상자의 입장에서 계획해야 한다(성별, 연령별, 학력별, 사회계층별, 직업의 종류별, 생활양식 등에 따른 보건문제 파악).
- 일반 공중보건사업계획과 병행해서 계획해야 한다.
- 보건교육에 참여할 수 있는 모든 보건요원의 Team work이 잘 이루어지도록 계획되어야 한다.
- 보건교육의 전달 매체를 잘 활용할 수 있도록 계획되어야 한다.
- 실제적이고 구체적인 계획(누가, 언제, 어디서, 어떻게, 어떤 방법으로 누구를 대상으로 할 것인가 등에 관한)이 수립되어야 한다.
- 일방적인 교육이 아니고 토론, 상의, 협력 등의 방법을 잘 활용하고 대상에 따라 교육방법이 적절하도록 계획되어야 한다.
- 보건교육에 참여하는 인원과 예산을 정확하게 파악하고 계획해야 한다.
- 보건교육의 성패 판정의 평가 방법이나 사업의 진로를 측정할 수 있는 척도가 마련되었는가를 확인하고 계획을 세워야 한다.

10 보건교육계획수립시 주의사항이 아닌 것은?

① 보건교육계획은 전체 보건사업계획과 분리해서 수립할 필요가 있다.
② 적절한 평가가 수반되어야 한다.
③ 공공기관 등 여러 기관의 협조가 필수적이다.
④ 주민과 함께 한 지역사회진단이 필요하다.
⑤ 시범사업부터 시작하여 점차 확대 실시한다.

보건교육계획은 전체 보건사업계획과 병행해서 계획해야 한다.

11 보건교육계획 특성으로 가장 중요한 것은?

① 대상자와 더불어 계획할 것
② 지역에서 이용 가능한 인력과 자원을 조사할 것
③ 전문가들의 협조를 구할 것
④ 우선순위에 따라 예산을 책정할 것
⑤ 교육하기 전에 충분히 연습할 것

해설 콕

보건교육의 계획과 추진(WHO의 보건교육전문위원회)
1. 보건교육은 전체 보건사업계획의 일부로서 처음부터 함께 계획되어야 한다.
2. 사전 지역사회 진단이 필요하다. 즉 사전조사를 할 필요가 있으며 주민에 대한 연구도 한다.
3. 보건교육계획에 주민들이 참여해야 한다. 즉 <u>계획은 주민과 더불어 한다</u>(**가장 중요**).
4. 지역사회의 인재와 자원에 관한 실태 파악을 한다. 또 지도자를 발견한다.
5. 지역 개업의의 협력을 얻어야 한다. 또 다른 기관(공공기관, 행정관청, 교회, 클럽 등)의 협조도 얻도록 한다.
6. 보건교육은 뚜렷한 목표가 있어야 하며, 그 목표달성을 위한 구체적인 계획이 있어야 한다.
7. 시범사업으로부터 시작하여 점차 확대하는 방법이 필요하다.
8. 모든 보건요원은 보건교육을 위한 팀웍의 일원으로서 역할을 해야 한다. 따라서 모든 보건요원은 훌륭한 보건교육의 실천자가 되어야 한다.
9. 보건교육 전문가는 보건교육사업의 보다 효율적인 수행을 위한 역할을 할 수 있다.
10. 보건교육에도 예산의 뒷받침이 요구된다. 그리고 이 예산은 사업의 우선순위에 따라 세워져야 한다.
11. 효과적인 보건교육사업을 위해서는 적절한 평가가 이루어져야 한다.

12 개인 수준의 건강행태 모형에 해당하지 않는 것은?

① 건강믿음모형(Health belief model)
② 범이론적 모형(Transtheoretical model)
③ 계획된 행동이론(Theory of planned behavior)
④ 의사소통이론(Communication theory)

CHAPTER 8 학교보건과 보건교육

정답 09 ① 10 ① 11 ① 12 ④   CHAPTER 08 | 학교보건과 보건교육 **319**

개인 수준의 건강행태 모형에 속하는 것은 건강믿음(신념)모형, 범이론적 모형, 계획된 행동이론이다.

개인, 개인간, 집단 및 지역사회의 주요 건강행태이론

개인적 차원	개인간 차원	집단 및 지역사회 차원
• 지식, 태도 및 실천 모형 • 건강믿음모형 • 계획된 행동이론 • 범이론적 모형 • 예방채택과정모형	• 사회인지이론 • 동기화면담	• 의사소통이론 • 혁신의 확산모형

13 범이론적 모형에서 긍정적 행동변화에 대한 보상은 늘리고, 불건강 행동에 대한 보상은 줄이는 과정은?

① 자의식 고양
② 지지관계
③ 우연성 관리
④ 자극조절
⑤ 반조건화

범이론적 모형
변화의 5단계, 변화과정 10단계, 변화에 대한 반대(변화의 비용)와 지지(변화의 이익), 자기효능감(건강행동을 할 수 있다는 자신감)과 유혹(불건강행동을 하려는 유혹)에 집중한 이론이며, 더불어 행동변화의 속성과 이러한 변화를 일으킬 수 있는 개입에 대한 가정에 기초한다.
• 변화의 5단계

관심전 단계 (precontemplation stage)	앞으로 6개월 이내에 행동을 취할 의도가 없다.
관심단계 (contemplation stage)	앞으로 6개월 이내에 행동을 취할 의도가 있다.
준비단계 (preparation stage)	앞으로 30일 이내에 행동을 취할 의도가 있고, 이 방향으로 어떤 행동을 시도한다.
행동단계 (action stage)	6개월 이내에 드러나는 행태변화가 있다.
유지단계 (maintenance stage)	6개월 이상 지속하여 정착하는 행태변화가 있다.

• 변화과정 10단계

자의식 고양 (인식고취)	건강행태에 관한 정보, 교육, 개인적 환류를 통해 깨달음이 증가한다.
극적 안도 (극적전환)	• 건강한 행동변화를 지지하는·새로운 사실이나 생각, 단서를 발견하고 배운다. • 심리극, 역할극, 간증과 대중매체 캠페인 등을 통하여 갈등을 줄이고 정서적 공감을 높여 감정을 표출시킨다.
자기 재평가	• 문제행위에 대한 가치를 인지적, 정서적으로 재평가하는 것이다. • 행동변화가 개인의 주체성의 중요한 부분임을 깨닫는다. • 가치를 분명하게 하거나, 닮고 싶은 건강한 역할 모델을 이용한다.
환경 재평가	개인의 건강습관 유무가 어떻게 사회적 환경에 영향을 미치는지를 정서적, 인지적으로 사정한다.
자기 해방	• 스스로 행동변화에 대한 동기를 부여하고 변화를 다짐한다. • 새해 첫날, 생일, 기념일 등을 기점으로 결심하고, 다른 사람에게 결심을 공개함으로써 의지를 더욱 강화시킬 수 있다.
지지(조력)관계	• 건강한 행동변화를 위한 사회적 지원을 찾거나 이용한다. • 자조모임, 전화상담 등을 통한 지지관계는 돌봐주고, 믿어주고, 마음을 열고 받아주므로 변화를 가져올 수 있다.
반조건화 (역조건화)	• 더 건강한 행동이나 인식으로 불건강 행동을 대체한다. • 문제행위에 대치될 수 있는 방법들을 사용하여 자극과 반응 사이의 바람직하지 못한 연결을 깨뜨림으로써 행동의 변화를 유발하는 것이다. 문제행동을 휴식, 선언, 무감각화, 긍정적 자기 진술 등과 같이 보다 긍정적인 행위나 경험으로 대체시켜 배우게 한다.
우연성 관리 (조작적 관리)	긍정적 행동변화에 대한 보상은 늘리고, 불건강 행동에 대한 보상은 줄인다. 스스로 변화하고자 하는 사람들에게는 벌보다는 상이 더 효과적이며, 집단간 계약인 경우에는 건강행위가 반복될 수 있는 확률을 높이려면 강화를 증가시키는 것이 좋다.
자극조절 (자극통제)	불건강 행동을 하도록 하는 리마인더(reminder)나 단서는 없애고 건강행동을 하도록 하는 리마인더(reminder)와 단서는 늘린다.
사회적 해방 (사회적 개선)	• 사회적 기준이 건강한 행동변화를 지지하는 방향으로 변화하는 것을 깨닫는다. • 사회적 개선은 소수민족, 동성연애자, 가난한 사람들처럼 상대적으로 취약한 사람을 대상으로 기회를 제공하는 사회적 의지에 관한 방법이며, 적절한 정책이 필요하다. • 금연구역 확보, 편의점에서 콘돔을 살 수 있는 것과 같은 형태의 정책은 사람들이 쉽게 변화할 수 있게 돕는다.

14

사업장의 보건관리자는 근로자를 대상으로 변화단계이론(Stage of Change Theory)에 따라 금연프로그램을 실시하고 있다. 금연을 지속적으로 실천한지 4개월 된 근로자가 금연상담을 위해 보건실에 방문하였다. 이 근로자에게 적합하게 적용할 수 있는 단계는?

┃서울시 간호직 8급 2016

① 인식단계(contemplation stage) ② 준비단계(preparation stage)
③ 행동단계(action stage) ④ 유지단계(maintenance stage)

범이론적 모형의 변화의 5단계

인식전단계	앞으로 6개월 이내에 행동을 취할 의도가 없다.
인식단계	앞으로 6개월 이내에 행동을 취할 의도가 있다.
준비단계	앞으로 30일 이내에 행동을 취할 의도가 있고, 이 방향으로 어떤 행동을 시도한다.
행동단계	6개월 이내에 드러나는 행태변화가 있다.
유지단계	6개월 이상 지속하여 정착하는 행태변화가 있다.

15

다음은 범이론적 모형(Transtheoretical Model)의 변화과정 중 하나에 대한 설명이다. 이에 해당하는 것은?

┃간호직 8급 2014

> 개인의 건강습관 유무가 어떻게 사회적 환경에 영향을 미치는지를 정서적, 인지적으로 사정한다.

① 인식제고(consciousness raising)
② 자아재평가(self reevaluation)
③ 환경재평가(environmental reevaluation)
④ 자극통제(stimulus control)

환경재평가를 통하여 개인의 가까운 사회적·물리적 환경에 대한 건강하지 않은 행동의 부정적 영향 또는 건강한 행동의 긍정적 영향을 깨닫는다.
① 건강행태에 관한 정보, 교육, 개인적 환류를 통해 깨달음이 증가한다.
② 행동변화가 개인의 주체성의 중요한 부분임을 깨닫는다.
④ 불건강 행동을 하도록 하는 리마인더(reminder)나 단서는 없애고 건강행동을 하도록 하는 리마인더(reminder)와 단서는 늘린다.

16

범이론 모형(Transtheoretical Model)에 대한 설명으로 옳은 것은? ▎간호직 8급 2017 추가시험

① 관심단계(contemplation stage) - 1개월 이내에 건강행위를 변화시키기 위한 계획을 세우는 단계이다.
② 준비단계(preparation stage) - 건강행위 변화에 대한 장점과 단점을 파악하고 행위변화를 망설이는 단계이다.
③ 자아해방(self-liberation) - 자신의 건강행위를 변화시킬 수 있다고 결심하고 주변 사람에게 결심을 말하는 것이다.
④ 환경재평가(environmental reevaluation) - 건강행위 변화를 촉진하기 위해 다른 사람과 자조모임을 형성하는 것이다.

> **해설 콕** ....
>
> ① **관심단계** : 문제를 인식하고 보통 6개월 이내에 행위변화를 하겠다고 생각하는 단계이다.
> ② **준비단계** : 구체적인 행위실행계획이 잡혀져 있으며, 보통 한 달 이내에 행위변화를 하겠다고 생각하는 단계이다.
> ④ **환경재평가** : 문제행위가 신체적·사회적 환경에 어떻게 영향을 미치는지를 이해하는 것이다. 감정이입 훈련, 다큐멘터리 및 가족개입과 같은 방법을 이용하여 건강행위와 그렇지 않은 행위가 사회적 환경에 어떤 영향을 줄 수 있는 것인가를 체험하게 한다.

17

인간은 자신이 이용할 수 있는 정보를 활용하여 행동을 결정하기 때문에 행위의도가 실제 행동을 예측할 수 있다는 이론은? ▎지방직 9급 2011

① 건강신념이론
② 합리적 행위이론
③ 사회인지이론
④ 변화단계이론

> **해설 콕** ....
>
> **합리적 행위이론**
> 행위에 대한 태도, 주관적 규범이 행동의도에 영향을 미치고 이는 실제 행동으로 이어진다고 가정한다. 따라서 인간은 자신이 이용할 수 있는 정보를 활용하여 행동을 결정하기 때문에 행위의도를 통하여 실제 행동을 예측할 수 있다는 이론이다.

18 건강증진계획 진단과 관련된 로렌스 그린의 모형은? ┃서울시 의료기술직 9급 2003

① PRECEDE 모형   ② PROCEED 모형

③ 생태계   ④ 책임형

⑤ 사회형

PRECEDE-PROCEED MODEL
Green과 Kreuter가 1980년에 PRECEDE 모형을 제시하였고, 1991년에는 이전 모형에서 사용하였던 요소 외에 정책, 법규, 조직체와 환경이라는 새로운 요소를 더 추가한 PROCEED란 모형을 제시하였다.

PRECEDE 단계	• 보건교육 사업의 우선순위 결정 및 목적 설정을 보여주는 진단단계 • 제1단계~제4단계 : 사회적 사정(제1단계), 역학적 사정(제2단계), 교육적 및 생태학적 사정(제3단계), 행정적 정책적 사정 및 중재조정 단계(제4단계)
PROCEED 단계	• 정책수립 및 보건교육 사업수행과 사업평가의 대상 및 그 기준을 제시하는 건강증진 계획의 개발단계 • 제5단계~제8단계 : 실행(제5단계), 과정평가(제6단계), 영향평가(제7단계), 결과평가(제8단계)

19 그린(Green)의 PRECEDE-PROCEED Model을 적용하여 청소년대상 보건교육사업을 기획하고자 한다. 이때 관내 청소년 흡연율 조사가 실시되는 단계는? ┃간호직 8급 2014

① 사회적 사정단계

② 역학, 행위 및 환경적 사정단계

③ 교육 및 생태학적 사정단계

④ 행정 및 정책적 사정단계

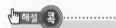

2단계 역학적 사정단계
제1단계인 사회적 사정을 통해 밝혀진 문제점과 관련된 건강문제를 파악하는 단계이다.
1. **행위요인** : 흡연, 안전벨트 사용 여부, 성행위, 스트레스, 약물 사용, 음주 행태 등을 사정한다.
2. **환경적 요인** : 사회적·물리적 환경이 포함되며, 개인의 의지로 통제하기 어렵기 때문에 때로 보건교육 이외의 접근이 요구된다. 예를 들면 건강에 관련된 정책을 형성하거나 건강한 환경조성을 위한 최고책임자의 의사결정 등이 영향을 줄 수 있다.

20 PRECEDE-PROCEED 모델에서 유병률, 사망률, 건강문제 등을 규명하는 단계로 가장 옳은 것은?

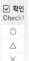

┃서울시 9급 2020

① 사회적 진단
② 역학적 진단
③ 교육생태학적 진단
④ 행정 및 정책 진단

PRECEDE 단계

사회적 진단	• 건강을 삶의 필수적 자원으로 보고 지역사회 주민에게 무엇이 가치 있는 일인지를 진단하는 단계 • 건강과 삶의 연계성을 확보하는 단계
역학적 진단	• 사회적 사정을 통해 밝혀진 문제점과 관련된 <u>건강문제를 파악하는 단계</u> • 삶의 질에 영향을 미치는 구체적인 건강 문제 또는 건강 목표를 규명하고 우선순위를 정하여 한정된 자원을 투입할 가치가 가장 큰 건강문제가 무엇인지 규명하는 단계
교육생태학적 진단	• 보건교육의 내용설정을 위한 진단단계 • 건강행동에 영향을 줄 수 있는 요인 중에서 변화시킬 수 있는 요인들을 소인성 요인, 강화요인, 촉진요인으로 분류
행정 및 정책 진단	• 프로그램 및 시행과 관련되는 조직적, 행정적 능력과 자원을 검토하고 평가 및 개선방안을 제시하는 단계

21 PRECEDE-PROCEED 모형의 교육적 진단단계에서 수집해야 할 성향요인은?

┃서울시 간호직 8급 2016

① 건강행위에 대한 피드백
② 건강행위 관련 지식 및 인식
③ 행위를 촉진하는 학습자의 기술
④ 건강행위 변화를 방해하는 환경적 자원

교육적 진단단계
건강행동에 영향을 줄 수 있는 요인 중에서 변화시킬 수 있는 요인들을 소인성 요인, 강화요인, 촉진요인으로 분류한다.

교육 및 생태학적 진단단계에서 제시한 건강행위 결정에 영향을 주는 요인

소인성 요인 (성향요인)	• 행동을 초래하는 동기나 근거가 되는 행동 이전의 요인, 개인이 가지고 있는 특성 • 지식, 태도, 믿음, 가치, 인식 등
강화요인	• 행위를 지속시키거나 그만두게 하는 요인 • 인정, 칭찬, 존경 – 사회적 보상 • 불편이나 통증해소 또는 비용 절감 – 물리적 보상 • 비난, 벌금 – 부정적 보상
가능요인 (촉진요인)	• 행위를 실천할 수 있도록 도와주는 기술과 자원요인 • 기술 : 신체운동, 휴식요법, 의료기기를 사용하는 것 등 • 지역사회의 보건의료나 지역사회의 자원에 대한 이용가능성, 접근성, 시간적 여유 등이 촉진요인에 해당된다.

22 PRECEDE-PROCEED 모형의 교육 및 생태학적 진단단계에서 제시한 건강행위 결정에 영향을 주는 요인과 항목이 바르게 짝지어진 것은?

ⓘ 간호직 8급 2016

① 조정요인(modifying factor) – 사회적 지지
② 가능요인(enabling factor) – 친구 또는 동료의 영향
③ 강화요인(reinforcing factor) – 보건 의료 및 지역사회 자원의 이용가능성
④ 성향요인(predisposing factor) – 건강에 대한 신념과 자기효능

① 강화요인에 대한 설명이다.
② 강화요인에 대한 설명이다.
③ 가능(촉진)요인에 대한 설명이다.

23

지역사회간호사가 Green의 PRECEDE-PROCEED 모형을 이용하여 보건교육을 기획하는 과정에서 다음과 같은 진단을 내렸다면 이는 어느 단계에 해당하는가?

┃서울시 간호직 8급 2015

> 지역사회주민의 고혈압 식이조절에 대한 지식과 신념이 부족하며, 의료시설 이용이 부적절하다.

① 교육 및 생태학적 진단단계
② 사회적 진단단계
③ 역학 및 행위와 환경 진단단계
④ 행정 및 정책적 진단단계

교육 및 생태학적 진단단계에 해당하며, 그 중에서도 소인성 요인(지식, 신념)과 기능요인(의료시설의 이용)과 관련 있다.

24

개인적 요인, 환경의 영향 및 행동 간의 역동적 상호작용의 결과로 설명되는 보건교육 이론은?

┃지방직 9급 2012

① 계획적 행위이론   ② 사회인지이론
③ 합리적 행동이론   ④ 범이론적 모형

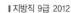

사회인지이론은 인간의 행동과 개인적 요인, 환경적 요인이 서로 상호작용하는 역동적인 모델(상호결정론)이론이다.
① 개인이 어떠한 행동을 하고 싶어도 그럴 수 있는 상황 하에 있지 않다면, 행동의도가 실제행동으로 이어질 가능성은 낮다고 할 수 있다. 실제로 많은 행동의 수행이 완전한 의지적 통제 하에 있지 않으며, 모든 행동의 선택은 어느 정도 불확실성을 가지고 있기 때문에 기존의 합리적 행위이론에 '지각된 행동통제감'이라는 개념을 추가해서 계획적 행동이론을 제시한 것이다.
③ 행위에 대한 태도, 주관적 규범이 행동의도에 영향을 미치고 이는 실제 행동으로 이어진다고 가정한다. 따라서 인간은 자신이 이용할 수 있는 정보를 활용하여 행동을 결정하기 때문에 행위의도가 실제 행동을 예측할 수 있다는 이론이다.
④ 변화의 5단계, 변화과정 10단계, 변화에 대한 반대(변화의 비용)와 지지(변화의 이익), 자기효능감(건강행동을 할 수 있다는 자신감)과 유혹(불건강 행동을 하려는 유혹)에 집중한 이론이며, 더불어 행동변화의 속성과 이러한 변화를 일으킬 수 있는 개입에 대한 가정에 기초한 이론이다.

25 보건교육에 영향을 주는 물리적 환경요인을 모두 고른 것은?

가. 조명의 밝기   나. 주변의 설득
다. 의자배열   라. 교육장의 크기

① 가, 나, 다   ② 가, 다
③ 나, 라   ④ 가, 라
⑤ 가, 다, 라

사회적 인지이론

사회적 환경	사회적 지지, 주변의 설득, 사회적 규범, 관찰학습경험 요인 등
물리적 환경	시설, 설비, 규제 등
조직적 환경	정부, 교회, 학교, 클럽, 직장 등

26 본인이 결핵에 걸릴 가능성을 실제보다 과소평가하는 대상자에게 높은 결핵발생률에 대한 정보를 제공하여 결핵검진 및 예방행동을 증진하는데 활용할 수 있는 이론 또는 모형으로 가장 적합한 것은?

■ 서울시 간호직 8급 2016

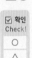

① 건강신념모형
② 합리적 행동이론
③ 임파워먼트이론
④ 건강증진모형

건강신념모형은 개인이 건강행위를 할 때에는 개인이 자신의 건강에 대하여 지닌 신념에 따라 행동하게 된다는 이론이다. 건강에 대해 심각성, 유익성, 민감성을 증가시키고, 나아가 건강증진의 지지적 환경을 조성하는 모형을 건강신념모형이라고 한다.

27 건강신념모형(Health Belief Model)을 적용하여 암 예방사업을 하고자 할 때, 건강행위 가능성을 높일 수 있는 간호중재의 방향으로 옳지 않은 것은?

간호직 8급 2014

① 암 예방행위에 대한 지각된 장애성을 감소시킨다.
② 암 예방행위에 대한 지각된 유익성을 증가시킨다.
③ 암에 대한 지각된 심각성을 증가시킨다.
④ 암에 대한 지각된 민감성을 감소시킨다.

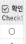 해설 콕

심각성, 유익성, 민감성을 증가시키고, 나아가 건강증진의 지지적 환경을 조성하는 것이 필요하다.

28 금연을 위한 방법과 건강믿음모형의 구성요인을 짝지은 것으로 가장 옳은 것은?

서울시 9급 2018

① 딸 아이의 금연 독촉 – 장애요인
② 흡연은 폐암의 원인이라는 점을 강조 – 심각성
③ 흡연자 동료 – 계기
④ 간접흡연도 건강에 해롭다는 점을 강조 – 이익

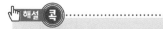 해설 콕

① 딸 아이의 금연 독촉 – 행동의 계기
③ 흡연자 동료 – 지각된 장애요인
④ 간접흡연도 건강에 해롭다는 점을 강조 – 지각된 민감(감수)성

┤ 심화 Tip ├

건강신념모형

지각된 민감(감수)성	어떤 건강문제를 가질 가능성에 대한 개인의 인식
지각된 심각성	건강문제결과의 상대적 심각성에 대한 개인의 인식
지각된 유익성	제안된 건강행동들의 예상가치
지각된 장애요인	제안된 건강행동의 부정적인 측면에 대한 개인의 인식
행동의 계기	개인이 행동하도록 동기를 부여하는 외적 사건
자기효능감	행동을 취하는 능력에 대한 개인의 자신감

29 보건교육효과가 가장 큰 순서대로 되어 있는 것은?

① 직접경험 > 교육경험 > 현지답사 > TV > 시각적 경험
② 교육경험 > 직접경험 > 현지답사 > TV > 시각적 경험
③ 현지답사 > 교육경험 > 직접경험 > TV > 시각적 경험
④ 직접경험 > 교육경험 > 전시 > 실험경험 > 라디오
⑤ 직접경험 > 실험, 실습 > 교육경험 > 시청각 > TV

경험의 원추 모형(Edgar Dale)

1. 시청각 매체를 경험의 정도에 따라 추상성과 구체성으로 구분하였다. 위로 올라갈수록 추상성이 높아지고, 아래로 내려올수록 구체성이 높아진다.
2. Dale에 따르면, 학교교육에서 다양한 시청각 매체를 활용하여야 하며, 학습자들 수준에 적합한 매체를 선정하고 활용하여야 할 것을 주장하였다.
3. 일반적으로 구체적 경험으로부터 출발해 점차 추상적 경험으로 이행하는 것이 효과적이며, 좀 더 바람직한 것은 구체적 매체와 추상적 매체를 통합하여 사용함으로써 학습자들의 개념 형성을 도모하는 것이다.

┤ 심화 **Tip** ├

Edgar Dale의 경험 원추

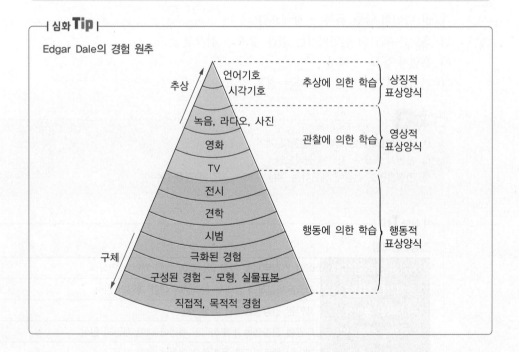

30 공중보건 수행시 지역사회 접근방법 중 제일 우선시 여기는 것은?

① 보건지도   ② 보건교육

③ 보건법규   ④ 보건행정

⑤ 보건조직

보건교육의 일반적 내용
1. 지역사회 공중보건 수행시 보건교육은 가장 포괄적이고 중요하다.
2. 보건교육 중 학교보건은 가장 능률적이며 효과적이다.
3. 보건교육 대상은 지역사회주민 전체이다.
4. 보건교육시 가장 중요한 것은 해당지역에서 이용할 수 있는 자원을 조사하는 것이다.

31 지역사회의 보건교육에 있어서 고려사항이 아닌 것은?

① 지도자와의 이해관계
② 문화제도 및 교육수준
③ 지역사회 모든 자원
④ 생활양식 및 전통
⑤ 빈곤과 저소득

지도자와의 이해관계는 고려사항에 해당되지 않는다.

┤ 심화 **Tip** ├

보건교육 실시과정에서 고려할 사항
1. 보건교육 내용은 자연과학 및 사회과학적인 근거가 확실해야 한다.
2. 지역사회 주민의 문화제도 및 교육정도, 종교의 분포, 지역사회의 고유전통, 습관, 관습, 생활양식 등이 고려되어야 한다.
3. 대상 지역사회의 사회, 경제적인 요인이 충분히 고려되어야 한다.
4. 보건교육자는 교육자로서의 자질이 있어야 한다.

32 보건교육사업을 위한 보건소요원의 역할로 옳지 않은 것은?

| 간호직 8급 2006

① 보건교육을 실시할 의무와 책임을 가지고 있다.

② 지역사회에 대해 관공서를 통한 간접적인 자료만 파악하면 된다.

③ 주민들의 생활방식, 습관 등을 파악해야 한다.

④ 건강이나 질병에 대한 특수한 금기사항을 파악해야 한다.

⑤ 각종 사업에 보건교육을 결합시킨다.

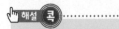

보건소요원들의 역할

1. 건강이나 질병에 대한 특수한 금기사항을 파악해야 한다.
2. 주민들의 생활방식, 습관 등을 파악해야 한다.
3. 보건교육을 실시할 의무와 책임을 가지고 한다.
4. 각종 사업에 보건교육을 실시한다.

33 지역사회에 있어서 보건교육의 담당자는?

① 보건소장

② 보건교사, 학교교사

③ 의사, 약사, 의료기사

④ 보건사업에 종사하는 모든 사람

⑤ 보건교육전문가

지역사회에 있어서 보건교육의 담당자는 보건사업에 종사하는 모든 사람이 된다.

34 보건교육을 맡은 담당자의 자질로 옳은 것은?

가. 조직화 능력
나. 리더십
다. 건강교육에 대한 지식
라. 인간관계 형성능력

① 가, 나, 다   ② 가, 다
③ 나, 라   ④ 가, 나
⑤ 가, 나, 다, 라

보건교육을 맡은 담당자는 가, 나, 다, 라의 자질이 모두 필요하다.

35 보건교육시 흥미를 유발하고 학습목표를 제시하는 단계는?   ┃ 간호직 8급 2014

① 도 입   ② 전 개
③ 계 획   ④ 평 가
⑤ 분 석

보건교육의 3단계

도 입	본 수업이 시작되는 단계로 5~10분 정도가 적당하다. 도입단계에서는 학습자의 동기 유발, 학습목표의 제시, 선수학습 상기 등이 이루어져야 한다.
전 개	이 단계에서는 학습 과제의 내용을 학생들에게 제시하고, 다양한 수업방법을 사용하여 교수-학습 활동을 하게 된다.
정 리	학습된 내용을 요약정리하고, 연습을 통해서 강화한다. 새로운 사태에 적용하고 일반화할 수 있도록 지도하며, 충분히 학습하지 못한 주제에 대해서는 관련된 참고도서나 각종 자료들을 제시한다.

CHAPTER **8** 학교보건과 보건교육

36 개인의 비밀에 속하는 건강문제를 해결하고 싶을 때 사용될 수 있는 보건교육방법은?

① 개별상담   ② 역할극
③ 소집단 토의   ④ 세미나
⑤ 시범회

개별상담의 특징
1. 개인의 비밀에 속하는 건강문제(예) 질병, 성생활 등) 또는 논란이 되는 문제(예) 동성애)를 교육하거
   나 해결하고자 할 때 많이 적용한다.
2. 개별화된 교육으로 학습성과가 효과적이다.
3. 시간과 비용면에서 비효율적이고, 학습자의 심리적 부담이 크다.

37 저소득층이나 노인에게 가장 알맞은 보건교육방법은?

① 대중접촉방법   ② 일방적 교육방법
③ 왕래식 교육방법   ④ 개인접촉방법
⑤ 집단접촉방법

개인접촉방법(Individual Contact)
1. **방 법**
   개인적 접촉을 통해서 보건교육을 하는 것으로 가정방문, 건강상담, 진찰, 전화, 예방접종, 편지 등의
   방법이 있다.
2. **특 징**
   • 가장 효과적인 방법으로 개인적 지도를 할 수 있다.
   • 저소득층이나 노인층에 적합하다.
   • 많은 시간과 인원이 필요하다.

38 보건소를 방문한 에이즈환자의 보건교육방법은?   ▌간호직 8급 2013

① 상 담   ② 세미나
③ 역할극   ④ 시 범
⑤ 집단토의

보건소를 방문한 에이즈(AIDS)환자의 경우 개인의 비밀에 속하는 건강문제를 해결하고 싶을 때 사용될 수 있는 보건교육방법인 <u>개별상담</u>이 적합하다.

39 상황에 적합하고 실제적이며, 효율적인 보건교육을 실시할 수 있는 방법은?

① 기관방문   ② 강연회
③ 견 학   ④ 가정방문
⑤ 그룹토의

개인교육

가정방문	상황에 가장 적합한 실제적이며, 효율적인 보건교육을 실시할 수 있는 방법이다.
견 학	• 보건시설 등 실제 현장을 직접 방문하여 관찰하는 교육방법이다. • 교육대상이 실제상황을 관찰해야 할 때 선택하는 교육방법이다.
강 의	• 일반식 교육방법이다. • 강연회 - 일방적으로 지식을 직접 가르치며 설명하는 방법이다. • 피교육자가 기본적인 지식이 없을 때 가장 많이 사용하는 전통적인 교육방법이다. • 적은 경비로 많은 인원의 행동을 변화시킨다. • 짧은 시간에 많은 양의 지식전달이 가능하다. • 서로 경험을 나눌 수 있다.

40 면담의 원칙 중 옳지 않은 것은?

① 대상자와 보호자의 말을 먼저 청취한다.
② 대상자와 보호자부터 신뢰를 얻어야 한다.
③ 대상자와 보호자에게 비밀이 보장된다는 것을 인식시킨다.
④ 주제에 벗어나 화제에서 이탈할 경우 초점을 맞추도록 돕는다.
⑤ 질문에는 간단하게 "예"와 "아니오"로 대답할 수 있도록 한다.

직접적인 질문보다 설명을 유도하는 질문을 한다.

41 면담시 면담자의 태도로 가장 중요한 것은?

| 간호직 8급 2014

① 충 고 ② 수 긍
③ 방 관 ④ 경 청
⑤ 동 조

해설 콕

면담 시에는 피상담자의 이야기를 충분히 들어주는 것(경청)이 가장 필요하다.

42 면접과 같은 보건교육의 개별상담시 주의사항으로 옳지 않은 것은?

① 피면접자에 대한 긍정적 태도를 가진다.
② 많은 문제에 대해 공감대를 형성하도록 노력을 한다.
③ 불필요한 경우에도 칭찬을 한다.
④ 피면접자의 부정적 감정의 표시를 잘 수용하도록 한다.
⑤ 피면접자로부터 신뢰를 얻도록 한다.

해설 콕

불필요하게 칭찬하는 것은 금한다.

43 보건교육방법 중 집단토의(group discussion)에 대한 설명으로 옳지 않은 것은?

| 간호직 8급 2017

① 모든 학습자가 토의의 목적을 이해해야 효과적이다.
② 교육자는 적극적으로 토의에 개입한다.
③ 타인의 의견을 존중하고 양보함으로써 사회성을 높인다.
④ 학습자는 능동적으로 학습에 참여할 수 있다.

해설 콕

집단토의는 10~20명으로 구성되어 자유롭게 상호 각자 의견을 말할 수 있으며, 교육자는 전체의 의견을 종합할 수 있어서 가장 효과적인 방법이다. 교육자가 적극적으로 토의에 개입하여서는 안 된다.

44 보건교육방법 중 참여자 수가 많을 때, 전체를 몇 개의 분단으로 나누어 토의하고, 다시 전체 회의에서 종합하는 집단접촉 교육방법은?

▮ 지방직 9급 2010, 2016

① 심포지엄(symposium)
② 패널토의(panel discussion)
③ 버즈세션(buzz session)
④ 세미나(seminar)

버즈세션(buzz session)
집회의 참가자가 많은 경우에 전체를 몇 개의 분단으로 나누어서 토의시키고 다시 전체회의에서 종합하는 방법이다.
① **심포지엄(symposium)** : 여러 사람의 전문가가 각각의 입장에서 어떤 주제에 관하여 발표한 다음 청중과 질의토의하는 형식으로 변화가 있고 지루하지 않다.
② **패널토의(panel discussion)** : 몇 사람의 전문가가 청중 앞 단상에서 자유롭게 토론하는 형식으로 사회자가 있어서 이야기를 진행, 정리해 나간다.
④ **세미나(seminar)** : 학회 등에서 지명된 몇몇 회원의 연구 발표를 토대로 전 회원이 토론하는 연구활동이다.

45 다음은 보건교육방법에 대한 설명이다. 옳은 것을 모두 고르면?

▮ 서울시 간호직 8급 2015

⊙ 강의 – 많은 대상자에게 짧은 시간 동안 많은 지식과 정보를 제공한다.
ⓒ 그룹토의 – 일방식 교육방법으로 참가자가 자유로운 입장에서 상호의견을 교환하고 결론을 내린다.
ⓒ 분단토의 – 각 견해를 대표하는 토론자 4~5명을 선정하고 사회자의 진행 하에 토론한다.
ⓔ 역할극 – 학습자가 실제 상황 속 인물로 등장하여 그 상황을 분석하고 해결방안을 모색한다.

① ⊙, ⓔ
② ⓒ, ⓔ
③ ⊙, ⓒ, ⓒ
④ ⊙, ⓒ, ⓒ, ⓔ

ⓒ 일방식 교육방법에는 강의가 있다.
ⓒ 각 견해를 대표하는 토론자 4~5명을 선정하고 사회자의 진행 하에 토론하는 것은 <u>패널토의</u>의 방법이다. 분단토의(buzz session)는 집회의 참석자가 많은 경우에 전체를 몇 개의 분단으로 나누어서 토의시키고 다시 전체회의에서 종합하는 방법이다.

46 한 주제에 대하여 상반된 의견을 가진 전문가가 사회자의 안내에 따라 찬반토론 후 청중과의 질의응답을 통해 결과를 얻는 것은?

① 패널토의
② 브레인스토밍
③ 집단토의
④ 버즈세션
⑤ 심포지엄

 패널토의와 심포지엄

패널토의	어떤 주제에 관하여 상반된 의견을 가진 전문가 4~7명이 사회자의 안내에 따라 토의 진행 후 청중과 질의응답을 통해 결론을 얻는 방법이다.
심포지엄	어떤 문제의 여러 면을 다루기 위해 2~5명의 전문가가 각자의 의견을 1인 15~20분 정도 발표하고 사회자가 청중을 공개토론 형식으로 참여시키는 방법으로, 다양한 지식과 경험을 들을 수 있다. 보통 강연자와 청중은 모두 전문인으로 구성된다.

47 동성혼 문제에 대하여 자유로운 토론을 통해 창의적이고 새로운 아이디어를 모색하는 방법은?

① 브레인스토밍
② 심포지엄
③ 시 범
④ 배심토의
⑤ 분단토의

 브레인스토밍은 집단적·창의적 발상 기법으로 집단에 소속된 인원들이 자발적으로 자연스럽게 제시된 아이디어 목록을 통해서 특정한 문제에 대한 해답을 찾고자 노력하는 것을 말한다.

48 다음 중 정책문제의 구조화 방법의 일종인 브레인스토밍(brainstorming)에 대한 설명으로 옳지 않은 것은?

① 브레인스토밍 집단은 조사되고 있는 문제 상황의 본질에 따라 구성되어야 한다.
② 아이디어 평가의 마지막 단계에서 아이디어에 우선순위를 부여한다.
③ 아이디어 평가는 첫 단계에서 모든 아이디어가 총망라된 다음에 시작되어야 한다.
④ 아이디어 개발단계에서의 브레인스토밍 활동의 분위기는 개방적이고 자유롭게 유지되어야 한다.
⑤ 아이디어 개발과 아이디어 평가는 동시에 이루어져야 한다.

해설 콕

브레인스토밍 절차
1. 브레인스토밍 집단은 조사되고 있는 문제 상황의 본질에 따라 구성되어야 한다. 일반적으로 전문가의 선발을 의미하며, 보통 10명 내외의 인원으로 구성한다. 그러나 선입견이나 전문지식에 구애받지 않기 위해 관련 분야의 전문가뿐만 아니라 식견 있는 사람들이 포함되기도 한다.
2. 아이디어 개발과정과 아이디어 평가과정은 엄격히 구분하여야 한다. 아이디어 평가단계는 모든 아이디어가 총망라된 다음에 시작되어야 한다. 그 이유는 격렬한 집단토의는 시기상조의 비판과 토론에 의하여 방해받을 수 있기 때문이다.
3. 아이디어 평가단계 끝에 집단은 아이디어에 우선순위를 부과하고, 문제의 개념화와 잠정적 해결방안을 포함하는 제안서에 그러한 아이디어를 포함시켜야 한다.

49 브레인스토밍 4원칙에 해당하지 않는 것은?

① 비판금지   ② 자유분방
③ 질보다 양   ④ 아이디어에 편승 금지

해설 콕

브레인스토밍 4원칙

비판금지	다른 사람의 아이디어는 절대로 비판하지 않는다. 비판 받은 사람은 움츠려 들게 마련이고 이는 다른 모든 이들로 하여금 새로운 아이디어 발상을 제한하게 만든다. 제출된 아이디어를 비판하지 않는다.
자유분방	자유분방한 분위기에서 창의적인 아이디어를 환영하며, 시간제한을 둔다. 자유로운 발상으로 아이디어의 한계를 극복해 본다. 어리석게 보이는 아이디어도 의무적으로 제출시킨다.
질보다 양	질보다 양을 추구하며 아이디어의 수가 많으면 그 중에 좋은 아이디어가 반드시 있게 마련이다. 가능한 많은 아이디어를 제출시킨다.
아이디어에 편승	모든 아이디어를 참가자들이 볼 수 있도록 기록한다. 이렇게 함으로써 모든 사람이 다른 사람의 아이디어에 편승하여 자신의 아이디어를 발전시키게 된다. 다른 사람의 아이디어를 발전시킨다.

50 보건교육시 대중매체의 장점은?

① 집단구성원이 만족스런 결정에 도달하기 어렵다.
② 가장 효과적인 교육방법이다.
③ 다른 방법에 비하여 비용이 적게 든다.
④ 개인사정이 고려된다는 장점이 있다.
⑤ 짧은 시간에 많은 정보를 얻을 수 있다.

> **해설 콕**
>
> **대중매체**
> 1. **매체의 유형** : 대중을 단시간에 교육시킬 수 있는 가장 좋은 매체는 TV, 라디오, 신문이다.
> 2. **매체의 장점** : 다른 방법에 비해 값이 싸고 이해하기 쉬우며, 짧은 시간에 많은 사람에게 전달할 수 있다.
> 3. **매체의 단점** : 일방적 전달이므로 개인의 상태가 고려될 수 없다.

51 메르스 유행시 가장 효과적인 보건교육방법은?

① 개인상담　　　　　　② 그룹토의
③ 강연회　　　　　　　④ 대중매체
⑤ 가정방문

> **해설 콕**
>
> 신종플루와 같은 급성감염병이 발생했을 경우 가장 효과적인 보건교육방법은 대중매체를 통해 일반 대중에게 알릴 수 있다.

52 보건교육방법 중 매체를 중심으로 실시하는 경우 시청각 매체에 해당하는 것은?

┃서울시 9급 2002

① OHP　　　　　　　② 포스터
③ 융 판　　　　　　　④ 라디오
⑤ 강 연

> **해설 콕**
>
> **시청각 매체**
> 텔레비전, 비디오, 슬라이드, 오버 헤드 투시기(OHP), 실물 화상기, 컴퓨터 등

53 보건교육에 대한 설명 중 옳지 않은 것은?

▮경기 9급 2002

① 보건교육시 주민을 최대한 참여시킨다.
② 보건교육은 모든 연령층을 대상으로 한다.
③ 보건교육은 전문가에 의해서만 이루어진다.
④ 보건교육은 요구를 만족시키는 내용으로 한다.

보건교육요원
1. **요원** : 보건교육을 실시할 수 있는 사람은 보건사업에 종사하는 모든 요원이다.
2. **구성** : 보건교육가, 가정방문요원, 의사와 간호사, 학교 교사, 사회사업가
3. **보건교육요원에게 필요한 지식과 기술**
   • 지역사회 보건문제의 진단에 대한 여러 학문간 접근방법을 이용할 수 있어야 한다.
   • 공중보건에 관한 기본개념을 숙지하고 있어야 한다.
   • 대인관계 및 집단에 대한 이론 및 적용을 알고 있어야 한다.
   • 보건교육에 있어서의 특수한 문제에 대해 인식하고 있어야 한다.
   • 보건간호사업시 보건요원들에게 특히 요구되는 사항은 관찰력과 면접술이다.

54 보건교육을 실시하기 위해 가장 먼저 해야 할 일은?

▮경기 9급 2002

① 교육 대상의 보건교육 요구를 사정하는 것이다.
② 교육 대상의 보건교육 요구를 계획하는 것이다.
③ 교육 대상의 보건교육 요구의 우선순위를 설정하는 것이다.
④ 보건교육 지침 및 기준을 확인하는 것이다.
⑤ 보건교육의 사업을 평가하는 것이다.

보건교육을 실시하기 위해 가장 먼저 해야 할 일은 <u>요구사정(대상 집단의 문제를 파악하는 과정)</u>하는 일이다.

55

보건교육 중 실천적인 내용을 교육하고자 할 때 교육효과가 가장 높은 것은?

┃ 인천시 9급 2001

① 강 의　　　　　　　　　　　② 시 범
③ 역할극　　　　　　　　　　　④ 심포지엄
⑤ 패 널

> **해설 콕**
> 시범은 교육내용을 실천에 옮기므로 가장 높은 효과가 있다.

56

다음에 해당하는 보건교육방법은?

┃ 간호직 8급 2015

> 보건소에서 지역사회의 A 초등학교 전교생 800명을 대상으로 3일간 집중적으로 손 씻기의 중요성을 강조하여 학생들의 인식을 높이려고 한다.

① 역할극　　　　　　　　　　　② 캠페인
③ 심포지엄　　　　　　　　　　④ 시 범

> **해설 콕**
> 캠페인
> 비교적 짧은 기간 내에 건강과 관련된 특수한 목적을 설정하여 집중적으로 반복 또는 강조를 통하여 많은 사람들이 교육내용을 알도록 하는데 활용되는 방법이다.

57

다음 중 왕래식 보건교육방법이 아닌 것은?

① 영 화　　　　　　　　　　　② 면 접
③ 강습회　　　　　　　　　　　④ 부녀회
⑤ 집단토론

> **해설 콕**
> 왕래식 보건교육방법
> 두 사람 이상이 서로의 의견과 지식을 교환함으로써 이루어지는 교육방법으로, 집단토의, 심포지엄, 면접위원회의 활동, 협의회, 연극, 강습회 등이 있다.

58 보건교육을 실시할 때 평가시기는?

○
△
✕

① 계획수립이전　　　　　　　　② 마무리 단계
③ 교육의 전 과정　　　　　　　　④ 계획수립시
⑤ 교육진행 중

해설 콕 ··

평가 원칙
1. 보건교육의 평가는 전 과정에 수시로 실시되어야 하는 필수적인 과정이다.
2. 평가는 계획 평가·진행 평가·결과 평가로 수행되어야 한다.
3. 평가는 반드시 다음 계획에 반영(Feedback)되어야 한다.
4. 평가는 명확한 목표 하에 명확한 기준을 명시하여 계속적으로 실시하여야 한다.
5. 평가는 객관적으로 평가하여야 하며, 명확히 장점과 단점을 지적하여야 한다.
6. 평가는 계획에 관계된 사람, 사업에 참여한 사람, 기타 평가에 영향을 받을 사람에 의해서 행하여져야 한다.
7. 평가 자료는 누구나 잘 알 수 있게 정리하여야 하며, 장차의 보건교육 자료로 활용될 수 있도록 하여야 한다.

59 보건교육시 프로젝트는 얼마나 잘 실행되었는가에 대한 평가는?

○
△
✕

① 진단평가　　　　　　　　　　② 과정평가
③ 상대평가　　　　　　　　　　④ 절대평가
⑤ 경제성 평가

해설 콕 ··

보건교육평가의 유형

진단평가	사업을 시작하기 전에 지역사회 주민이 원하는 것은 무엇인가에 대한 평가
과정평가	프로젝트는 얼마나 잘 실행되었는가에 대한 평가
영향평가	프로젝트에 의해 어느 정도 변화가 이루어졌는가에 대한 평가
결과평가	예상했던 변화는 이루어졌는가에 대한 평가
경제성 평가	투입한 단위당의 보건자원에 대해 어느 정도 효과가 있었는가에 대한 평가

60

재난이 발생했을 때 중증도 분류체계에 따라 환자를 4개의 중증도로 분류하고 있으며, 이를 색깔로 나타내고 있다. 부상이 크지 않아 치료를 기다릴 수 있는 환자로서 대부분 보행이 가능하며, 이송이 필요 없고 현장에서 처치 후 귀가할 수 있는 상태를 나타내는 색깔은?

▮ 서울시 간호직 8급 2016

① 빨강(적색)　　　　　　　　　② 노랑(황색)
③ 초록(녹색)　　　　　　　　　④ 검정(흑색)

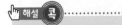해설 콕 ....

우리나라는 즉시 응급치료가 필요한 긴급(적색), 수시간 이내에 응급처치가 필요한 응급(황색), 수시간 후에 치료해도 생명이 지장이 없는 비응급(녹색), 사망 혹은 생존가능성이 없는 지연(검정)으로 평가하는 START 방식과 같은 4단계 분류체계를 채택하고 있다.

CHAPTER 09

정신보건과
노인보건

CHAPTER 09 정신보건과 노인보건

학습목표

- ☐ 정신건강의 개념 및 목적, 정신장애에 대해 학습한다.
- ☐ 노인보건의 필요성과 제반 법규에 따르는 노인복지에 대해 학습한다.
- ☐ 인구노령화의 지표 및 노인성 질환에 대해 학습한다.

01 정신보건

01 지역사회 정신보건의 목적으로 적절치 않은 것은?

☑ 확인
Check!

○
△
✕

① 질병관리
② 병원의 조기퇴원을 유도
③ 삶의 질 향상
④ 재활 활동
⑤ 지역사회에 거주하면서 질병을 관리 받을 수 있게 하는 것

지역사회 정신보건의 목적은 지역사회에 거주하면서 질병을 관리 받을 수 있게 하는 것으로, 3대 목적은 '질병관리, 재활, 삶의 질 향상'을 포함한다.

02 지역사회 정신보건관리에 속하지 않는 것은?

☑ 확인
Check!

○
△
✕

① 건강한 정신기능 상태의 유지, 증진
② 정신보건관리 활동
③ 정신장애의 예방활동
④ 중년기 및 노년기의 정신보건관리

정신보건의 목적
1. 정신장애의 예방
2. 발생한 정신 질환의 치료
3. 치료 후의 사회 복귀(궁극적 목적)
4. 건강한 정신기능 상태의 유지, 증진

03 지역사회 정신보건사업의 주요 목표에 해당되지 않는 것은?

① 지역사회 정신질환자의 감소
② 정신사회적 재활프로그램 개발 및 운영
③ 고위험군 예방프로그램 개발
④ 정신건강 정보체계개발
⑤ 정신건강 환경조성 및 정신건강교육

지역사회 정신보건사업의 주요 목표
1. 만성 정신질환자 등록 및 관리체계 구축
2. 정신사회적 재활프로그램 개발 및 운영
3. 고위험군 예방프로그램 개발
4. 정신건강 정보체계개발
5. 정신건강 환경조성 및 정신건강교육 등

04 다음 설명에 해당하는 정신질환은?

- 망상, 환청, 와해된 언어, 정서적 둔감 등의 증상과 더불어 사회적 기능에 장애를 일으킬 수도 있는 질환
- 가장 많은 질환, 20~40세에 다발적으로 발생하며 만성적인 질환
- 유전성(양친 중 한쪽, 9~10% 발현)

① 신경증   ② 조현병
③ 지적장애   ④ 조울병

CHAPTER

9

정신보건과 노인보건

문제의 지문은 조현병에 대한 설명이다.

① 신경증은 내적인 심리적 갈등이 있거나 외부에서 오는 스트레스를 다루는 과정에서 무리가 생겨 심리적 긴장이나 증상이 일어나는 행동장애를 말한다.

③ 지적장애는 부모의 알코올 중독, 매독감염, 임신 중의 장애나 출산시 손상, 뇌염감염 등의 외적 요인과 유전적 요인이 중요 발생 원인이다. 부모 모두 정신박약이면 자녀에게서 나타날 확률은 70%이고, 한쪽만 정신박약일 경우는 50% 발병한다.

④ 우울증상과 기분이 고조되는 조증증상이 주기적으로 교차하면서 나타나는 감정장애이다. 유전성(양친 중 한쪽 30% 전후, 양쪽은 60%)이 있다.

05 다음의 정신장애에 대한 설명에 해당하는 것은?

서울시 9급 2017

☑ 확인
Check!
○
△
✕

- 현실에 대한 왜곡된 지각
- 망상, 환각, 비조직적 언어와 행동
- 20~40세 인구에서 호발하며, 만성적으로 진행
- 부모 중 한명이 이환된 경우 자녀의 9~10%에서 발병

① 조울병(manic depressive psychosis)　　② 신경증(neurosis)
③ 인격장애(personality disorder)　　④ 정신분열증(schizophrenia)

문제의 지문은 정신분열증에 대한 설명이다.

① 조울병(manic depressive psychosis) : 자신감이 증대되고, 잠을 자지 않아도 피로를 느끼지 않고, 머리속에 생각이 많아지고 말도 많이 하게 되며, 활동이 증가하게 되는 '조증'과 기분이 가라앉고 자신감이 상실되고 불면·불안 증상이 나타나고, 집중력이 떨어지고, 자살에 대한 생각에 빠져드는 '우울증'이 교대로 나타나는 것으로, 공식적으로는 '양극성 장애'로 진단된다.

② 신경증(neurosis) : 흔히 노이로제라고도 하며 신경쇠약(neurastheria), 히스테리, 강박신경증 등을 총칭하는 증후군을 말한다. 신경증은 욕구불만·갈등·억압·불안 등이 원인이 되어 나타나는 심한 정신적 긴장 때문에 생기는 행동장애이다. 불안장애, 불면증, 두통, 심인성 위장장애, 화병과 비현실적인 행동을 보일 수 있다. 신경증 환자는 제한된 범위 내에서 어느 정도 적응할 수 있는 능력이 있으며, 성격붕괴나 현실과의 접촉 상실은 없다.

③ 인격장애(personality disorder) : 한 개인이 지닌 지속적인 행동양상과 성격이 현실에서 자신에게나 사회적으로 주요한 기능의 장애를 일으키게 되는 성격이상이라 할 수 있다. 인격장애는 인격의 경향이 보통 사람보다 수준을 벗어나는 편향된 상태로 보여서 사회생활이나 가족생활에 지장을 주거나, 자기자신의 생활에 피해를 주게 된다.

06 「정신건강증진 및 정신질환자 복지서비스 지원에 관한 법률」상 정신건강증진의 기본이념으로 가장 옳지 않은 것은?

┃ 서울시 9급 2019

① 모든 정신질환자는 인간으로서의 존엄과 가치를 보장받고, 최적의 치료를 받을 권리를 가진다.

② 정신질환자의 입원 또는 입소가 최소화되도록 지역사회 중심의 치료가 우선적으로 고려되어야 한다.

③ 정신질환자는 원칙적으로 자신의 신체와 재산에 관한 사항에 대하여 보호자의 동의가 필요하다.

④ 정신질환자는 자신과 관련된 정책의 결정과정에 참여할 권리를 가진다.

정신질환자는 원칙적으로 자신의 신체와 재산에 관한 사항에 대하여 스스로 판단하고 결정할 권리를 가진다(정신건강증진 및 정신질환자 복지서비스 지원에 관한 법률 제2조 제7항).

┤ 심화 **Tip** ├

기본이념(정신건강증진 및 정신질환자 복지서비스 지원에 관한 법률 제2조)

1. 모든 국민은 정신질환으로부터 보호받을 권리를 가진다.
2. 모든 정신질환자는 인간으로서의 존엄과 가치를 보장받고, 최적의 치료를 받을 권리를 가진다.
3. 모든 정신질환자는 정신질환이 있다는 이유로 부당한 차별대우를 받지 아니한다.
4. 미성년자인 정신질환자는 특별히 치료, 보호 및 교육을 받을 권리를 가진다.
5. 정신질환자에 대해서는 입원 또는 입소(이하 "입원 등"이라 한다)가 최소화되도록 지역 사회 중심의 치료가 우선적으로 고려되어야 하며, 정신건강증진시설에 자신의 의지에 따른 입원 또는 입소(이하 "자의입원 등"이라 한다)가 권장되어야 한다.
6. 정신건강증진시설에 입원 등을 하고 있는 모든 사람은 가능한 한 자유로운 환경을 누릴 권리와 다른 사람들과 자유로이 의견교환을 할 수 있는 권리를 가진다.
7. 정신질환자는 원칙적으로 자신의 신체와 재산에 관한 사항에 대하여 스스로 판단하고 결정할 권리를 가진다. 특히 주거지, 의료행위에 대한 동의나 거부, 타인과의 교류, 복지서비스의 이용 여부와 복지 서비스 종류의 선택 등을 스스로 결정할 수 있도록 자기결정권을 존중받는다.
8. 정신질환자는 자신에게 법률적·사실적 영향을 미치는 사안에 대하여 스스로 이해하여 자신의 자유로운 의사를 표현할 수 있도록 필요한 도움을 받을 권리를 가진다.
9. 정신질환자는 자신과 관련된 정책의 결정과정에 참여할 권리를 가진다.

07 새로 제정된 「정신건강증진 및 정신질환자 복지서비스 지원에 관한 법률」의 내용과 일치하지 않는 것은?

① 법 적용 대상인 정신질환자의 정의를 '독립적으로 일상생활을 영위하는데 중대한 제약이 있는 사람'으로 한정하였다.

② 정신건강증진시설의 장을 신설하여 일반국민에 대한 정신건강 서비스 제공 근거를 마련하였다.

③ 복지서비스 개발, 고용 및 직업재활 지원, 평생교육 지원, 문화·예술·여가·체육활동 지원, 지역사회 거주·치료·재활 등 통합지원, 가족에 대한 정보제공과 교육 등 정신질환자에 대한 복지서비스 제공 근거를 마련하였다.

④ 환자 본인 및 보호의무자의 동의로 입원을 신청하고, 정신과 전문의 진단 결과 환자 치료와 보호필요성이 인정되는 경우 48시간의 범위에서 퇴원을 거부할 수 있는 동의입원 제도를 신설하였다.

⑤ 보호의무자에 의한 입원시 입원 요건과 절차를 강화하여 진단입원 제도를 도입하였다.

해설 콕

환자 본인 및 보호의무자의 동의로 입원을 신청하고, 정신과 전문의 진단 결과 환자 치료와 보호필요성이 인정되는 경우 72시간의 범위에서 퇴원을 거부할 수 있는 동의입원제도를 신설하였다(정신건강증진 및 정신질환자 복지서비스 지원에 관한 법률 제42조).

① "정신질환자"란 망상, 환각, 사고나 기분의 장애 등으로 인하여 독립적으로 일상생활을 영위하는데 중대한 제약이 있는 사람을 말한다(정신건강증진 및 정신질환자 복지서비스 지원에 관한 법률 제2조 제1호).

② 정신건강증진 및 정신질환자 복지서비스 지원에 관한 법률 제6조

③ 정신건강증진 및 정신질환자 복지서비스 지원에 관한 법률 제33조 ~ 제38조

⑤ 정신의료기관등의 장은 정신질환자의 보호의무자 2명 이상(보호의무자간 입원 등에 관하여 다툼이 있는 경우에는 선순위자 2명 이상을 말하며, 보호의무자가 1명만 있는 경우에는 1명으로 한다)이 신청한 경우로서 정신건강의학과전문의가 입원 등이 필요하다고 진단한 경우에만 해당 정신질환자를 입원 등을 시킬 수 있다. 이 경우 정신의료기관 등의 장은 입원 등을 할 때 보호의무자로부터 보건복지부령으로 정하는 바에 따라 입원 등 신청서와 보호의무자임을 확인할 수 있는 서류를 받아야 한다(정신건강증진 및 정신질환자 복지서비스 지원에 관한 법률 제43조).

08 「정신건강복지법」에 의한 지역사회정신보건사업 내용이 아닌 것은? ▮지방직 9급 2009

☑ 확인
Check!
○
△
✕

① 정신질환자의 격리 ② 정신질환자의 상담
③ 정신질환자의 발견 ④ 정신질환자의 치료 및 재활

지역사회정신보건사업(정신건강증진 및 정신질환자 복지서비스 지원에 관한 법률 제7조 제3항)
1. 정신질환의 예방, 상담, 조기발견, 치료 및 재활을 위한 활동과 각 활동 상호간 연계
2. 영·유아, 아동, 청소년, 중·장년, 노인 등 생애주기 및 성별에 따른 정신건강증진사업
3. 정신질환자의 조기퇴원 및 사회적응
4. 적정한 정신건강증진시설의 확보 및 운영
5. 정신질환에 대한 인식개선을 위한 교육·홍보, 정신질환자의 법적 권리보장 및 인권보호 방안
6. 전문인력의 양성 및 관리
7. 정신건강증진을 위한 교육, 주거, 근로환경 등의 개선 및 이와 관련된 부처 또는 기관과의 협력 방안
8. 정신건강 관련 정보체계 구축 및 활용
9. 정신질환자와 그 가족의 지원
10. 정신질환자의 건강, 취업, 교육 및 주거 등 지역사회 재활과 사회 참여
11. 정신질환자에 대한 복지서비스의 연구·개발 및 평가에 관한 사항
12. 정신질환자에 대한 복지서비스 제공에 필요한 재원의 조달 및 운용에 관한 사항
13. 그 밖에 보건복지부장관 또는 시·도지사가 정신건강증진을 위하여 필요하다고 인정하는 사항

09 다음 중 「정신건강복지법」상 정신건강전문요원에 해당하지 않는 사람은?

▮서울시 9급 2016 변형

☑ 확인
Check!
○
△
✕

① 정신건강간호사 ② 정신건강상담치료사
③ 정신건강임상심리사 ④ 정신건강사회복지사

정신건강전문요원은 그 전문분야에 따라 정신건강임상심리사, 정신건강간호사, 정신건강사회복지사 및
정신건강작업치료사로 구분한다(정신건강증진 및 정신질환자 복지서비스 지원에 관한 법률 제17조 제2항).

10 정신질환자에 대한 보건정책을 결정할 때 옳지 않은 것은? | 지방직 9급 2010

① 진료의 계속성이 가장 필요한 질환이다.

② 정신질환을 위한 포괄적인 서비스를 제공해야 한다.

③ 정신박약자를 강제적으로 격리시켜 보호해야 한다.

④ 정신질환에 대한 전문시설을 확충하는 것이 필요하다.

> 정신질환자에 대한 보건정책은 격리와 수용을 전제로 하는 대단위시설 중심 입원치료에서 '최소한의 규제'를 보장하는 치료와 재활 및 보호로 전환되어야 한다.

11 정신질환자에 대한 보건정책으로 적당하지 않은 것은? | 경기 9급 2004

① 관련법률 제정

② 정신박약아들을 위한 강제적 격리

③ 정신질환자의 발견, 상담, 진료

④ 사회복귀시설 설치

> 강제적 격리보다는 '최소한의 규제'를 보장하는 치료와 재활 및 보호가 필요하다.

01 UN에서 선언한 노인권리를 모두 고른 것은?

가. 식품에 대한 권리
나. 정신건강에 대한 권리
다. 오락에 대한 권리
라. 사생활에 대한 권리

① 가, 나, 다   ② 가, 다
③ 나, 라   ④ 나, 다, 라
⑤ 가, 나, 라

UN에서 선언한 노인권리
• 공적 부조를 받을 권리(right to assistance)
• 주거에 대한 권리(right to accommodation)
• 식품에 대한 권리(right to food)
• 피복에 대한 권리(right to clothing)
• 건강보호에 대한 권리(right to the care of physical health)
• 정신건강에 대한 권리(right to the care of moral health)
• 오락에 대한 권리(right to recreation)
• 노동에 대한 권리(right to work)
• 안정에 대한 권리(right to stability)
• 존경 받을 권리(right to respect)

02 UN에서 정하는 고령화사회의 기준은?   ▌광주시 9급 2008

① 65세 이상 인구가 전체 인구에서 차지하는 비율이 5% 이상
② 65세 이상 인구가 전체 인구에서 차지하는 비율이 7% 이상
③ 65세 이상 인구가 전체 인구에서 차지하는 비율이 14% 이상
④ 65세 이상 인구가 전체 인구에서 차지하는 비율이 20% 이상

유엔의 기준

65세 이상 인구 / 전체인구	기 준
7% 이상~14% 미만인 사회	고령화사회
14% 이상~20% 미만인 사회	고령사회
20% 이상	초고령사회

03 다음과 같은 인구구조를 가진 지역사회의 노년부양비는?

☑ 확인
Check!
○
△
×

〈연령별 인구수〉

• 0~14세 : 1,000명
• 15~44세 : 3,000명
• 45~64세 : 2,500명
• 65~74세 : 250명
• 75세 이상 : 100명

① 14% ② 11.67%
③ 6.36% ④ 5.38%

노년부양비 = [65세 이상 인구 / 15~64세 인구] × 100
= [(250 + 100) / (3,000 + 2,500)] × 100 = 6.36%

04 노인인구에 대한 설명으로 옳지 않은 것은? ┃간호직 8급 2015 변형

☑ 확인
Check!
○
△
×

① 노년부양비는 15~64세의 인구에 대한 65세 이상 인구의 비를 의미한다.
② 우리나라의 노년부양비, 노령화지수는 계속 증가하고 있다.
③ 현재 우리나라는 노인인구의 지속적인 증가로 고령화사회에 속한다.
④ 노령화지수는 0~14세 인구에 대한 65세 이상 인구의 비를 의미한다.

유엔(UN)은 65세 이상 인구가 전체 인구에서 차지하는 비율이 7% 이상이면 '고령화사회'로, 14% 이상은 '고령사회', 20% 이상은 '초고령사회'로 분류하고 있다. 우리나라는 2000년 '고령화사회'에 진입한지 17년만인 2017년에 '고령사회'에 진입하였다.

05 우리나라 국민의 평균수명이 연장된 가장 큰 이유는?

① 노인사망률의 증가
② 영아사망률의 증가
③ 감염성 질환의 감소
④ 출생률의 저하
⑤ 신생아사망률의 저하

평균수명은 사람들이 몇 살까지 사느냐를 구하는 것이 아니라, 0세의 평균여명을 말한다. 따라서 신생아 사망율의 저하는 평균수명이 연장된 가장 큰 이유가 된다.

06 노인보건이 중요해진 이유로 틀린 것은?   ∎경기 9급 2003

① 노인인구의 증가
② 경제의 발달로 노인부양에 대한 가정의 책임 증대
③ 국민의료비에 대한 노인의료비의 상대적 증가
④ 노년기간이 길어지므로 노후생활에 대한 관심의 증가

치매, 중풍 등 노인부양에 대해 개인이나 가정의 차원에서 해결하기란 불가능하므로 국가의 책임이 증대 하고 있다.

07 노인성 치매의 증상이 나타나는 곳은?   ∎충북 9급 2003

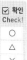

① 신경계   ② 순환계
③ 호흡계   ④ 근육운동계

치매란 일단 정상적으로 성숙한 뇌가 후천적인 외상이나 질병 등의 원인에 의해 손상된 것으로 전반적인 지능, 학습, 언어 등의 인지기능과 행동, 정신 기능의 감퇴를 초래하는 대표적인 신경정신계 질환이다.

08 노화현상 중 피부감각이나 시력의 저하에 해당하는 것은?

① 순환기능 저하
② 신경기능 저하
③ 소화기능 저하
④ 호흡기능 저하

해설 콕 ....

나이가 들어 신체적·정신적으로 모든 기능이 쇠약해져서 신체 내의 평형을 잃게 되는 현상을 노화 (aging)라 한다. 노화현상으로는 순환기능의 저하, 호흡기능의 저하, 소화기능의 저하, 신경 및 정신기능의 저하 등이 있다.

순환기능	심장 그 자체는 특별한 변화가 없으나, 혈관벽의 경화와 비후, 혈관의 탄력성 저하, 혈액량의 이상치 초래 등의 경우가 많다.
호흡기능	대개 20세 이후부터 감퇴되는 변화가 나타나며, 호흡근의 근력저하와 관절의 유연성 저하로 최대환기량, 심흡기량 등의 감소와 전기용량, 총용량비 등의 뚜렷한 증가가 나타난다.
소화기능	소화기능의 기능 약화와 분비액의 감소가 보이며, 소화효소인 펩신, 트립신 등은 40세 이후부터 저하되기 시작하여 70세 이후에 급속히 저하된다.
내분비기능	생리적 기능에 깊이 관여하고 대사에 작용하는 각종 내분비는 난소, 고환, 췌장 등이 노화함에 따라 감퇴하고 부신피질, 성장호르몬 등은 감소하는 경향이 뚜렷하지 않다.
신경 및 감각기능	노년층에서는 신경세포의 위축, 과립증가 및 지방 침착률이 증가되고 뇌동맥의 경화도 급증한다. 정신적 기능은 사고, 인식력, 시각적 파악 등이 저하되는데, 특히 비판력, 모순의 구분능력은 뚜렷이 저하되며 피부감각이나 시각 등도 퇴화한다.

09 다음 중 노화현상으로 맞는 것은?

ㅣ보건복지부 9급 2004

가. 위장운동 감소
나. 수면증가
다. 혈액순환시간 증가
라. 소변량 증가

① 가, 나
② 가, 다
③ 다, 라
④ 나, 다
⑤ 가, 라

생리적 노화현상
1. 위장운동 감소
2. 수면의 양 및 질의 감소(불면증 등)
3. 혈액순환시간 증가
4. 소화기능의 감퇴
5. 폐활량의 감소
6. 신진대사율 및 속도의 변화
7. 야뇨증(소변량의 증가와는 무관)

10 일반적인 노인문제로 옳지 않은 것은?

확인
Check!
○
△
×

① 소득감소로 인한 빈곤
② 노화로 인한 질병의 증가
③ 사회적인 역할 상실감
④ 가족부양성의 강화

일반적인 노인문제
1. 퇴직 후 소득감소로 인한 경제적 문제
2. 노화로 인한 활동저하 및 질병의 증가
3. 가족 부양기능의 약화
4. 퇴직 후 일의 부재로 역할의 상실감
5. 자녀와의 별거 또는 배우자 사별로 인한 소외감 및 고독감

11 수단적 일상생활 수행능력(IADL)에 해당하는 것은?

확인
Check!
○
△
×

① 전화걸기
② 화장실 이용하기
③ 옷갈아입기
④ 식사하기

CHAPTER

9

정신보건과 노인보건

해설 콕

노인들의 활동상태를 평가하는 방법

일상생활 수행능력 (ADL)	옷갈아입기, 세수·양치·머리감기, 목욕하기, 식사하기, 일어나 방 밖으로 나가기, 화장실 이용하기, 대소변 조절하기
수단적 일상생활 수행능력 (IADL)	몸단장하기, 집안일하기, 식사 준비하기, 빨래하기, 근거리 외출하기, 교통수단 이용하기, 물건 구매하기, 금전 관리하기, 전화 사용하기, 약 챙겨 먹기

12 노인에 대한 1차 건강관리 정책으로 추진해야 할 과제에 해당하지 않는 것은?

☑ 확인
Check!

○

△

×

① 노인 건강문제에 대한 정확한 이해
② 서비스 제공의 형평성
③ 요양기관 및 시설 확대
④ 대상노인과 가족들의 적극적인 참여
⑤ 의료보험 적용범위 확대

해설 콕

1차 건강관리에 기초한 정책
• 노인 건강문제에 대한 정확한 이해와 인식
• 서비스 제공의 형평성
• 가족지지 재가서비스 개발
• 대상노인과 가족들의 적극적인 참여
• 치료서비스보다 노인의 건강증진을 위한 프로그램 개발
• 재가서비스, 지역사회서비스, 주간보호서비스, 단기보호서비스 등 노인건강요구에 맞는 시설 확충
• 의료보험 적용범위 확대
• 주간보호, 밤보호, 주말보호 등 서비스 형태의 다양화

13 「노인복지법」에 나타난 주요 보건사업 내용이 아닌 것은?

① 가정봉사원 파견
② 저소득 노인의 의료보조
③ 생업지원
④ 경로연금
⑤ 경로우대

해설 콕

주요 보건사업

1. **경로연금**
   국가 또는 지방자치단체는 65세 이상의 생활보호대상자, 65세 이상의 소득이 기준금액 이하인 자에게 경로연금을 지급한다.

2. **보건복지조치**
   「노인복지법」상 규정되어 있는 보건복지조치는 「노인복지법」의 핵심적인 조치사항으로서 다음과 같은 것이 있다.
   - 제7조 노인복지상담원
   - 제8조 노인전용주거시설
   - 제23조 노인사회참여 지원
   - 제23조의2 노인일자리전담기관의 설치 · 운영 등
   - 제23조의3 생산품 우선구매
   - 제24조 지역봉사지도원 위촉 및 업무
   - 제25조 생업지원
   - 제26조 경로우대
   - 제27조 건강진단 등
   - 제27조의2 홀로 사는 노인에 대한 지원
   - 제27조의3 독거노인종합지원센터
   - 제27조의4 노인성 질환에 대한 의료지원
   - 제28조 상담 · 입소 등의 조치
   - 제30조 노인재활요양사업
   - 제33조~제39조 노인복지시설의 설치 · 운영
   - 제39조의4 긴급전화의 설치 등
   - 제39조의5 노인보호전문기관의 설치 등
   - 제39조의6 노인학대 신고의무와 절차 등
   - 제39조의7 응급조치의무 등
   - 제39조의8 보조인의 선임 등
   - 제39조의10 실종노인에 관한 신고의무 등

14 우리나라 「노인복지법」에 명시된 노인복지시설의 종류로 옳지 않은 것은?

① 노인전문병원
② 양로시설
③ 노인교실
④ 노인복지관
⑤ 학대피해노인 전용쉼터

 해설 콕 ....

노인복지시설의 종류

종 류	유 형
노인주거복지시설	1. 양로시설 2. 노인공동생활가정 3. 노인복지주택
노인의료복지시설	1. 노인요양시설 2. 노인요양공동생활가정
노인여가복지시설	1. 노인복지관 : 60세 이상 2. 경로당 : 65세 이상 3. 노인교실 : 60세 이상
재가노인복지시설	1. 방문요양서비스 2. 주 · 야간보호서비스 3. 단기보호서비스 4. 방문 목욕서비스
기 타	1. 노인보호전문기관 2. 노인일자리지원기관 3. 학대피해노인 전용쉼터

15 다음 중 「노인복지법」에 규정된 노인의료복지시설로만 묶인 것은?   ┃ 서울시 간호직 8급 2016

① 노인공동생활가정, 단기요양시설
② 방문요양시설, 노인요양시설
③ 노인요양시설, 노인요양공동생활가정
④ 노인요양시설, 단기요양시설

 해설 콕 ....

노인의료복지시설에는 노인요양시설, 노인요양공동생활가정이 있다.

16 「노인장기요양보험법」에서 규정한 장기요양급여 중 재가급여가 아닌 것은? **ㅣ**지방직 9급 2012

① 방문간호
② 주·야간보호
③ 단기보호
④ 시설급여

장기요양급여의 내용(노인장기요양보험법 제23조 제1항)

재가급여	방문요양	장기요양요원이 수급자의 가정 등을 방문하여 신체활동 및 가사활동 등을 지원하는 장기요양급여
	방문목욕	장기요양요원이 목욕설비를 갖춘 장비를 이용하여 수급자의 가정 등을 방문하여 목욕을 제공하는 장기요양급여
	방문간호	장기요양요원인 간호사 등이 의사, 한의사 또는 치과의사의 방문간호지시서에 따라 수급자의 가정 등을 방문하여 간호, 진료의 보조, 요양에 관한 상담 또는 구강위생 등을 제공하는 장기요양급여
	주·야간보호	수급자를 하루 중 일정한 시간 동안 장기요양기관에 보호하여 신체활동 지원 및 심신기능의 유지·향상을 위한 교육·훈련 등을 제공하는 장기요양급여
	단기보호	수급자를 보건복지부령으로 정하는 범위 안에서 일정 기간 동안 장기요양기관에 보호하여 신체활동 지원 및 심신기능의 유지·향상을 위한 교육·훈련 등을 제공하는 장기요양급여
	기타 재가급여	수급자의 일상생활·신체활동 지원 및 인지기능의 유지·향상에 필요한 용구를 제공하거나 가정을 방문하여 재활에 관한 지원 등을 제공하는 장기요양급여로서 대통령령으로 정하는 것
시설급여		장기요양기관에 장기간 입소한 수급자에게 신체활동 지원 및 심신기능의 유지·향상을 위한 교육·훈련 등을 제공하는 장기요양급여
특별현금급여	가족요양비	가족장기요양급여
	특례요양비	특례장기요양급여
	요양병원간병비	요양병원장기요양급여

CHAPTER

9 정신보건과 노인보건

17 「노인장기요양보험법령」상 장기요양보험제도에 대한 설명으로 옳은 것은? ▎간호직 8급 2017

① 등급 판정기준은 장기요양 1등급(최중증)에서 장기요양 3등급(경증)까지이다.
② 단기보호, 신체활동 지원 용구 제공, 방문간호, 주·야간보호는 재가급여에 해당된다.
③ 치매를 진단받은 45세의 장기요양보험가입자는 장기요양 인정을 위한 신청 자격이 없다.
④ 재원은 요양서비스 이용자의 본인부담금만으로 충당되므로 자유기업형 방식이다.

> ① 등급 판정기준은 장기요양 1등급에서 장기요양 5등급까지 및 장기요양인지지원등급 등 총 6등급으로 판정한다.
> ③ 65세 이상 노인 또는 치매, 중풍, 파킨슨병 등 노인성 질병으로 6개월 이상의 기간 동안 혼자서 일상 생활을 수행하기 어려운 자가 대상이다.
> ④ 재원은 '장기요양보험료', '국가 및 지방자치단체 부담', '이용자 본인부담'으로 구성된다.

18 우리나라 노인장기요양보험제도에 대한 설명으로 옳은 것은? ▎간호직 8급 2016

① 대상자의 경제적 수준에 따라 서비스 수혜의 우선순위가 결정된다.
② 장기요양급여는 가족의 부담을 고려하여 시설급여를 우선적으로 제공하여야 한다.
③ 관리운영기관은 국민건강보험공단이지만 통합 징수한 장기요양보험료와 건강보험료는 각각의 독립회계로 관리한다.
④ 장기요양인정의 유효기간은 최소 6개월로, 의사소견을 받아 유효기간을 자동갱신할 수 있다.

> ③ 노인장기요양보험법 제8조 제3항
> ① 장기요양급여는 노인 등의 심신상태·생활환경과 노인 등 및 그 가족의 욕구·선택을 종합적으로 고려하여 필요한 범위 안에서 이를 적정하게 제공하여야 한다.
> ② 장기요양급여는 노인 등이 가족과 함께 생활하면서 가정에서 장기요양을 받는 재가급여를 우선적으로 제공하여야 한다(노인장기요양보험법 제3조 제3항).
> ④ 장기요양인정의 유효기간은 최소 1년으로, 장기요양인정의 유효기간이 만료된 후 장기요양급여를 계속하여 받고자 하는 경우 공단에 장기요양인정의 갱신을 신청하여야 한다(노인장기요양보험법 제19조 제1항 및 제20조 제1항).

19 노인장기요양보험제도에 대한 설명으로 옳은 것은?

① 급여종류는 재가급여와 요양병원급여로 구분된다.
② 요양등급은 1~3등급으로 구분되며 판정은 요양보호사가 한다.
③ 가입자는 국민건강보험 가입자와 동일하다.
④ 1989년 전국민의료보험과 함께 시작되었다.

장기요양보험의 가입자는 「국민건강보험법」 제5조 및 제109조에 따른 가입자로 한다(노인장기요양보험법 제7조 제3항).
① 급여의 종류는 재가급여, 시설급여, 특별현금급여로 구분된다.
② 등급판정기준은 장기요양 1등급에서 장기요양 5등급까지 및 장기요양인지지원등급 등 총 6등급으로 판정한다(노인장기요양보험법 시행령 제7조 제1항).

장기요양 1등급	심신의 기능상태 장애로 일상생활에서 전적으로 다른 사람의 도움이 필요한 자로서 장기요양인정 점수가 95점 이상인 자
장기요양 2등급	심신의 기능상태 장애로 일상생활에서 상당 부분 다른 사람의 도움이 필요한 자로서 장기요양인정 점수가 75점 이상 95점 미만인 자
장기요양 3등급	심신의 기능상태 장애로 일상생활에서 부분적으로 다른 사람의 도움이 필요한 자로서 장기요양인정 점수가 60점 이상 75점 미만인 자
장기요양 4등급	심신의 기능상태 장애로 일상생활에서 일정부분 다른 사람의 도움이 필요한 자로서 장기요양인정 점수가 51점 이상 60점 미만인 자
장기요양 5등급	치매(노인성 질병에 해당하는 치매로 한정한다)환자로서 장기요양인정 점수가 45점 이상 51점 미만인 자
장기요양 인지지원등급	치매(노인성 질병에 해당하는 치매로 한정한다)환자로서 장기요양인정 점수가 45점 미만인 자

④ 「국민건강보험법」과는 별도로 「노인장기요양보험법」을 제정하여 2008년 7월 시행하였다..

CHAPTER 9 정신보건과 노인보건

20 다음 중 「노인장기요양보험법」상 장기요양급여 대상자의 본인일부부담금으로 옳은 것은?

① 재가급여의 경우 당해 장기요양급여비용의 100분의 15에 해당하는 금액
② 시설급여의 경우 당해 장기요양급여비용의 100분의 15에 해당하는 금액
③ 재가급여의 경우 당해 장기요양급여비용의 100분의 10에 해당하는 금액
④ 시설급여의 경우 당해 장기요양급여비용의 100분의 10에 해당하는 금액

본인일부부담금(노인장기요양보험법 제40조)
재가 및 시설 급여비용은 다음 각 호와 같이 수급자가 부담한다. 다만, 수급자 중 「의료급여법」 제3조 제1항 제1호에 따른 수급자는 그러하지 아니하다.
1. **재가급여** : 해당 장기요양급여비용의 100분의 15
2. **시설급여** : 해당 장기요양급여비용의 100분의 20

CHAPTER 10

보건행정

CHAPTER 10 보건행정

학습목표

- ☐ 보건행정조직, 보건기획, 보건조직전략에 대해 학습한다.
- ☐ 사회보장제도와 의료보장체계에 대해 학습한다.
- ☐ 보건통계의 전반적 내용과 보건지표 등의 사례를 학습한다.

01 보건행정 및 보건조직

01 보건행정에 있어서 일반보건행정의 분야가 아닌 것은?

☑ 확인
Check!
○
△
✕

① 위생행정   ② 산업재해 예방
③ 의무행정   ④ 약무행정

해설 콕

일반보건행정은 보건복지부 주관 행정으로 공중위생행정을 중심으로 하여, 예방행정, 방역 및 위생행정, 의무행정, 약무행정으로 분류되며, 산업재해 예방은 고용노동부 주관의 산업보건행정에 속한다.

┤ 심화 **Tip** ├

보건행정의 분류

일반보건행정	• 예방행정, 방역 및 위생행정 • 의무행정 • 약무행정
의료보장행정	• 의료보험 • 의료급여 등
환경보건행정	• 상하수관리 • 폐기물처리 • 공해대책 등
학교보건행정	• 학교환경 • 급식, 건강교육 등
산업보건행정	• 산업안전보건 • 근로자 재해예방

02 다음 중 공중보건사업을 중앙정부의 책임 하에 실시하는 이유와 관련성이 없는 내용은 무엇인가?

① 지역사회 단위별 사업으로는 의미가 없는 보건사업이 있기 때문이다.
② 정부의 부처간 협력 없이는 불가능한 보건사업이 있기 때문이다.
③ 지역사회의 특성에 맞는 보건사업을 선택해서 수행할 수 있기 때문이다.
④ 지역과 중앙정부의 보건사업 중첩을 피할 수 있기 때문이다.
⑤ 지역사회의 단위별 사업으로는 불가능한 보건사업이 있기 때문이다.

해설 콕 ···

지역사회의 특성에 맞는 보건사업을 선택해서 수행하기 위해서는 중앙정부의 책임보다는 지방자치단체의 책임 하에 실시하는 것이 필요하다.
①, ②, ④, ⑤ 이외에 다음과 같은 이유로 중앙정부 책임 하에 실시하여야 한다.
1. 보건사업 중에는 지속성을 필요로 하는 것이 많다.
2. 시책을 신속히 이행할 수 있다.

---

03 한국의 지방보건행정조직을 설명한 것으로 적절한 것은?   ▮서울시 9급 2014

① 시·군·구 보건행정조직으로 보건소가 설치되어 있다.
② 인구 규모에 따라 둘 이상의 보건소가 설치된 시·군·구도 있다.
③ 보건소는 보건복지부의 직접적인 지휘, 감독을 받는다.
④ 특별시에도 보건소의 하부조직으로 보건지소와 보건진료소가 설치되어 있다.
⑤ 보건소는 취약계층에 대한 보건의료 서비스 제공을 주된 기능으로 한다.

해설 콕 ···

①·② 지역보건법 제10조 제1항 및 제2항에 의하여 모두 옳으므로 **복수정답**이다.
③ 보건소장은 <u>시장·군수·구청장의 지휘·감독</u>을 받아 보건소의 업무를 관장하고 소속 공무원을 지휘·감독하며, 관할 보건지소, 건강생활지원센터 및 「농어촌 등 보건의료를 위한 특별조치법」 제2조 제4호에 따른 보건진료소의 직원 및 업무에 대하여 지도·감독한다(지역보건법 시행령 제13조 제3항).
④ 보건지소는 <u>읍·면(보건소가 설치된 읍·면은 제외한다)마다 1개씩 설치</u>할 수 있다(지역보건법 시행령 제10조).
⑤ 보건소의 기능은 <u>지역주민의 건강을 증진하고 질병을 예방·관리</u>하는 것이며, 취약계층에 대한 보건의료서비스 제공은 보건소의 여러 기능 중의 하나이지만 주된 기능은 아니다.

04 우리나라 보건소에 대한 설명으로 옳은 것은? ▌서울시 간호직 8급 2015

① 보건소 설치의 목적은 국민에게 건강에 대한 가치와 책임의식을 함양하도록 건강에 관한 바른 지식을 보급하고 스스로 건강생활을 실천할 수 있는 여건을 조성함으로써 국민의 건강을 증진함을 목적으로 하고 있다.
② 우리나라 최초의 보건소는 경성보건소로 1925년 설치되었으나, 일본의 형식적인 공공보건정책으로 유명무실하게 운영되었다.
③ 보건소법은 1956년 처음으로 제정되었으며, 이후 인구구조 및 질병구조의 변화, 국민소득 수준의 향상 등으로 기능을 강화해야 할 필요성이 커지면서 1991년 지역보건법으로 전면 개편되었다.
④ 1977년 의료보호제도가 실시되면서 보건소는 일차보건의료기관으로 지정되어 의료보호(현 의료급여) 대상자들에게 의료사업을 제공하기 시작하였다.

> ① 보건소 설치의 목적은 지역주민의 건강을 증진하고 질병을 예방·관리하기 위하여 시·군·구에 대통령령으로 정하는 기준에 따라 해당 지방자치단체의 조례로 보건소(보건의료원을 포함한다)를 설치한다. 문제의 지문은 「국민건강증진법」의 목적이다.
> ② 우리나라 최초의 보건소는 1946년에 설립된 모범(시범)보건소이다.
> ③ 지역보건법의 전신인 보건소법은 1956년 12월 13일 제정되었으며, 1995년 12월 29일 일부개정과 기존의 보건소법을 지역보건법으로 그 명칭을 변경하였다.

05 우리나라 보건행정체계의 특징으로 옳지 않은 것은? ▌간호직 8급 2015

① 치료 위주의 의료서비스 제공으로 인하여 포괄적 의료서비스 제공이 부족하다.
② 의료기관의 90% 이상은 민간부문이 차지하고 있고, 공공부문의 비중은 매우 취약하다.
③ 의료기관과 의료인력이 농촌에 비해 도시에 집중되어 있다.
④ 보건의료의 관장 부서가 일원화되어 있어 효율적 관리가 가능하다.

> 중앙정부조직인 보건복지부로부터 보건행정과 보건의료사업의 기능을 지도·감독받고, 행정안전부로부터 인력, 예산, 조직관리의 지원을 받는 이원화된 지도·감독제로 이루어져 있다.

06 우리나라 보건행정조직에 대한 설명으로 옳은 것은?
┃간호직 8급 2016

① 「지역보건법 시행령」상 보건지소는 읍·면(보건소가 설치된 읍·면은 제외한다)마다 1개씩 설치할 수 있다. 다만, 지역 주민의 보건의료를 위하여 특별히 필요하다고 인정되는 경우에는 필요한 지역에 보건지소를 설치·운영하거나 여러 개의 보건지소를 통합하여 설치·운영할 수 있다.

② 보건복지부는 국민의 보건 향상과 사회복지 증진을 위한 중앙행정조직으로 보건소에 대한 인사권과 예산권을 가지고 있다.

③ 「지역보건법」상 지역주민의 건강을 증진하고 질병을 예방·관리하기 위하여 시·군·구에 보건복지부령으로 정하는 기준에 따라 해당 지방자치단체의 조례로 보건소(보건의료원을 포함한다)를 설치한다.

④ 「농어촌 등 보건의료를 위한 특별조치법」상 보건진료 전담공무원의 자격은 의사 면허를 가진 사람이어야 한다.

① 지역보건법 시행령 제10조
② 행정안전부에서 인사권과 예산권을 가지고 있다.
③ 지역주민의 건강을 증진하고 질병을 예방·관리하기 위하여 시·군·구에 '대통령령'으로 정하는 기준에 따라 해당 지방자치단체의 조례로 보건소(보건의료원을 포함한다)를 설치한다(지역보건법 제10조).
④ 보건진료 전담공무원은 간호사·조산사 면허를 가진 사람으로서 보건복지부장관이 실시하는 24주 이상의 직무교육을 받은 사람이어야 한다(농어촌 등 보건의료를 위한 특별조치법 제16조).

07 우리나라 공중보건행정조직에 대한 설명으로 가장 옳은 것은?
┃서울시 9급 2018

① 보건진료소에는 보건의료서비스 접근성을 높이기 위하여 의사가 배치되어 있다.

② 지역내 관할 의료인과 의료기관에 관한 지도업무는 보건소의 소관업무가 아니다.

③ 보건의료원은 보건복지부와 보건소를 연결하는 중간조직이다.

④ 중앙보건 행정조직은 보건소 업무에 직접적인 행정적 연계가 없다.

① 보건진료소란 의사가 배치되어 있지 아니하고 계속하여 의사를 배치하기 어려울 것으로 예상되는 의료 취약지역에서 보건진료 전담공무원으로 하여금 의료행위를 하게 하기 위하여 시장·군수가 설치·운영하는 보건의료시설을 말한다.
② 지역내 관할 의료인과 의료기관에 관한 지도업무는 보건소의 소관업무이다.
③ 보건의료원이란 보건소 중 「의료법」에 따른 병원의 요건을 갖춘 보건소를 말하며, 보건복지부와 보건소의 중간조직으로 볼 수는 없다.

08 「지역보건법」상 보건소의 기능 및 업무 중 주민의 건강증진 및 질병예방과 관리를 위한 지역 보건의료서비스에 해당하는 것은?

ㅣ서울시 간호직 8급 2016

① 급성질환의 질병관리에 관한 사항
② 생활습관 개선 및 건강생활 실천에 관한 사항
③ 보건에 관한 실험 또는 검사에 관한 사항
④ 정신건강증진 및 생명존중에 관한 사항

보건소의 기능 및 업무(지역보건법 제11조 제1항)
보건소는 해당 지방자치단체의 관할 구역에서 다음 각 호의 기능 및 업무를 수행한다.
1. 건강 친화적인 지역사회 여건의 조성
2. 지역보건의료정책의 기획, 조사·연구 및 평가
3. 보건의료인 및 「보건의료기본법」 제3조 제4호에 따른 보건의료기관 등에 대한 지도·관리·육성과 국민보건 향상을 위한 지도·관리
4. 보건의료 관련기관·단체, 학교, 직장 등과의 협력체계 구축
5. 지역주민의 건강증진 및 질병예방·관리를 위한 다음 각 목의 지역보건의료서비스의 제공
   가. 국민건강증진·구강건강·영양관리사업 및 보건교육
   나. 감염병의 예방 및 관리
   다. 모성과 영유아의 건강유지·증진
   라. 여성·노인·장애인 등 보건의료 취약계층의 건강유지·증진
   마. 정신건강증진 및 생명존중에 관한 사항
   바. 지역주민에 대한 진료, 건강검진 및 만성질환 등의 질병관리에 관한 사항
   사. 가정 및 사회복지시설 등을 방문하여 행하는 보건의료 및 건강관리사업
   아. 난임의 예방 및 관리

09 보건소에 대한 보건복지부의 지휘·감독 업무에 해당하는 것은?

ㅣ지방직 9급 2011

① 인사권   ② 예산권
③ 조직관리   ④ 기술지도

보건소는 중앙정부조직인 보건복지부로부터 보건행정과 보건의료사업의 기능을 지도·감독 받고, 행정 안전부로부터 인력, 예산, 조직관리의 지원을 받는 하부행정 단위로서 이원화된 지도·감독제로 이루어 져 있다.

10 다음 〈보기〉에서 설명하고 있는 기관은?

●보 기●

- 도시 취약지역 주민의 보건의료서비스 필요를 충족시키기 위함
- 「지역보건법 시행령」 제11조에 따라 지방자치단체의 조례로 읍·면·동마다 1개씩 설치 가능 (보건소가 설치된 읍·면·동은 제외)
- 진료수행은 불가하며, 질병예방 및 건강증진을 위해 지역에 특화된 통합건강증진사업으로 추진
- 기획단계부터 건강문제를 해결하는 주체로서 지역주민의 참여를 통해 운영

① 보건지소

② 보건진료소

③ 보건의료원

④ 건강생활지원센터

해설 콕

지역보건의료기관의 설치·운영(지역보건법)

유 형	설치·운영
보건소 (법 제10조)	지역주민의 건강을 증진하고 질병을 예방·관리하기 위하여 시·군·구에 지방자치단체의 조례로 보건소(보건의료원을 포함)를 설치한다.
보건의료원 (법 제12조)	보건소 중 「의료법」에 따른 병원의 요건을 갖춘 보건소는 보건의료원이라는 명칭을 사용할 수 있다.
보건지소 (법 제13조)	지방자치단체는 보건소의 업무수행을 위하여 필요하다고 인정하는 경우에는 보건지소를 설치할 수 있다.
건강생활지원센터 (법 제14조)	• 지방자치단체는 보건소의 업무 중에서 특별히 지역주민의 만성질환 예방 및 건강한 생활습관 형성을 지원하는 건강생활지원센터를 대통령령으로 정하는 기준에 따라 해당 지방자치단체의 조례로 설치할 수 있다. • 읍·면·동(보건소가 설치된 읍·면·동은 제외한다)마다 1개씩 설치할 수 있다.

11 「지역보건법」상 보건소의 기능에 해당하지 않는 것은?

① 건강 친화적인 지역사회 여건의 조성

② 지역보건의료정책의 기획, 조사·연구 및 평가

③ 보건의료기관의 평가인증

④ 지역주민의 건강증진 및 질병예방·관리를 위한 각종 지역보건의료서비스의 제공

보건소의 기능 및 업무(지역보건법 제11조 제1항)

보건소는 해당 지방자치단체의 관할 구역에서 다음 각 호의 기능 및 업무를 수행한다.

1. 건강 친화적인 지역사회 여건의 조성
2. 지역보건의료정책의 기획, 조사·연구 및 평가
3. 보건의료인 및 「보건의료기본법」 제3조 제4호에 따른 보건의료기관 등에 대한 지도·관리·육성과 국민보건 향상을 위한 지도·관리
4. 보건의료 관련기관·단체, 학교, 직장 등과의 협력체계 구축
5. 지역주민의 건강증진 및 질병예방·관리를 위한 다음 각 목의 지역보건의료서비스의 제공
   가. 국민건강증진·구강건강·영양관리사업 및 보건교육
   나. 감염병의 예방 및 관리
   다. 모성과 영유아의 건강유지·증진
   라. 여성·노인·장애인 등 보건의료 취약계층의 건강유지·증진
   마. 정신건강증진 및 생명존중에 관한 사항
   바. 지역주민에 대한 진료, 건강검진 및 만성질환 등의 질병관리에 관한 사항
   사. 가정 및 사회복지시설 등을 방문하여 행하는 보건의료 및 건강관리사업
   아. 난임의 예방 및 관리

12 보건소에 대한 설명으로 옳은 것은?

| 간호직 8급 2017

☑ 확인
Check!
○
△
✕

① 「보건의료기본법」에 따라 시·군·구별로 1개씩 설치한다.
② 보건복지부로부터 인력과 예산을 지원받는다.
③ 매 5년마다 지역보건의료계획을 수립한다.
④ 관할 구역내 보건의료기관을 지도 및 관리한다.

보건의료기관 등에 대한 지도·관리·육성과 국민보건 향상을 위한 지도·관리한다(지역보건법 제11조 제1항 제3호).
① 「지역보건법」에 따라 원칙적으로 시·군·구별로 1개씩 설치한다.
② 행정안전부로부터 인력과 예산을 지원받는다.
③ 특별시장·광역시장·도지사 또는 특별자치시장·특별자치도지사·시장·군수·구청장은 지역주민의 건강 증진을 위하여 지역보건의료계획을 4년마다 수립하여야 한다(지역보건법 제7조 제1항).

13 지방보건 행정조직 중에서 보건소의 기능과 역할에 대한 설명으로 가장 옳은 것은?

┃서울시 9급 2017

① 보건의료기관 등에 대한 지도와 관리
② 지역보건의료에 대한 재정적 지원
③ 보건의료인력 양성 및 확보
④ 지역보건의료 업무 추진을 위한 기술적 지원

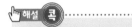

국가 및 지방자치단체의 책무와 보건소의 기능과 역할(지역보건법)

국가 및 지방자치단체의 책무법 (제3조)	보건소의 기능과 역할법 (제11조 제1항)
1. 국가 및 지방자치단체는 지역보건의료에 관한 조사·연구, 정보의 수집·관리·활용·보호, 인력의 양성·확보 및 고용 안정과 자질 향상 등을 위하여 노력하여야 한다. 2. 국가 및 지방자치단체는 지역보건의료 업무의 효율적 추진을 위하여 기술적·재정적 지원을 하여야 한다. 3. 국가 및 지방자치단체는 지역주민의 건강 상태에 격차가 발생하지 아니하도록 필요한 방안을 마련하여야 한다.	1. 건강 친화적인 지역사회 여건의 조성 2. 지역보건의료정책의 기획, 조사·연구 및 평가 3. 보건의료인 및 「보건의료기본법」 제3조 제4호에 따른 보건의료기관 등에 대한 지도·관리·육성과 국민보건 향상을 위한 지도·관리 4. 보건의료 관련기관·단체, 학교, 직장 등과의 협력체계 구축 5. 지역주민의 건강증진 및 질병예방·관리를 위한 다음 각 목의 지역보건의료서비스의 제공 　가. 국민건강증진·구강건강·영양관리사업 및 보건교육 　나. 감염병의 예방 및 관리 　다. 모성과 영유아의 건강유지·증진 　라. 여성·노인·장애인 등 보건의료 취약계층의 건강유지·증진 　마. 정신건강증진 및 생명존중에 관한 사항 　바. 지역주민에 대한 진료, 건강검진 및 만성질환 등의 질병관리에 관한 사항 　사. 가정 및 사회복지시설 등을 방문하여 행하는 보건의료 및 건강관리사업 　아. 난임의 예방 및 관리

CHAPTER 10 보건행정

14 「지역보건법」상 보건소의 기능 및 업무 중 '지역주민의 건강증진 및 질병예방·관리를 위한 지역보건의료서비스 제공'에 포함되지 않는 것은? ┃간호직 8급 2017

① 감염병의 예방 및 관리
② 모성과 영유아의 건강유지·증진
③ 건강 친화적인 지역사회 여건 조성
④ 가정 및 사회복지시설 등을 방문하여 행하는 보건의료사업

> **해설 콕**
>
> 문제 지문 중에서 지역주민의 건강증진 및 질병예방·관리를 위한 지역보건의료서비스의 제공(지역보건법 제11조 제1항 제5호)에 포함되지 않는 것은 '건강 친화적인 지역사회 여건 조성'이다(지역보건법 제11조 제1항 제1호).
> ① 지역보건법 제11조 제1항 제5호 나목
> ② 지역보건법 제11조 제1항 제5호 다목
> ④ 지역보건법 제11조 제1항 제5호 사목

15 「농어촌보건의료를 위한 특별조치법」에 의해 설치된 것은? ┃경남 9급 2004

① 보건의료원   ② 보건진료소
③ 보건소   ④ 보건지소

> **해설 콕**
>
> 「농어촌보건의료를 위한 특별조치법」상 "보건진료소"란 의사가 배치되어 있지 아니하고 계속하여 의사를 배치하기 어려울 것으로 예상되는 의료 취약지역에서 보건진료 전담공무원으로 하여금 의료행위를 하게 하기 위하여 시장·군수가 설치·운영하는 보건의료시설을 말한다(농어촌보건의료를 위한 특별조치법 제2조 제4호).

16 의료취약지역의 주민에 대한 보건의료를 행하기 위하여 보건진료소를 설치·운영하는 자는? ┃지방직 9급 2010

① 의 사   ② 군 수
③ 보건소장   ④ 보건복지부장관

> **해설 콕**
>
> 시장(도농복합형태의 시의 시장을 말하며, 읍·면 지역에서 보건진료소를 설치·운영하는 경우만 해당한다) 또는 군수는 보건의료 취약지역의 주민에게 보건의료를 제공하기 위하여 보건진료소를 설치·운영한다(농어촌 등 보건의료를 위한 특별조치법 제15조 제1항).

17 지역사회간호활동단계에서 지역주민참여의 의미를 설명한 것으로 옳지 않은 것은?

I서울시 간호직 8급 2015

① 정부정책이나 관련부서의 사업내용을 직접 전달할 수 있으므로 사업진행의 이해도를 높일 수 있다.

② 지역사회의 공동 운명체를 강화시켜 다른 개발활동에 참여의욕을 높일 수 있다.

③ 보건사업과정 중 예기치 못한 변화가 생길 때 주민의 이해를 얻을 수 있다.

④ 보건사업에 대한 지역주민의 전문성을 향상시켜 공공보건 의료의 부담을 경감시킬 수 있다.

보건사업의 전문성은 2, 3차 의료기관과 관련이 있다.

18 「공공보건의료에 관한 법률」상 의료취약지 거점의료기관 지정에 대한 설명으로 옳은 것은?

I서울시 9급 2016

① 보건복지부장관은 관할 의료취약지의 주민에게 적정한 보건의료를 제공하기 위하여 필요한 시설·인력 및 장비를 갖추었다고 인정하는 의료기관 중에서 거점의료기관을 지정할 수 있다.

② 의료취약지 거점의료기관으로 지정받으려는 의료기관은 보건복지부장관에게 신청하여야 한다.

③ 보건복지부장관은 의료취약지 거점의료기관의 시설·장비확충 및 운영에 드는 비용의 전부 또는 일부를 지원할 수 있다.

④ 보건복지부장관은 의료취약지 거점의료기관으로 지정된 의료기관의 수가 너무 많거나 적은 경우에는 보건복지부령으로 정하는 바에 따라 지정을 취소할 수 있다.

③ 공공보건의료에 관한 법률 제13조 제4항

① 시·도지사는 관할 의료취약지의 주민에게 적정한 보건의료를 제공하기 위하여 필요한 시설·인력 및 장비를 갖추었거나 갖출 능력이 있다고 인정하는 의료기관 중에서 거점의료기관(이하 "의료취약지 거점의료기관"이라 한다)을 지정할 수 있다(공공보건의료에 관한 법률 제13조 제1항).

② 의료취약지 거점의료기관으로 지정받으려는 의료기관은 시·도지사에게 신청하여야 한다. 이 경우 공공보건의료기관이 신청하면 시·도지사는 그 지정을 우선적으로 고려할 수 있다(공공보건의료에 관한 법률 제13조 제2항).

④ 보건복지부장관은 의료취약지 거점의료기관으로 지정된 의료기관의 수가 너무 많거나 적은 경우에는 보건복지부령으로 정하는 바에 따라 시·도지사에게 지정의 개선을 권고할 수 있다(공공보건의료에 관한 법률 제13조 제5항).

01 지역사회 보건기획의 순서를 바르게 나열한 것은?

▌지방직 9급 2010

ㄱ. 건강문제의 우선순위 결정
ㄴ. 사업목표 설정
ㄷ. 사업실행
ㄹ. 사업전략 및 세부계획 수립
ㅁ. 사업평가
ㅂ. 지역사회 현황 분석

① ㅂ - ㄱ - ㄴ - ㄷ - ㄹ - ㅁ
② ㅂ - ㄷ - ㄹ - ㄱ - ㄴ - ㅁ
③ ㅂ - ㄹ - ㄷ - ㄴ - ㄱ - ㅁ
④ ㅂ - ㄱ - ㄴ - ㄹ - ㄷ - ㅁ

지역보건사업의 기획 순서
1. 지역사회 진단(현황 분석, 필요 평가)
2. 우선순위 결정
3. 사업목적 및 목표 설정
4. 사업전략 및 실행(세부)계획 수립
5. 사업수행
6. 사업평가

02 다음 중 보건소에서 지역사회의 보건문제를 발견하고 사업계획을 수립하기 위해 가장 먼저 해야 할 일은?

▌지방직 9급 2011

① 보건문제 우선순위 결정
② 지역사회 진단
③ 사업개요 작성
④ 사업목표 설정

지역보건의료사업의 순환 과정

1단계	지역사회 진단		지역주민의 건강을 향상하기 위한 보건의료사업의 계획 수립과 평가에 필요한 기초자료를 확보한다.
2단계	우선순위 결정	문제의 크기	얼마나 많은 사람들이 가지고 있는 문제인가?
		문제의 심각성	해결하지 않았을 때, 얼마나 큰 영향을 미칠 것인가?
		지역사회의 관심도	지역주민이 특정 보건문제 해결에 얼마나 관심을 가지고 있는가?
		문제해결 가능성 (문제해결의 난이도)	주어진 가용자원의 범위 내에서 해결 가능한 보건문제인가?
3단계	사업목적과 목표 설정	목 적	• 사업이 달성하려는 바를 다소 추상적으로 진술한다. • 사업이 궁극적으로 추구하려는 바를 의미한다.
		목 표	• 목적을 구체적으로 만든 것이다. • 단기간에 달성 가능한 수준으로 명시적으로 제시한다.
4단계	사업전략 및 실행계획 수립	전 략	• 목표 달성을 위한 접근 방향이다. • 채택된 전략에 근거해서 '과정목표'를 설정한다.

		실행계획 (사업계획)	• 누가, 누구를 대상으로, 언제, 어떤 일을, 얼마만큼 해야 하는지 구체적이고 명확하게 기술한다.
			• 실행계획에 포함되어야 하는 내용
			  – 개인별 책임과 권한
			  – 필요한 예산과 자원
			  – 일정계획
			  – 모니터링 계획 : 해당 사업이 애초의 계획대로 진행되고 있는지를 파악하는 과정

5단계	사업수행	적절성(Adequacy)	사업에 투입된 자원의 양이 사업을 통해 달성하고자 하는 목표에 상응하도록 적절한가?
		진행(Progress)	• 애초의 계획대로 사업이 차질 없이 진행되고 있는가? • '자체 평가'를 시행하는 것이 목적이다.

6단계	사업평가		• 해당 사업이 적합성, 적절성, 진행과정, 결과, 효율성, 지속가능성 등의 구성요건을 충족시켰는지에 대한 정보를 체계적으로 취합하고, 보고하고, 분석하는 과정이다.
			• 평가의 목적
			  – 목표 달성 정도를 파악하기 위해
			  – 사업과정을 평가하기 위해
			  – 사업의 효율적 관리를 위해
			  – 사업의 취약점을 찾기 위해
			  – 투입한 노력이 효과적인지 파악하기 위해

CHAPTER 10 보건행정

03 지역보건사업의 기획 단계에 있어 문제의 크기, 문제의 심각도, 사업의 해결 가능성, 주민의 관심과 같은 점을 고려하는 단계는? 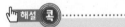 ┃ 서울시 9급 2017

① 지역사회 현황 분석

② 우선순위의 결정

③ 목적과 목표 설정

④ 사업의 평가

> 🖑 해설 **콕**
>
> 우선순위 결정시 문제의 크기, 문제의 심각도, 사업의 해결 가능성, 주민의 관심과 같은 점을 고려한다.

04 미국 메릴랜드 주의 '골든 다이아몬드(Golden diamond)' 방식은 보건사업 기획의 어느 단계에 사용되는가? 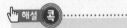 ┃ 서울시 9급 2019

① 현황분석

② 우선순위 결정

③ 목적과 목표 설정

④ 전략과 세부사업 결정

> 🖑 해설 **콕**
>
> 골든 다이아몬드 모델(Golden diamond model)
> * 미국 메릴랜드(Maryland) 주에서 보건지표의 상대적 크기와 변화의 경향(trend)을 이용하여 우선순위를 결정하는 방법으로, 상대적 기준을 사용한다.
> * 지방자치단체별 건강지표 자료 및 과거의 경향(trend)이 확보되어 있다면 쉽게 우선순위를 정할 수 있으며, 형평성을 추구하는데 매우 적합한 우선순위 결정방법이다.

05 다음 보건기획의 목표 중 산출목표에 해당하는 것은?

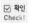

① 고혈압 유병률 감소
② 행태 – 고혈압 환자의 지속 치료율
③ 지식, 인식 – 고혈압에 대한 지식 수준
④ 교육 횟수, 참여자 수 등

보건기획 목표의 종류

결과목표	• 사업을 통해 도달하고자 하는 최종 목표 • 장기 목표(Long term) : 고혈압 유병률 감소 • 중기 목표(Medium term) : 행태 – 고혈압 환자의 지속 치료율 • 단기 목표(Short term) : 지식, 인식 – 올바른 혈압 관리 방법에 대한 지식
과정목표	• 서비스를 필요로 하는 사람에게 서비스가 제공되었는가? : 사례관리가 필요한 정신 질환자를 얼마나 포괄하고 있는가? • 제대로 된 서비스가 제공되었는가? : 해당 서비스가 지침에 따라 수행되었는가?
산출목표	결과목표를 달성하기 위해 수행된 활동량, 교육 횟수, 참여자 수 등
투입목표	해당 사업 수행을 위한 자원 투입 목표량(인력, 예산, 장비 등)

06 생태학적 보건사업 접근방법 중 행동을 제약하거나 조장하는 규칙, 규제, 시책, 비공식적인 구조를 활용하는 수준은?

┃서울시 9급 2018

① 개인 수준   ② 개인간 수준
③ 조직 수준   ④ 지역사회 수준

사회생태학적 보건사업 접근방법

개인 수준	지식, 가치, 태도, 믿음, 기질에 영향을 주는 개인 특성
개인간 수준	가족, 친구, 동료 등 공식적·비공식적 사회적 관계망과 사회적 지지
조직 수준	행동을 제약하거나 조장하는 규범, 보상, 규칙, 규제, 시책, 비공식적 구조
지역사회 수준	개인, 집단, 조직 간에 공식적·비공식적으로 존재하는 네트워크, 규범 또는 기준
정책 수준	질병예방, 관리 등 건강관련 행동과 실천을 규제하거나 지지하는 정부의 정책, 세금, 법률, 조례

사업의 평가시 적절성의 평가와 관련이 있는 것은?

① 해당 사업이 지역주민의 필요에 부합하는 것인가?
② 목표한 성과를 성취할 수 있는 규모와 수준으로 사업이 진행되었는가?
③ 애초의 계획대로 진행되었는가?
④ 해당 사업의 목표를 달성했는가?
⑤ 목표 달성을 위한 활동이 비용-효과적으로 이루어졌는가?

사업의 평가
- **적합성(Relevance)** : 해당 사업이 지역주민의 필요에 부합하는 것인가?
- **적절성(Adequacy)** : 목표한 성과를 성취할 수 있는 규모와 수준으로 사업이 진행되었는가?
- **진행 과정(Progress)** : 애초의 계획대로 진행되었는가? (모니터링)
- **결과(Effectiveness/Impact)** : 해당 사업의 목표를 달성했는가?
- **효율성(Efficiency)** : 목표 달성을 위한 활동이 비용-효과적으로 이루어졌는가?
- **지속가능성(Sustainability)** : 향후에도 지속적으로 수행될 수 있는가?

08
바람직한 보건의료가 갖추어야 할 조건으로 가장 거리가 먼 것은?   ┃서울시 9급 2014

① 전문성   ② 효과성
③ 효율성   ④ 환자중심성
⑤ 형평성

이상적인 보건의료가 갖추어야 할 요건(미국 의학원 ; IOM)
IOM은 이상적인 보건의료가 갖추어야 할 요건으로 안전성(safety), 효과성(effectiveness), 환자중심성(patient-centeredness), 적시성(timeliness), 효율성(efficiency)과 형평성(equity)라는 여섯 가지 조건을 제시하였다(IOM, 2001).

안전성	환자를 돕기 위해 제공된 의료가 환자에게 상해를 입히지 않도록 하는 것
효과성	편익이 기대되는 환자에게 과학 지식에 근거한 의료서비스를 제공하고, 그렇지 않은 환자에게는 의료서비스 제공을 삼가는 것
환자중심성	의료제공자, 환자, 환자 가족간 동반 관계를 구축하여 의사결정 과정에서 환자의 바람, 필요, 선호가 존중되고 환자가 자신의 의료에 대해 결정하고 참여하는데 필요한 교육과 지원을 보장하는 것
적시성	필요한 서비스를 불필요한 지연 없이 제공하는 것
효율성	불필요한 자원의 낭비를 막는 것
형평성	성별, 민족, 지리적 위치, 사회경제적 수준과 같은 개인 특성에 관계없이 동일한 수준의 의료서비스를 제공하는 것

09 세계보건기구(WHO)가 제시한 보건의료자원의 기본범주에 해당되지 않는 요소는?

┃ 지방직 9급 2010

① 보건의료 인력   ② 보건의료 시설
③ 보건의료 재정   ④ 보건의료 지식

세계보건기구(WHO)가 제시한 보건의료자원의 4대 기본범주
• 보건의료 인력
• 보건의료 시설
• 보건의료 장비 및 물자
• 보건의료 지식

10 보건의료체계의 개념과 구성요소에 대한 설명으로 가장 옳지 않은 것은?   ┃ 서울시 9급 2019

① 보건의료체계는 국민에게 예방, 치료, 재활 서비스 등 의료서비스를 제공하기 위한 종합적인 체계이다.
② 자원을 의료 활동으로 전환시키고 기능화 시키는 자원의 조직화는 정부기관이 전담하고 있다.
③ 보건의료체계의 운영에 필요한 경제적 지원은 정부재정, 사회보험, 영리 및 비영리 민간보험, 자선, 외국의 원조 및 개인 부담 등을 통해 조달된다.
④ 의료자원에는 인력, 시설, 장비 및 물자, 의료 지식 등이 있다.

자원의 조직화는 국가 보건당국, 건강보험기구, 보건과 관련된 정부기관, 민간기관, 독립된 민간부문 등에 의해 수행된다.

자원의 조직화

국가 보건당국	보건복지부
건강보험기구	국민건강보험공단, 건강보험심사평가원 등
보건과 관련된 정부기관	고용노동부, 과학기술정보통신부, 행정안전부
민간기관	조직화 역할을 수행하고 있으며, 특정질환(결핵, 암 등)에 노출된 집단을 대상으로 의료서비스를 제공하는 비영리단체나 산업체와 같은 비정부기구도 그 역할을 담당하고 있다.

CHAPTER **10** 보건행정

11 보건의료체계의 운영을 위한 것으로 기획, 행정, 규제, 법률 제정으로 분류할 수 있는 것은?

┃서울시 9급 2015

① 관 리

② 경제적 지원

③ 의료서비스 제공

④ 자원의 조직화

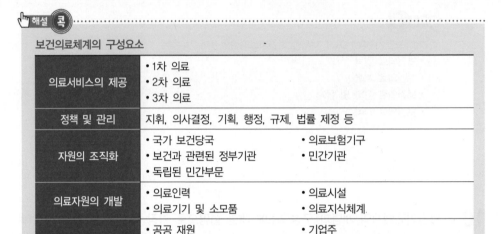

해설 콕

보건의료체계의 구성요소

의료서비스의 제공	• 1차 의료 • 2차 의료 • 3차 의료	
정책 및 관리	지휘, 의사결정, 기획, 행정, 규제, 법률 제정 등	
자원의 조직화	• 국가 보건당국 • 보건과 관련된 정부기관 • 독립된 민간부문	• 의료보험기구 • 민간기관
의료자원의 개발	• 의료인력 • 의료기기 및 소모품	• 의료시설 • 의료지식체계
재정적 지원	• 공공 재원 • 조직화된 민간기구 • 외국 원조 • 기 타	• 기업주 • 지역사회의 노력 • 개인 가계

12 다음 글에서 설명하는 조직화의 원리는?

┃간호직 8급 2017

> • 조직의 공동 목표를 달성하기 위해 집단의 노력을 질서 있게 배열함으로써 조직의 존속과 효율화를 도모한다.
> • 조직 내의 제반 활동을 통일시키는 작용으로, 분업과 전문화가 매우 심화된 현재 보건의료 조직에서 각 하부시스템 간의 시너지 효과가 극대화 될 수 있도록 하는 원리이다.

① 통솔범위의 원리

② 분업전문화의 원리

③ 조정의 원리

④ 명령통일의 원리

해설 콕

각 하부시스템 간의 시너지 효과가 극대화 될 수 있도록 하는 원리는 조정의 원리에 해당한다.

13 다음 중 귤릭(Gulick)의 조직의 원리에 해당하지 않는 것은?

① 계층제의 원리
② 통합의 원리
③ 통솔범위의 원리
④ 조정의 원리
⑤ 명령통일의 원리

 해설 콕

귤릭(Gulick)의 조직의 원리

계층제의 원리	권한과 책임의 정도에 따라 업무를 등급화 함으로써 상하 조직 단위의 사이를 지휘·감독 관계로 만드는 것을 의미한다.
명령통일의 원리	한 사람의 부하는 한 사람의 상관으로부터만 명령을 받아야 한다는 원리이다.
통솔범위의 원리	한 사람의 상관이 감독하는 부하의 수는 그 상관의 통제능력 범위 내로 한정되어야 한다는 원리이다.
분업·전문화의 원리	조직의 업무를 성질별로 나누어 조직구성원이 한가지의 주된 업무를 전담시킴으로써 조직의 능률을 향상시키려는 원칙을 말한다.
조정의 원리	조직의 공동목표를 달성하기 위해 하위체계 사이의 노력을 통합하고 조정하는 원리를 말한다.

14 귤릭(Gulick)의 조직 설계의 고전적 원리에 대한 설명으로 옳지 않은 것은?

① 전문화의 원리란 전문화가 되면 될수록 행정능률은 올라간다는 것을 의미한다.
② 명령통일의 원리는 명령을 내리고 보고를 받는 사람이 한 사람이어야 한다는 것을 의미한다.
③ 통솔범위의 원리는 부하들을 효과적으로 통솔하기 위해 부하의 수가 한정되어야 한다는 것을 의미한다.
④ 부서편성의 원리는 조직편성의 기준을 제시하며, 그 기준은 목적, 성과, 자원 및 환경의 네 가지이다.

 해설 콕

귤릭(Gulick)의 행정관리론

• **조직의 원리** : 조직의 원리란 고전적인 조직형성에 관한 원리를 말하며, 계층제, 통솔범위, 분업, 조정, 명령통일의 원리 등을 말한다.
• **부서편성의 원리** : 정부조직의 편제에 분업의 원리를 구체적으로 적용시킨 것으로서 부서편성의 4가지 기준(목적기능, 과정절차, 수혜자취급물, 지역장소)을 제시하였다.
• **POSDCoRB** : 최고관리자의 기능으로서 제시한 것인데, 이것은 기획(planning), 조직(organizing), 인사(staffing), 지휘(directing), 조정(coordinating), 보고(reporting), 예산(budgeting) 등의 7가지이다.

15 Gulick이 말한 행정의 일반적인 관리과정인 POAC에 속하지 않는 것은?

① 기 획 ② 예 산

③ 조 직 ④ 실 행

⑤ 통 제

POAC
- **기획(Planning)** : 행정계획 수립 과정
- **조직화(Organizing)** : 행정구조, 인사, 업무배정 등
- **실시(Actuating)** : 업무수행, 집행
- **통제(Controlling)** : 수행 여부 검토, 목표 달성 유도

16 다음 중 귤릭(L. H. Gulick)이 제시하는 POSDCoRB에 대한 설명으로 가장 옳지 않은 것은?

① P는 기획(Planning)을 의미한다.

② O는 조직화(Organizing)를 의미한다.

③ Co는 협동(Cooperation)을 의미한다.

④ B는 예산(Budgeting)을 의미한다.

⑤ R은 보고(Reporting)를 의미한다.

귤릭(L. H. Gulick)은 최고관리자가 조직을 능률적으로 관리하기 위해서는 사소한 업무의 수행이나 지나친 의회의 간섭으로부터 자유로워야 한다고 주장했다. 이런 맥락에서 귤릭(L. H. Gulick)은 최고관리층이 담당해야 할 관리 기능으로 기획(Planning), 조직(Organizing), 인사(Staffing), 지휘(Directing), 조정(Coordinating), 보고(Reporting), 예산(Budgeting)의 7대 기능을 제시하고, 이들 기능을 나타내는 첫글자를 따서 POSDCoRB라는 약어를 만들었다.

17 다음 글에서 설명하는 의료서비스 지불방법은?

> 의료서비스 공급자의 생산성을 크게 높일 수 있고 의료의 기술발전을 가져올 수 있는 반면, 의료비 억제효과는 낮고 과잉진료의 염려와 자원분포의 불균형을 초래할 가능성이 높다.

① 행위별수가제　　　　　　② 인두제
③ 총액계약제　　　　　　　④ 포괄수가제

 해설 **콕** ·····

행위별수가제는 진료수가가 진료행위의 내역에 의하여 결정되는 방식으로, 여기서 진료내역이라 함은 진료내용과 진료의 양을 의미한다. 즉 제공된 의료서비스의 단위당 가격에 서비스의 양을 곱한 만큼 보상하는 방식이다.

행위별수가제의 장·단점

장 점	• 의료의 질과 수입을 동시에 높일 수 있다. • 전문화를 유도하여 의료의 발달을 가져온다. • 진료에 대한 광범위한 자료를 얻을 수 있다. • 환자들에게 이해가 쉽고 친절하며, 환자에게 양질의 고급의료서비스를 제공한다. • 진료행위와 진료비와의 관계 설명이 합리적이다. • 의사 개인의 동기유발을 촉진시켜 의료기술 발전이나 생산성 증대에 기여할 수 있다.
단 점	• 과잉진료를 할 소지가 매우 크다. • 항목별로 행위를 점수화하여 진료비를 정산하는 것은 매우 복잡하고 어려운 작업이다. 따라서 관리운영비가 많이 소요된다. • 국민의료비가 증가한다. • 의료의 자본주의화를 초래하기 쉬우며, 예방보다 치료에 치중하는 경향이 있다. • 사회 각 부분 간의 소득불균형으로 국민 총의료에 악영향을 끼칠 수 있다. • 행위별 보수를 많이 받을 수 있는 도시로 몰리게 되어 자원의 불균형 분포에 크게 영향을 준다.

18 진료비지불제도 중 포괄수가제와 비교하여 행위별수가제의 장점은?

① 국민 의료비 억제 가능
② 진료비 관리 운영 편리
③ 과잉 진료 및 의료 서비스의 오남용 억제
④ 환자에게 양질의 고급 의료서비스 제공

 해설 **콕** ·····

환자들에게 이해가 쉽고 친절하며, 환자에게 양질의 고급 의료서비스를 제공하게 된다.
①, ②, ③은 포괄수가제의 장점이며, 행위별수가제의 단점에 해당한다.

안심Touch

19 의료보험 중 총액계약제를 사용하는 나라는?

① 독 일   ② 영 국

③ 미 국   ④ 일 본

총액계약제는 독일과 대만에서 채택되고 있는 제도로 행위별수가제와 인두제를 혼합한 형태이다. 보험자 측과 의사단체(보험의 협회) 간에 인두방식 또는 건수방식으로 1년 간의 진료비 총액을 추계 협의한 후 그 총액을 개산불로 지급한다.

---

20 다음에 해당하는 진료비 지불제도는?

- 총진료비 억제와 과잉 진료에 대한 자율적 억제가 가능하다.
- 매년 진료비 계약을 둘러싼 교섭의 어려움으로 의료제공의 혼란을 초래할 우려가 있고 새로운 기술의 도입이 지연될 수 있다.

① 행위별수가제   ② 포괄수가제

③ 총액계약제   ④ 인두제

총액계약제의 장·단점

장 점	• 총의료비의 억제가 가능하다. • 의료인 단체에 의한 과잉진료의 자율적 억제가 가능하다.
단 점	• 첨단의료서비스 도입의 동기가 상실될 우려가 있다. • 매년 진료비 계약을 둘러싼 교섭의 어려움으로 의료공급의 혼란을 초래할 우려가 있다.

21 진료비 지불제도에 대한 설명으로 옳은 것은? ▎서울시 9급 2018

① 행위별수가제는 행정적 비용이 상대적으로 적게 든다.
② 총액예산제는 사후보상제도의 대표적인 예이다.
③ 진료단위가 포괄화될수록 보험자의 재정적 위험이 줄어드는 경향이 있다.
④ 인두제에서는 위험환자를 회피하려는 유인이 적다.

해설 콕 ......

① **행위별수가제** : 제공된 의료서비스의 단위당 가격에 서비스의 양을 곱한 만큼 보상하는 방식으로, 과잉진료를 할 소지가 매우 크며 행정적 비용이 상대적으로 많이 든다.
② **총액예산(계약)제** : 보험자 측과 의사단체 간에 1년 간의 진료비총액을 사전에 추계 협의한 후 그 총액을 개산불로 지급하는 사전보상제도 방식이다.
④ **인두제** : 등록환자 또는 사람 수에 따라 일정액을 보상받는 방식으로, 환자를 성실히 치료하지 않고 상급의료기관에 의뢰하려고 하는 등 위험환자를 회피하려는 유인이 크다.

22 진료비 지불제도에 대한 설명으로 옳지 않은 것은? ▎간호직 8급 2014

① 행위별수가제 – 제공된 서비스의 단위당 가격과 서비스의 양에 따라 보상한다.
② 총액계약제 – 질병별로 보수단가를 설정하여 보상한다.
③ 봉급제 – 서비스의 양이나 환자 수에 관계없이 일정한 기간에 따라 보상한다.
④ 인두제 – 등록된 환자 또는 사람 수에 따라 일정액을 보상한다.

해설 콕 ......

총액계약제
보험자 측과 의사단체(보험의협회) 간에 인두방식 또는 건수방식으로 1년 간의 진료비 총액을 추계 협의한 후 그 총액을 개산불로 지급한다.

23 국민의료비에 관한 설명 중 옳은 것은? ▎서울시 9급 2016

① 보건의료와 관련하여 소비하고 투자한 총지출을 의미한다.
② 국제비교를 위하여 직접 조사를 통해 얻어지는 수치이다.
③ 의료비 지출이 증가하면 후생수준도 반드시 높아진다.
④ 국민의료비를 산출할 때, 개인의료비는 제외된다.

CHAPTER **10** 보건행정

국민의료비(경상의료비 + 자본투자)

개인 및 기관이 보건의료와 관련하여 소비하고 투자한 총지출을 의미한다. 보건재화와 서비스 등에 대한 최종소비, 즉 경상의료비와 보건의료 하부구조에 대한 자본투자를 합한 것이다. 경상의료비는 의료서비스 및 재화에 대한 지출, 즉 개인의료비 외에도 공중보건 및 예방프로그램, 행정에 대한 공공재원 및 민간재원(가구 포함) 지출, 집단의료비를 포함한다.

의료비 지출이 증가할 경우, 후생수준이 증가(노령인구에 대한 의료지원) 할 수도 있고 낮아질(과잉의료 서비스의 제공) 수도 있다.

24 국민의료비 상승 억제를 위한 수요측 관리방안으로 가장 옳은 것은? l 서울시 9급 2018

① 고가 의료장비의 과도한 도입을 억제한다.

② 의료보험 하에서 나타나는 도덕적 해이를 줄인다.

③ 의료서비스 생산비용 증가를 예방할 수 있는 진료비 보상 방식을 도입한다.

④ 진료비 보상방식을 사전보상방식으로 개편한다.

②는 수요 측면의 관리방안, ①·③·④는 공급 측면의 관리방안이다.

25 우리나라 국민의료비에 대한 설명으로 옳지 않은 것은? l 간호직 8급 2015

① 국민의료비 중 공공재원의 비율이 OECD의 평균에 못 미치는 수준이다.

② 인구의 고령화와 만성퇴행성 질환의 증가로 국민의료비가 증가하고 있다.

③ 국민의료비 상승 속도는 일반 경제 규모 확대 속도보다 빠르게 증가하고 있다.

④ 건강보험 보장성 확대를 통해 국민의료비 증가를 억제할 수 있다.

건강보험의 보장성 확대는 국민의료비의 증가를 가져온다.

26

보건의료체계의 특성 중 괄호 안에 들어갈 내용으로 옳은 것은?

| 간호직 8급 2017

> 자유방임형과 사회주의형 보건의료체계를 비교하였을 때, (   )은(는) 사회주의형보다 자유방임형 보건의료체계에서 일반적으로 높다.

① 의료서비스 수혜의 형평성
② 의료서비스의 균등 분포
③ 의료서비스의 포괄성
④ 의료서비스 선택의 자유

 해설 콕 ···

보건의료체계의 유형 비교

구 분	자유방임형(미국, 일본)	사회보장형(영국)	사회주의형(러시아)
의료공급	민 간	민 간	공 공
재원 조달	민 간	공공, 목적세	공공, 일반재정
의료의 원칙	• 의료의 자유선택과 책임 강조 • 민간주도 형태 • 기획, 조정의 어려움 • 행위별수가제 채택 • 의료의 개인책임	• 국민보건서비스형(전국민 보험 형태) • 무료의료서비스 • 초진은 전과의, 병원치료는 전문의 • 의료서비스의 포괄성과 지속성 • 인두세 • 예방의학 강조 • 환자의 가정, 병원 외래치료	• 의료는 사회경제정책의 일부(국가보건서비스형) • 무상의료서비스 • 예방의학 강조 • 의료서비스 수혜의 형평성 • 의료서비스의 균등 분포
특 징	• 환자 스스로 의료서비스, 의료기관 선택 • 전문의 진료 • 다양한 의료기관 • 의료서비스의 질적 수준이 높음 • 지리, 사회적 여건, 경제성 등에 따라 의료서비스 수준의 차등 • 의료자원의 비효율적인 활용 등으로 의료비가 매우 높음	• 가정의사제도 • 전과의에게 등록되어 진료를 받음 • 의사를 선택하여 등록할 수 있는 권리부여 • 의료기관 간의 경쟁 미약 : 의료서비스의 질이나 효율 증진에 대한 동기 미약	• 초진의사방문진료 • 병원은 주로 입원 환자취급 • 농촌에서는 중급의료인력 활용 • 의사의 선택제한 • 국민은 의료인이나 의료기관 선택할 자유 없음 • 거주지역별 담당의사가 담당하므로 지속적이고 포괄적인 의료서비스 제공 • 국가가 보건의료공급을 기획하므로 의료자원의 낭비를 막음 • 의료서비스 질이나 효율 증진에 대한 동기 미약 • 관료체제에 따른 경직성

27 보건복지부는 2015년 국민의 건강한 삶을 보장하기 위한 의료비 부담경감 방안으로 4대 중증질환 환자부담 감소를 위한 급여항목을 추가하였다. 해당 질환이 아닌 것은?

┃서울시 간호직 8급 2015

① 암　　　　　　　　　　　　　② 치 매
③ 심장질환　　　　　　　　　　④ 뇌혈관질환

암, 심장질환, 뇌혈관질환, 희귀난치성질환 등 4대 중증질환은 고액의 치료비로 환자와 가족의 고통을 배가시키는 주범이었다. 정부는 의료비 부담 완화를 위해 이들 4대 질환 필수 의료서비스에 모두 건강보험을 적용시키는 정책을 시행하였다.

---

28 프라이(Fry)의 국가보건 의료체계 유형 중 자유방임형에 대한 설명으로 옳은 것은?

┃간호직 8급 2016

① 의료자원의 효율적 활용으로 지역 간에 균형적 의료 발전이 가능하다.
② 정부 주도로 운영되므로 예방 중심의 질병 관리가 가능하다.
③ 정부의 통제와 간섭으로 의료서비스의 질이 대체적으로 낮은 편이다.
④ 의료기관의 선택이 자유롭고 의료인의 재량권이 부여되어 있다.

①, ②, ③은 사회주의형의 특징이다.

---

29 보건소의 지리적 접근도가 낮아 주민들의 보건소 이용률이 감소하였다. 중앙정부의 재정적 지원으로 보건지소를 설치하여 취약지역 주민에 대한 보건서비스를 강화하였다면 이는 SWOT분석에서 무슨 전략인가?

┃서울시 9급 2016

① SO전략(strength-opportunity strategy)
② WO전략(weakness-opportunity strategy)
③ ST전략(strength-threat strategy)
④ WT전략(weakness-threat strategy)

SWOT분석

구 분		내부환경	
		강점(Strengths)	약점(Weaknesses) 지리적 접근도가 낮음
외부 환경	기회(Opportunities) 정부의 재정적 지원	SO전략	WO전략 보건지소의 설립
	위협(Threats) 보건소 이용률이 감소	ST전략	WT전략 지리적 접근도가 좋은 곳으로 보건소 이전

30 SWOT분석의 전략 수립에 대한 설명으로 옳지 않은 것은?

▮간호직 8급 2016

① SO전략은 사업 구조, 영역, 시장을 확대하는 방향으로 수립한다.
② ST전략은 신기술 개발, 새로운 대상자를 개발하는 방향으로 수립한다.
③ WO전략은 기존 사업의 철수, 신사업의 개발 및 확산 방향으로 수립한다.
④ WT전략은 사업 축소 또는 폐지하는 방향으로 수립한다.

SWOT분석의 전략 수립

구 분	의 의	예 시
SO전략	강점을 가지고 기회를 살리는 전략	사업 구조, 영역, 시장을 확대
ST전략	강점을 가지고 시장의 위협을 회피하거나 최소화하는 전략	신기술 개발, 새로운 대상자를 개발
WO전략	약점을 보완하여 기회를 살리는 전략	두 기업 간의 전략적 제휴
WT전략	약점을 보완하면서 위협을 회피, 최소화 하는 전략	원가 절감, 사업축소 및 철수 전략 등의 방 어적 전략

31

SWOT전략 중 외부의 위험을 피하기 위해 사업을 축소 및 폐기하는 방어적 전략은?

▮서울시 9급 2020

① SO전략　　　　　　　　② WO전략

③ ST전략　　　　　　　　④ WT전략

해설 콕 ....

SWOT전략

외적 요소 ╲ 내적 요소	강점(Strengths)	약점(Weaknesses)
기회(Opportunities)	**SO전략** 기회이익을 획득하기 위해 조직의 강점이 활용되는 전략	**WO전략** 조직의 약점을 극복하기 위해 기회를 활용하는 전략
위협(Threats)	**ST전략** 위협을 회피하기 위해 조직의 강점을 적극 활용하는 전략	**WT전략** 위협을 회피하고 조직의 약점을 최소화하기 위한 전략

32

다음에 해당하는 SWOT전략은?

▮서울시 간호직 8급 2016

> 공격적 전략을 의미 : 사업구조, 영역 및 시장의 확대

① SO전략(strength-opportunity strategy)

② ST전략(strength-threat strategy)

③ WO전략(weakness-opportunity strategy)

④ WT전략(weakness-threat strategy)

해설 콕 ....

SO전략에 대한 설명이다.

33

사회보장제도를 처음으로 창시한 국가는?

① 영 국 　　　　　　　　　② 미 국
③ 독 일 　　　　　　　　　④ 영 국
⑤ 프랑스

> 독일의 비스마르크(O. Bismarck)는 사회보장제도의 창시자로, 1883년에 노동자를 위한 최초의 사회보험법인 「근로자질병 보호법」을 제정하였다.

34

우리나라에서 4대 사회보험이 시작된 순서가 바르게 나열된 것은?　　지방직 9급 2011

① 건강(의료)보험 → 산재보험 → 국민연금 → 고용보험
② 건강(의료)보험 → 고용보험 → 국민연금 → 산재보험
③ 산재보험 → 건강(의료)보험 → 국민연금 → 고용보험
④ 산재보험 → 건강(의료)보험 → 고용보험 → 국민연금

> 4대 사회보험의 시행 연도
> • **산재보험** : 1964년
> • **건강보험** : 1977년(노인장기요양보험 2008. 7. 1. 실시)
> • **국민연금** : 1988년
> • **고용보험** : 1995년

35

우리나라 국민건강보험의 특징에 대한 설명으로 옳은 것은?　　간호직 8급 2014

① 소득과 무관하게 보험료를 부과한다.
② 강제가입을 원칙으로 한다.
③ 보험료에 따라 차등적으로 요양급여 혜택을 제공한다.
④ 현금급여를 원칙으로 한다.

① 소득에 따라 차등 부과한다.
③ 민간보험은 보험료 수준과 계약내용에 따라 개인별로 다르게 보장되지만, 사회보험인 국민건강보험
  은 보험료 부담수준과 관계없이 관계법령에 의하여 균등하게 보험급여가 이루어진다.
④ 국민건강보험은 현물급여가 원칙이다.

36

사회보험과 민간보험을 비교한 것이다. ㉠~㉣을 올바른 내용으로 나열한 것은?

서울시 9급 2016

구 분	민간보험	사회보험
목 적	개인적 필요에 따른 보장	기본적 수준 보장
가입방식	㉠	㉡
수급권	㉢	㉣
보험료 부담방식	주로 정액제	주로 정률제

	㉠	㉡	㉢	㉣
①	임의가입	강제가입	법적 수급권	계약적 수급권
②	임의가입	강제가입	계약적 수급권	법적 수급권
③	강제가입	임의가입	계약적 수급권	법적 수급권
④	강제가입	임의가입	법적 수급권	계약적 수급권

민간보험과 사회보험

구 분	민간보험	사회보험
목 적	개인적 필요에 따른 보장	기본적 수준 보장
가입방식	임의가입	강제가입
수급권	계약적 수급권	법적 수급권
보험료 부담방식	주로 정액제	주로 정률제
보험료 산정원리	개인적 등가성 원리(본인부담) 위험률 비례 개인별 위험보험	집단적 등가성 원리(공동부담) 소득비례 - 차등결정(형평) 상호위험 보험
급 여	차등급여(계약된 급여내용 제공) 소득재분배 기능 없음	균등급여 소득재분배

37 다음 중 건강보험제도의 특성에 대한 설명으로 옳지 않은 것은?

▌서울시 9급 2017

① 일정한 법적 요건이 충족되면 본인 의사에 관계없이 강제 적용된다.
② 소득수준 등 보험료 부담능력에 따라 차등적으로 부담한다.
③ 부과수준에 따라 관계법령에 의해 차등적으로 보험급여를 받는다.
④ 피보험자에게는 보험료 납부의무가 주어지며, 보험자에게는 보험료 징수의 강제성이 부여된다.

 해설 **콕**

일반보험과 사회보험(건강보험)

구 분	일반보험	사회보험(건강보험)
가입방법	가입자유	강제가입
보험료	위험의 정도, 급여수준에 따른 부과	소득수준에 따른 차등 부과
보험급여	보험료 부담수준에 따른 차등 급여	보험재정 조달규모를 감안한 필요에 따른 균등 급여
보험료 징수	개인과 보험사와의 계약에 의한 징수	법률에 의한 강제 징수

38 사회보험의 목적을 소득보장과 의료보장으로 구분할 때, 의료보장적인 성격에 해당하는 것을 모두 고른 것은?

▌지방직 9급 2010

ㄱ. 고용보험	ㄴ. 산재보험
ㄷ. 연금보험	ㄹ. 건강보험

① ㄱ, ㄴ, ㄷ   ② ㄱ, ㄷ
③ ㄴ, ㄹ   ④ ㄹ

 해설 **콕**

사회보험의 목적에 따른 분류

목 적	보 험
의료보장	건강보험
소득보장	상병수당, 실업보험, 연금보험
의료보장 + 소득보장	산업재해보상보험

39 사회보험(social insurance)에 대한 설명으로 가장 옳은 것은? ❙서울시 9급 2020

① 보험료는 지불능력에 따라 부과한다.

② 주로 저소득층을 대상으로 한다.

③ 가입은 개인이 선택하는 임의가입 방식이다.

④ 급여는 보험료 부담수준에 따라 차등적으로 제공한다.

해설 콕

① 보험료는 지불능력에 따라 차등 부과한다.
② <u>전 국민을 대상으로</u> 한다.
③ 가입은 개인이 선택하는 임의가입 방식이 아니라 <u>강제가입 방식</u>이다.
④ 급여는 가입자 모두에게 <u>균등적으로</u> 제공한다.

┤ 심화 **Tip** ├

사회보험(social insurance)
사회보험은 사회 보장을 목적으로 건강, 노후 및 사망, 실업, 산업재해의 사고를 대비한 강제보험을 말한다. 즉, 노령ㆍ폐질(廢疾)ㆍ사망ㆍ상병(傷病)ㆍ출산ㆍ노동재해ㆍ실업 등의 사회적 사고를 보험사고로 하고 이들의 사고로 인하여 생기는 소득의 일시적 또는 영구적 상실이 있을 때에 대체적인 수입을 보장함(소득보장)과 동시에 상병에 대한 의료 또는 의료비를 급부하는(의료보장) 사회적 제도이다.

40 의료의 질 개선을 위한 제도적 접근의 영역과 이에 대한 사례로 옳은 것은? ❙지방직 9급 2012

① 구조측면 - 의료이용도 조사

② 과정측면 - 의료기관 신임제도

③ 과정측면 - 면허 및 자격부여 제도

④ 결과측면 - 합병증 지표 산출 공개

해설 콕

① 과정측면
② 구조측면
③ 구조측면

41 의료의 질 관리 방법 중 과정측면의 질 관리 접근법은? ┃지방직 9급 2009

① 의료감사 ② 면허자격제도
③ 의료기관 신임제도 ④ 고객만족도조사

해설 콕 ·····

의료의 질 관리 방법

구조측면	의료가 수행되는 환경이나 의료전달 체계에 관련된 내용	• 의료기관평가 인증제도 • 면허 또는 자격인정제도 • 의료인 연수교육
과정측면	의료제공자와 환자간, 혹은 이들 내부에서 일어나는 행위에 관한 것을 평가하는 것	• 이용도 조사, 동료 검토 • 진료지침, 진료계획표 • 임상질지표 = 성과지표 • 의료감사 • 인간관계 측면 : 환자들과의 친밀한 관계 형성 • 기술적 측면 : 적절한 진단, 수술, 약품의 사용
진료결과측면	• 의료서비스를 받은 결과로서 나타나는 환자의 건강상태, 만족도의 변화 결과를 평가하는 방법 • 환자의 건강상태에 의료서비스 결과의 정보 제공 • 환자가 받은 의료서비스의 결과에 초점을 둠	• 사망률, 재원일수, 환자기능상태 등 • 합병증 지표 산출 공개 • 진료비 • 환자 진료경험 • 고객만족도 조사

42 Maslow가 제시한 욕구단계설에서 가장 상위 단계의 욕구는? ┃지방직 9급 2011

① 자존감 욕구 ② 자아실현 욕구
③ 안전 욕구 ④ 생리적 욕구

해설 콕 ·····

Maslow의 욕구 5단계 이론

↑ 상위 욕구 하위 욕구 ↓	자아실현 욕구
	자존감 욕구
	소속 및 애정 욕구
	안전 욕구
	생리적 욕구

01 보건지표를 사용하는 목적은?   ▎경기 9급 의료직 2006

① 모든 주민의 질병치료
② 지역사회 주민의 질병 파악
③ 개인의 보건실태 파악
④ 지역사회, 국가의 보건수준 및 보건상태의 평가와 비교

> 해설 콕
>
> 보건지표란 인간의 건강상태뿐만 아니라 이와 관련된 제반사항, 즉 보건에 관한 정책, 제도, 자원, 환경, 인구, 가치관 등에 관한 전반적인 수준이나 특성을 나타내는 척도이다. 따라서 보건지표는 인구집단의 건강수준을 측정하는 도구로 지역사회나 국가 간의 건강수준을 측정하고 비교·평가하는데 매우 중요하다고 할 수 있다. 보건지표의 종류는 다음과 같다.
>
> | 사망지표 | 보통사망률, 영아사망률, 사산율, 모성사망률 등 |
> |---|---|
> | 출산력지표 | 보통출생률, 일반출산율, 합계출산율, 총재생산율 |
> | 질병관련지표 | 발생률, 유병률, 귀속위험도, 상대위험도 등 |

02 WHO의 3대 종합 건강지표가 바르게 조합된 것은?   ▎서울시 의료기술직 9급 2004

가. 평균수명	나. 조사망률
다. 영아사망률	라. 비례사망지수
마. 신생아사망률	

① 가, 나, 다   ② 가, 나, 라
③ 나, 다, 라   ④ 다, 라, 마
⑤ 나, 다, 마

> 해설 콕
>
> 세계보건기구의 국가간 보건수준의 지표
> 평균수명, 조사망률, 비례사망지수

03 보건지표가 보건사업의 평가기준으로서 이용되기 위해 갖춰야 할 조건은? 충북 9급 2004

① 신빙성   ② 규칙성

③ 타당성   ④ 대표성

해설 콕 ·············

보건지표가 보건사업의 평가기준으로서 이용되기 위해 갖춰야 할 조건은 <u>확률적 대표성</u>이다.

04 다음 중 클수록 보건수준이 높은 것은? 경기 9급 2002

① 조출생률   ② 조사망률

③ 모성사망률   ④ 비례사망지수

해설 콕 ·············

세계보건기구의 국가간 비교 건강지표 : 비례사망지수, 평균수명, 조사망률

• **비례사망지수** : 연간 총사망자수에 대한 50세 이상의 사망자수를 백분율로 표시한 지수로 클수록 보건 수준이 높은 것이다.

• **조사망률** : 1년 간의 사망자수를 그 해의 인구로 나누어 1,000분비로 나타낸 것으로, 인구 1,000명당 그 기간 동안 몇 명이 사망했는지를 나타낸다. 작을수록 보건수준이 높다.

• **평균수명** : 0세의 평균수명(평균여명)으로 높을수록 보건수준이 높다.

05 다음 중 지역사회의 대표적인 건강지표는? 경기 9급 2004

① 모성사망률   ② 영아사망률

③ 비례사망률   ④ 조출생률

해설 콕 ·············

대표적인 건강지표로 영아사망률을 사용하는 이유

• 질병관리상태, 환경위생상태, 모자보건 수준과 밀접한 관련이 있다.

• 지역간, 국가간 변동범위가 조사망률보다 크다.

• 영아사망률은 연령구성비에 영향을 받지 않아 통계적 유의성이 조사망률보다 크다.

• 영아사망의 원인은 예방 가능한 질병이 많다.

06 보건지표를 구분할 때 보건에 관련된 사회·경제적인 지표에 해당하지 않는 것은?

① 경제활동
② 교육정도 등
③ 인 구
④ 국민소득
⑤ 보건사업에 대한 지역사회의 참여도

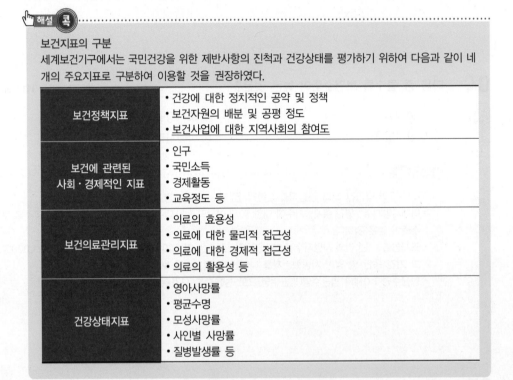

해설 콕

보건지표의 구분
세계보건기구에서는 국민건강을 위한 제반사항의 진척과 건강상태를 평가하기 위하여 다음과 같이 네 개의 주요지표로 구분하여 이용할 것을 권장하였다.

보건정책지표	• 건강에 대한 정치적인 공약 및 정책 • 보건자원의 배분 및 공평 정도 • 보건사업에 대한 지역사회의 참여도
보건에 관련된 사회·경제적인 지표	• 인구 • 국민소득 • 경제활동 • 교육정도 등
보건의료관리지표	• 의료의 효용성 • 의료에 대한 물리적 접근성 • 의료에 대한 경제적 접근성 • 의료의 활용성 등
건강상태지표	• 영아사망률 • 평균수명 • 모성사망률 • 사인별 사망률 • 질병발생률 등

07 다음 〈보기〉의 내용과 관련이 있는 보건지표의 조건은?

• 보 기 •

보건지표는 측정하고자 하는 현상만을 반영하여야 한다.

① 이용가능성　　　　　　　② 재현성
③ 특이성　　　　　　　　　④ 민감성
⑤ 수용성

보건지표의 조건(WHO)

이용가능성	보건지표는 국가보건통계체계 등을 통해 주기적으로 생산되고 쉽게 접근하여 지표를 이용할 수 있어야 한다.
일반화	원칙적으로 모든 인구집단에 적용이 가능해야 한다.
수용성	개발방법이 타당하여 결과를 받아들일 수 있어야 한다.
재현성	동일한 대상을 동일한 방법으로 측정시 동일한 결과가 나와야 한다.
특이성	측정하고자 하는 현상만을 반영하여야 한다.
민감성	측정하고자 하는 변화정도(크기)를 나타낼 수 있어야 한다.
정확성	측정하고자 하는 현상을 정확히 나타내어야 한다.

08 보건통계 자료의 목적이 아닌 것은?

경기 9급 2002

① 보건행정 지침자료 이용
② 보건사업의 우선순위 결정
③ 보건수준의 지표
④ 보건상태의 파악
⑤ 환자치료에 이용

보건통계의 목적
1. 인구, 출생, 사망, 사산, 혼인, 질병 등의 제 현상의 수량 관계를 명백히 해서 한 나라 또는 한 지방의 보건상태를 파악하는데 있다.
2. 보건 입법을 촉구하며, 보건사업에 대한 공공지원을 촉구하게 할 수 있다.
3. 보건사업의 우선순위를 결정하여 보건사업 수행상 지휘, 관제에 도움을 주고 보건사업의 기술 발전에 도움을 주며 절차, 규정, 분류, 기술의 발전에 도움을 준다.
4. 보건사업의 행정활동에 지침이 될 수 있다.
5. 보건사업의 성패를 결정하는 자료가 되며, 보건사업의 기초 자료가 된다.
6. 지역사회나 국가의 보건 수준 및 보건 상태의 평가에 이용된다.
7. 보건사업의 필요성을 결정해 주고, 사업의 평가에 이용된다.

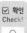

09 표본조사를 하는 이유가 아닌 것은?

☑ 확인
Check!

○
△
×

① 표본오차를 줄일 수 있다.
② 순간적 특성 파악이 가능하다.
③ 전수조사가 어렵다.
④ 경제적으로 이득이다.

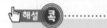

표본조사를 하는 이유
1. **모집단이 큰 경우 전수조사가 어렵다.**
   모집단의 크기가 큰 경우에는 전수조사가 곤란하고 무한모집단의 경우에는 전체를 조사하기가 실제적으로 불가능하다.
2. **비표본오차를 줄일 수 있다.**
   모집단이 클 경우 전수조사가 가능하더라도 자료를 수집, 정리, 계산하는 과정에서 일어날 수 있는 오차 즉, 비표본오차가 커지기 때문에 표본조사를 한다.
3. **모집단의 특성이 시간에 따라 변화할 때 순간적인 특성을 파악할 수 있다.**
   감염병의 유행에 대해 시급히 조치를 취해야 할 경우 전수조사를 하면, 현지조사에 많은 시간이 필요하게 되어 모집단 특성이 변화함으로써 그 조치를 취해야 할 적절한 시기를 놓치기 쉽다. 이럴 경우에 표본조사를 하게 되면 단시간내 특성을 파악할 수 있다.
4. **경제적 이득이 있다.**
   표본조사를 실시하는 것이 전수조사를 하는 것보다는 비용, 시간, 노력 등이 적게 소요된다.
5. **표본통계량으로부터 모수의 추정이 가능하다.**
   표본의 통계량으로부터 모수를 예측해 내는 것을 추정(estimation)이라 한다. 다시 말하면 표본에서 얻은 평균이나 분산을 가지고 모집단의 평균이나 분산을 추정하는 것이다.
   표본에서 얻은 평균이나 분산은 전수를 조사한 것이 아니기 때문에 모집단의 평균이나 분산과는 어떤 차이가 나타날 수 있는데 이 차이를 표본오차(sampling error)라고 한다.

10 표본조사에 대한 설명으로 옳지 않은 것은?

① 표본오차는 수학적으로 추정이 가능하다.
② 비용, 시간, 노력 등의 경제적 효과가 있다.
③ 자료처리와 분석이 어렵다.
④ 적절히 추출된 표본은 모집단을 대표할 수 있다.

표본조사는 조사결과의 집계, 자료처리와 분석 등의 비용과 노력이 적게 소요된다.

① 표본오차는 자료 전체가 아닌 일부의 표본을 뽑아 조사함에 따라 발생하는 오차로서 표본조사의 정확성을 나타내는 척도이다. 표본오차는 추출방법에 따라 여러 가지 형식으로 나타날 수 있지만 보통 표본의 크기에 반비례한다. 따라서 표본의 크기가 증가하면 표본오차가 작아져 좀 더 정확한 추정값을 구할 수 있다.

② 표본조사는 전수조사에 비해 시간과 비용이 절감되고 심도 있는 조사가 가능하다는 점 등에서 장점이 있다.

④ 표본조사는 소수의 표본을 통해 전체 모집단의 특성을 추정해 내는 것이므로 그 표본이 전체 모집단을 잘 대표할 때는 효과적으로 사용될 수 있지만 그렇지 않을 때는 문제가 생길 수도 있다.

11 확률분포 추출에 대한 설명으로 맞는 것은?

가. 개인의 편견을 제거할 수 있다.
나. 추출가능한 조사 단위만 추출한다.
다. 조사 대상자가 동일 확률로 추출될 가능성 하에 추출한 표본이다.
라. 표본 통계로부터 모수를 추정할 수 없다.

① 가, 나, 다
② 가, 다
③ 나, 라
④ 가, 나, 다, 라

확률표본과 비확률표본
• 확률표본은 모집단에서 표본을 추출할 때 조사단위가 뽑힐 수 있는 확률이 동일한 상태에서 뽑힌 조사단위로 이루어진 표본을 말한다.
• 비확률표본은 조사단위가 뽑힐 수 있는 확률이 동일하지 않은 상태에서 뽑힌 표본으로, 조사자의 편견이 개입되거나 선택적으로 뽑힌 표본이다.
• 표본조사시 확률표본을 이용하는 이유는 표본통계량으로부터 모집단 값(모수)을 추정하는 수학적 공식이 존재하며, 모집단으로부터 표본을 추출하는 사람의 개인적 편견을 제거할 수 있기 때문이다.

12 65세 이상 노인 중 100명을 뽑아 설문조사를 하여 80명으로부터 답변을 받았다. 이때의 모집단은?

┃경기 9급 의료직 2002

① 80명   ② 100명

③ 180명   ④ 65세 이상 노인 전부

해설 콕

모집단과 표본집단
- **모집단** : 연구의 조사대상이 되는 전체 집단 – 65세 이상 노인 전부
- **표본집단** : 표본(sample)은 모집단에서 추출된 일부의 집단 – 65세 이상 노인 중 100명

13 다음은 도수분포표 작성요령이다. 올바른 순서로 연결된 것은?

┃서울시 9급 2001

가. 각각의 측정치로서의 변량(variation)을 크기 순서로 정리한다.
나. 변량의 범위를 몇 개의 계급(class)으로 나누어 수와 간격을 정한다.
다. 계급의 하한값과 상한값을 정한다.
라. 계급에 해당하는 빈도를 계산하여 표를 작성한다.

① 가 – 나 – 다 – 라   ② 가 – 다 – 라 – 나

③ 나 – 가 – 다 – 라   ④ 나 – 다 – 라 – 가

⑤ 다 – 라 – 가 – 나

해설 콕

도수분포표
자료 전체를 몇 개의 계급으로 나누고 각 계급의 도수를 조사하여 분포 상태를 나타낸 표이다.

┤심화 **Tip**├

도수분포표의 예

계급(명)	도 수
0 이상 ~ 5 미만	5
5 이상 ~ 10 미만	7
10 이상 ~ 15 미만	3
15 이상 ~ 20 미만	5
20 이상 ~ 25 미만	4
합 계	24

14 다음의 보건통계 자료마련을 위한 추출방법에 해당하는 것은?

서울시 9급 2017

> 모집단이 가진 특성을 파악하여 성별, 연령, 지역, 사회적, 경제적 특성을 고려하여 계층을 나눠서 각 부분집단에서 표본을 무작위로 추출하는 방법

① 층화표본추출법
② 계통적 표본추출법
③ 단순무작위추출법
④ 집락표본추출법

해설 콕

층화표본추출법은 모집단을 집단내 구성이 동질적인 몇 개의 집단으로 나눈 후 각 계층별로 단순무작위 또는 체계적인 표집을 하는 방법이다.
② **계통적 표본추출법** : 모집단의 구성요소들이 배열된 목록의 표집구간 내에서 첫 번째 번호만 무작위로 뽑고 다음부터는 매 k번째 요소를 표본으로 선정하는 표집방법
③ **단순무작위추출법** : 크기가 N인 모집단에서 크기가 n인 표본을 추출하고자 한다면 N/n 가지의 추출 가능한 표본들이 존재하게 된다. 이들 N/n 가지의 표본들의 추출확률을 모두 같게 해주는 표본추출 방법(정부의 여론조사),
④ **집락표본추출법** : 모집단을 이질적인 구성요소를 포함하는 여러 개의 집락으로 구분한 다음 구분된 집락을 표출단위로 하여 무작위로 몇 개의 집락을 표본으로 추출하고, 이를 표본으로 추출된 집락에 대하여 그 구성단위를 전수조사하는 방법

15 〈보기〉에서 설명하는 표본추출 방법으로 가장 옳은 것은?

서울시 9급 2020

● 보 기 ●

> 모집단에서 일련의 번호를 부여한 후 표본추출 간격을 정하고 첫 번째 표본은 단순임의추출법으로 뽑은 후 이미 정한 표본추출 간격으로 표본을 뽑는 방법이다.

① 집락추출법(cluster sampling)
② 층화임의추출법(stratified random sampling)
③ 계통추출법(systematic sampling)
④ 단순임의추출법(simple random sampling)

계통추출법(systematic sampling)은 체계적 표집, 체계적 추출법(systematic sampling)이라고도 하며, 첫 번째 요소는 무작위로 선정한 후 목록의 매번 k번째 요소를 표본으로 선정하는 표집방법이다. 즉 표본 추출 단위들이 일련의 순서로 나열되어 있는 경우(학생, 명단, 통, 반 등), 뽑으려는 표본의 크기만큼 의 간격으로 등분해 나감으로써 첫번째 간격 내에서 단순임의추출법을 통해 1개 단위로 뽑고, 다음부터 는 간격의 크기만큼씩 떨어진 위치의 단위를 자동적으로 뽑는 방법을 말한다.

① **집락추출법(cluster sampling)** : 모집단에서 집단을 일차적으로 표집한 다음, 선정된 각 집단에서 구성원을 표본으로 추출하는 다단계 표집방법

② **층화임의추출법(stratified random sampling)** : 모집단을 먼저 중복되지 않도록 여러 층으로 나눈 다음 각 층에서 표본을 추출하는 방법

④ **단순임의추출법(simple random sampling)** : 유한모집단에서 n개의 추출단위로 구성된 모든 부분 집합들이 표본으로 선택될 확률이 같도록 설계된 표본추출 방법

16

모집단의 모든 대상이 동일한 확률로 추출될 기회를 갖게 하도록 난수표를 이용하여 표본을 추출하는 방법은?

┃서울시 9급 2019

☑ 확인
Check!
○
△
×

① 단순무작위표본추출(Simple random sampling)

② 계통무작위표본추출(Systematic random sampling)

③ 편의표본추출(Convenience sampling)

④ 할당표본추출(Quota sampling)

단순무작위표본추출에 대한 설명이다. 단순확률추출법 또는 단순임의추출법이라고도 한다.

② **계통무작위표본추출** : 표본추출 단위들이 일련의 순서로 나열되어 있는 경우, 뽑으려는 표본의 크기 만큼의 간격을 등분해 나감으로써 첫 번째 간격 내에서 단순확률추출법을 통해 1개 단위를 뽑고, 다음부터는 간격의 크기만큼씩 떨어진 위치의 단위를 자동적으로 뽑는 방법

③ **편의표본추출** : 조사자의 임의대로 사례를 추출하는 방법

④ **할당표본추출** : 모집단을 일정한 범주로 나누고, 각 특성에 비례하여 사례수를 할당하고 사례를 작위 적으로 추출하는 방법

17 아래의 질문에서 사용된 척도는?

당신의 출신지역은 다음 중 어디에 해당됩니까?
가. 서울/경기
나. 충 청
다. 호 남
라. 영 남
마. 기 타

① 명목척도
② 서열척도
③ 등간척도
④ 비율척도

지역분류는 단순한 분류 이상의 의미를 갖고 있지 않다.

구 분	특 징	예 시
명목척도	단순한 분류의 목적을 위한 것으로, 가장 낮은 수준의 측정에 해당한다.	성, 인종, 종교, 결혼 여부, 직업, 지역, 야구선수등번호 등
서열척도	서열이나 순위를 매길 수 있도록 수치를 부여한 척도로, 서열 간의 간격이 동일하지 않다.	사회계층, 선호도, 수여 받은 학위, 등수, 서비스 효율성 평가, 청소년상담사 자격 등급 등
등간척도	서열을 정할 수 있을 뿐만 아니라 이들 분류된 범주 간의 간격까지도 측정할 수 있는 척도이다.	지능, 온도, 시험점수 등
비율척도	• 척도를 나타내는 수가 등간일 뿐만 아니라 의미 있는 절대영점을 가지고 있는 척도이다. • 절대영점이 있어 몇 배 크다 작다를 정할 수 있으며, 사칙연산이 가능하다.	연령, 무게, 키, 수입, 출생률, 사망률, 이혼율, 가족수, 심리학과 졸업생수 등

18 상관계수(r)에 관하여 옳지 않은 것은?

① 상관계수는 변수의 선형관계를 나타내는 지표이다.

② $r = -1$인 때는 역상관이라 하고, 2개의 변수가 관계없음을 의미한다.

③ 상관계수의 범위는 $-1 \leqq r \leqq 1$이다.

④ $r = 1$인 경우는 순상관 또는 완전상관이라 한다.

> 해설 콕 ....
>
> $r = 0$일 때 2개의 변수가 관계없음을 의미한다.
> 두 변수 간의 관계를 나타내는 방법에는 그래프에 의한 방법(산점도)와 수치적 방법(상관계수)이 있는데,
> 상관계수는 두 변수간 선형관계의 방향과 강도를 나타낸다.

---| 심화 Tip |---

선형관계

두 변수의 평균($\bar{x}$, $\bar{y}$)을 기준으로 관측치가 나타내는 공간을 4등분했을 경우 관측치의 산포도

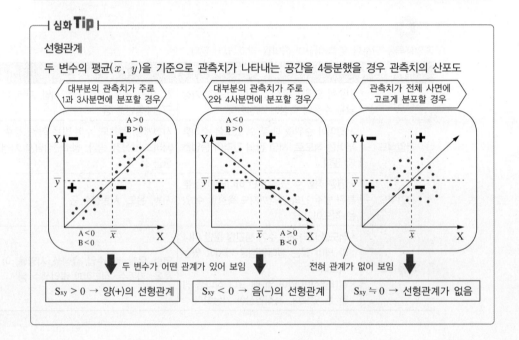

---

19 정규분포(normal distribution)에 대한 설명 중 틀린 것은?

① 정규분포란 마치 종을 엎어 놓은 모양의 완벽한 좌우대칭인 이론적인 분포로 Gauss분포라고도 한다.

② 모양과 위치는 분포의 표준편차와 평균에 따라 결정된다.

③ 평균(μ)을 중심으로 아래, 위로 2표준편차 이내의 관측치는 68.26%가 위치한다.

④ 정규곡선 아래의 전체면적이 1이다.

정규분포

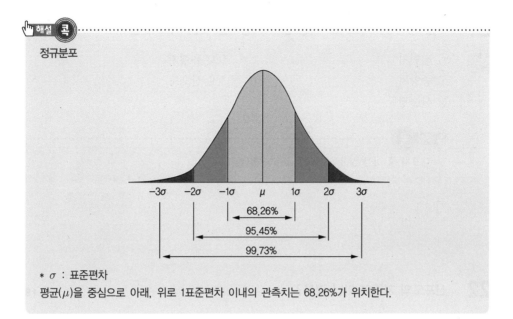

* σ : 표준편차

평균(μ)을 중심으로 아래, 위로 1표준편차 이내의 관측치는 68.26%가 위치한다.

20 다음 중 대표값이 아닌 것은?

☑ 확인
Check!
○
△
✕

① 최빈값

② 기하평균

③ 조화평균

④ 분 산

해설 콕

수치적 요약

중심위치의 측도(대표값)	흩어짐의 척도(산포도)	
1. 평균 2. 중앙값 3. 최빈값 4. 기하평균 5. 조화평균 6. 절사평균 7. 분위수	범 위	자료의 최대값과 최소값의 차이
	사분위편차	자료를 크기 순으로 나열하였을 때, 그 가운데를 중심으로 자료의 50%가 흩어져 있는 범위 $Q_3 - Q_1$
	분 산	편차들의 제곱합에 대해서 평균개념을 도입한 것
	표준편차	분산의 제곱근
	평균편차	그룹에 대한 값 및 평균값 간 절대 차이의 평균
	변동계수	표준편차를 산술평균으로 나눈 값

CHAPTER
10
보건행정

안심Touch

21 다음 용어 중 대표치로 가장 많이 사용되는 것은 어느 것인가? ▮서울시 9급 2001

① 최빈치 ② 유행치
③ 중앙치 ④ 산포도
⑤ 산술평균

> 대표치 중 가장 많이 사용되는 것은 산술평균이다.

22 산포도의 기준이 아닌 것은? ▮충북 9급 2003

① 표준편차 ② 범 위
③ 평 균 ④ 사분위편차

> 평균은 대표값이다.

23 상대적 산포도를 나타내는 것은? ▮보건복지부 9급 2003

① 분 산 ② 표준편차
③ 범 위 ④ 변이계수
⑤ 산술평균

> 산포도는 원래 단위와 동일한 절대수로 표시하는 절대적 산포도와 표준편차를 평균에 대한 비로서 나타내는 상대적 산포도로 나눌 수 있다. 절대적 산포도로는 평균편차, 분산, 표준편차, 범위, 사분위수범위 등이 있고, 상대적 산포도로는 변이계수, 평균편차계수 등이 있다.

24 한 집단 변수의 값들의 분포상태를 나타내는 측정치는? ▮서울시 의료기술직 9급 2001

가. 중앙치   나. 표준편차
다. 최빈치   라. 분 산

① 가, 나, 다   ② 가, 다
③ 나, 라   ④ 라
⑤ 가, 나, 다, 라

 해설 콕 ....

한 집단 변수의 값들이 분포상태를 나타내는 측정치는 산포도를 말한다. 표준편차, 분산이 산포도에
해당한다.

25 보건의료지표 분석시 측정값들이 평균을 중심으로 흩어진 정도를 알아보기 위하여 필요한
것은? ▮서울시 9급 2001

① 중위수   ② 최빈치
③ 표준편차   ④ 기하평균
⑤ 조화평균

해설 콕 ....

측정값들이 평균을 중심으로 흩어진 정도를 알아보기 위한 것은 산포도를 말한다. 표준편차가 산포도에
해당한다.

26 보건통계에서 5~9세 인구란?

① 4세 이상 ~ 9세 이하 인구
② 만 4세 이상 ~ 만 9세 미만 인구
③ 만 5세 이상 ~ 만 10세 미만 인구
④ 만 4세 이상 ~ 만 8세 미만 인구
⑤ 만 5세 이상 ~ 만 10세 이하 인구

해설 콕 ....

5~9세 인구란 '만 5세 이상 ~ 만 10세 미만 인구'를 뜻한다.

27 율(Rate)의 개념과 관계가 없는 것은?

① 성 비
② 조사망률
③ 조출생률
④ 영아사망률
⑤ 이혼율

해설 콕

성비는 남과 여로 서로 배타적이므로 비(ratio)의 개념으로 나타낸다. 두 항목 간의 대비를 ratio(비)라 한다. 반면 율(rate)은 집단을 구성하는 구성원수 중 사건의 수로서 나타낸다(A / A + B).

28 다음 중 질병통계에 대한 설명으로 옳은 것은?　　　　　Ⅰ서울시 9급 2017

① 발병률은 위험 폭로기간이 수개월 또는 1년 정도로 길어지면 유병률과 같게 된다.
② 유병률의 분자에는 조사 시점 또는 조사 기간 이전에 발생한 환자수는 포함되지 않는다.
③ 발생률의 분모에는 조사 기간 이전에 발생한 환자수는 포함되지 않는다.
④ 2차 발병률은 환자와 접촉한 감수성자수 중 발병한 환자수로 나타내며, 질병의 위중도를 의미한다.

해설 콕

발생률에는 특정 기간 동안 새로운 사건 혹은 새롭게 질병이 발생된 사람만이 분자에 포함되기 때문에 해당 기간 동안 질병 발생 위험도를 측정할 수 있다. 따라서 발생률의 분모에는 조사 기간 이전에 발생한 환자수는 포함되지 않는다.
① 질병의 이환기간이 짧을 때 발생률과 유병률이 거의 같다.
② 유병률은 일반적으로 발생된 시점이 고려되지 않는다. 결과적으로 유병률의 분자는 각각 다른 시점에서 발병되었지만, 현재 질병을 앓고 있는 사람들이 분자가 되기 때문에 질병 발생 위험도를 측정할 수 없다.
④ 질병의 위중도를 나타내는 것은 독력(병독력)이다. 2차 발병률은 환자와 접촉한 감수성자수 중 발병한 환자수로 나타내며, 질병의 감염도를 알 수 있다.

29 발생률이 유병률보다 높을 때는?

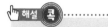

① 질병유행기간이 짧을 때
② 질병이환기간이 불규칙일 때
③ 치명률이 낮을 때
④ 만성질병이 유행할 때
⑤ 질병유행기간이 길 때

질병유행기간이 짧을 때는 질병이 짧은 기간에 많이 발생하였다가 빨리 사라지기 때문에 발생률은 높지만 유병률은 낮다.

┤심화 **Tip**├

발생률과 유병률
• **발생률** : 특정 기간 동안에 일정한 인구집단 중에서 새롭게 질병 또는 사건이 발생하는 수를 의미한다.
• **유병률** : 어떤 특정 시간에 전체 인구 중에서 질병을 가지고 있는 구성비를 의미한다.

30 급성감염병의 역학적 특성을 옳게 표현한 것은?

ㅣ서울시 9급 2002

① 발생률과 유병률이 모두 높다.
② 발생률과 유병률이 모두 낮다.
③ 발생률은 높고 유병률은 낮다.
④ 발생률은 낮고 유병률은 높다.
⑤ 발생률과 유병률은 항상 같다.

$P = I \times D$ 또는 $D = P/I$ 가 된다.
(P : 유병률, I : 발생률, D : 질병의 평균 이환기간)
급성감염병에서와 같이 질병의 이환기간이 대단히 짧을 때는 $P = I$ 가 된다.

31 급성질환에 사용되는 지표 중 가장 적절한 것은?

인천시 9급 2004

① 유병률
② 조사망률
③ 발생률
④ 비례사망률
⑤ 감염률

발생률(Incidence Rate)
• 단위인구당 일정 기간에 새로 발생한 환자수를 표시한 것으로서, 질병에 걸릴 확률 또는 위험도를 나타낸다.

(어느 기간의 환자 발생수 / 그 지역의 인구) × 100

• 급성질환이나 만성질환에 관계없이 질병의 원인을 찾는 연구에서 가장 필요한 측정지표이다.

32 어느 시점(기간)에의 환자수를 의미하는 것은?

경남 9급 의료직 2002

① 유병률
② 발생률
③ 발병률
④ 이환율
⑤ 치명률

발생률과 유병률
질병 발생률은 단위인구당 일정 기간에 새로 발생한 환자수로 나타내며, 유병률은 일정 시점 또는 일정 기간 중에 질병을 가진 모든 환자의 비율로 나타낸다.

33 병원체의 감염력 및 전염력을 간접적으로 측정하는데 가장 유용한 지표는?

서울시 9급 2001

① 이환율
② 치명률
③ 기간유병률
④ 시점유병률
⑤ 2차 발병률

2차 발병률
- 2차 발병률은 발단환자(index case)를 가진 가구의 감수성 있는 구성원 중에서 이 병원체의 최장 잠복기간에 발병하는 환자의 비율로 가정이나 교실 같은 폐쇄집단에 적용한다.
- 감염성 질환에서 그 병원체의 감염력, 전염력을 간접적으로 측정하는데 유용하다.

---

34 어느 가족의 2차 발병률 계산에서 이론적인 분모는?

① 초발환자를 제외한 전 가족
② 가족 전원
③ 초발환자와 면역자를 제외한 전 가족
④ 전 가족과 방문자
⑤ 환자를 제외한 전 가족

$$2차\ 발병률 = \frac{환자와\ 접촉한\ 감수성자\ 중\ 발병한\ 환자수}{환자와\ 접촉한\ 감수성자수} \times 100$$

※ 처음 발생한 환자인 초발환자(index case)와 비슷한 시기에 발생한 환자수(initial case)와 면역자는 분자와 분모에서 제외된다.

---

35 발생률(incidence rate)이란?

| 서울시 9급 2001

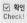

① (연간 발병자수 ÷ 어떤 기간 위험에 폭로된 인구수) × 1,000
② (일정 기간의 환자발생수 ÷ 그 지역의 연중앙인구) × 100
③ (질병 발병자수 ÷ 환자와 접촉한 감수성자수) × 100
④ (연간 환자수 ÷ 연중앙인구) × 100
⑤ (어느 기간의 환자수 ÷ 그 지역의 연중앙인구) × 100

① 발병률 = (연간 발병자수 ÷ 어떤 기간 위험에 폭로된 인구수) × 1,000
② 발생률 = (일정 기간의 환자발생수 ÷ 그 지역의 연중앙인구) × 100
③ 2차 발병률 = (질병 발병자수 ÷ 환자와 접촉한 감수성자수) × 100
④ 이환율 = (연간 환자수 ÷ 연중앙인구) × 100
⑤ 기간유병률 = (어느 기간의 환자수 ÷ 그 지역의 연중앙인구) × 100

CHAPTER **10** 보건행정

36 중독에 대한 사망률을 말하는 것은?

┃경기 9급 2004

① 치명률　　　　　　　　　② 발생률
③ 유병률　　　　　　　　　④ 발병률

치명률(Case Fatality Rate)
• 어떤 질병(예 보툴리누스 식중독)에 걸린 환자수 중에서 그 질병으로 인한 사망자수를 나타낸다.
• (연내 어떤 질병에 의한 사망수 / 그 질병의 환자수) × 100

37 두 집단의 사망률이나 발생률을 비교할 때 표준화하는 이유를 모두 고른 것은?

┃지방직 9급 2010

> ㄱ. 두 집단의 성별, 연령별 등 인구구조가 다르기 때문에 발생하는 조율의 편견을 보정하기
>   위해서이다.
> ㄴ. 두 집단의 변수 계급별 사망률이나 발생률 등이 다를 때 편견을 보정하기 위해서이다.
> ㄷ. 두 집단의 변수 계급별 인구구성비가 다를 때 편견을 보정하기 위해서이다.
> ㄹ. 두 집단에서 발생한 질병에 대한 진단기준이 다른 것을 보정하기 위해서이다.

① ㄱ, ㄴ, ㄷ　　　　　　　② ㄱ, ㄷ
③ ㄴ, ㄹ　　　　　　　　　④ ㄹ

발병한 질병에 대한 진단기준이 같아야 하며, 진단기준이 다른 경우에는 사망률, 발생률 등을 표준화하는 것이 불가능하다.

38 당뇨환자를 발견하기 위한 집단검진으로 공복시 혈당검사를 하려고 한다. 검사의 정확도 (Validity)를 높이기 위하여 혈당측정 검사도구가 갖추어야 할 조건은? **| 서울시 9급 2016**

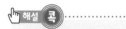

① 높은 감수성(susceptibility)
② 높은 민감도(sensitivity)
③ 낮은 양성예측도(positive predictive value)
④ 낮은 특이도(specificity)

해설 콕 ··

민감도, 특이도, 양성예측도는 모두 높고, 감수성 및 음성예측도는 낮아야 한다.

── 심화 **Tip** ──

집단검진의 정확도

검사결과 \ 질병유무	있음	없음	합계
양성	A	B	A + B
음성	C	D	C + D
합계	A + C	B + D	A + B + C + D

• 민감도(sensitivity) $= \dfrac{검사양성자수}{총환자수} = \dfrac{A}{A+C} \times 100$

• 특이도(specificity) $= \dfrac{검사음성자수}{총비환자수} = \dfrac{D}{B+D} \times 100$

• 양성예측도 $= \dfrac{검사양성자\ 중\ 환자수}{검사양성자수} = \dfrac{A}{A+B} \times 100$

• 음성예측도 $= \dfrac{검사양성자\ 중\ 정상인수}{검사음성자수} = \dfrac{D}{C+D} \times 100$

39 검사방법의 타당도에 대한 설명으로 가장 옳은 것은? **| 서울시 간호직 8급 2016**

① 특이도가 낮으면 양성예측도가 감소한다.
② 민감도가 증가하면 특이도가 함께 증가한다.
③ 진단 기준의 경계값을 올리면 민감도가 증가한다.
④ 유병률이 높으면 양성예측도는 낮아진다.

CHAPTER **10** 보건행정

특이도가 낮아서 질병 없는 사람을 질병 있는 사람으로 판정하게 되면 양성판정받은 사람 중 진짜 환자의 수를 나타내는 양성예측도는 감소하게 된다.

② 민감도가 증가하면 실제 질병이 없는 사람까지 양성에 포함될 확률이 높아지므로 특이도는 감소한다.

③ 선별검사에서 양성결과의 경계값(기준점)을 높여 양성결과의 빈도를 낮추려고 하면, 특이도는 높아지나 민감도는 낮아지게 된다.

④ 유병률이 매우 낮으면 검사결과가 양성인 경우는 대부분 위(거짓) 양성이며, 따라서 양성예측도도 낮아진다. 반대로 유병률이 높으면 검사결과가 양성인 경우는 대부분 진 양성이고 양성예측도도 높아지나, 검사결과가 음성인 경우는 대부분 위 음성이고 음성예측도는 낮아진다.

┤ 심화 Tip ├

용어해설

민감도	질병이 있는 집단에서 (검사가) '질병이 있다'라고 판정을 내는 비율
특이도	질병이 없는 집단에서 (검사가) '질병이 없다'라고 판정을 내는 비율
양성예측도	검사에서 '질병이 있다'라고 판정이 난 집단에서 실제로 질병이 있는 비율
음성예측도	검사에서 '질병이 없다'라고 판정이 난 집단에서 실제로 질병이 없는 비율
유병률(이환율)	어느 한 시점(point prevalence)에서나 일정 기간(period prevalence)에서 질병상태에 있는 사람의 모집단에 대한 비율

40 다음 표에 제시된 대장암 선별 검사의 민감도(%)는?

| 간호직 8급 2017

구 분		대장암		합 계
		유	무	
대장암 선별 검사	양 성	80	30	110
	음 성	20	870	890
합 계		100	900	1,000

① $\dfrac{80}{100} \times 100$

② $\dfrac{870}{900} \times 100$

③ $\dfrac{80}{110} \times 100$

④ $\dfrac{870}{890} \times 100$

민감도(sensitivity) $= \dfrac{검사양성자수}{총환자수} = \dfrac{80}{100} \times 100$

41 자궁경부암 조기검진을 위한 자궁경부세포진검사(pap smear test) 결과에서 특이도(%)는?

┃간호직 8급 2015

자궁경부세포진검사 (pap smear test)	생검(biopsy)에 의한 확진		합 계
	자궁경부암 환자	건강한 사람	
양 성	188	72	260
음 성	12	488	500
합 계	200	560	760

① $\dfrac{188}{200} \times 100$

② $\dfrac{188}{260} \times 100$

③ $\dfrac{488}{560} \times 100$

④ $\dfrac{488}{500} \times 100$

특이도(specificity)
질환에 이환되지 않은 정상인이 검사를 받았을 때 음성 판정을 받는 비율이다.

$$\frac{검사음성자수}{총비환자수} = \frac{488}{72 + 488} \times 100$$

42 ○○질환의 유병률은 인구 1,000명당 200명이다. ○○질환의 검사법은 90%의 민감도, 90%의 특이도를 가질 때 이 검사의 양성예측도는?

┃서울시 9급 2019

① 180/260

② 80/260

③ 180/200

④ 20/200

검사결과 \ 질병유무	있 음	없 음	합 계
양 성	A	B	A + B
음 성	C	D	C + D
합 계	A + C	B + D	A + B + C + D

- 유병률이 인구 1,000명당 200명이므로 A + C = 200, B + D = 800

- 민감도(Sensitivity) $= \dfrac{\text{검사양성자수}}{\text{총환자수}} = \dfrac{A}{A + C} \times 100 = 90\%$

  A + C = 200이므로, A = 90% ÷ 100 × 200 = 180

- 특이도(Specificity) $= \dfrac{\text{검사음성자수}}{\text{총비환자수}} = \dfrac{D}{B + D} \times 100 = 90\%$

  B + D = 800이므로, D = 90% ÷ 100 × 800 = 720, 따라서 B = 80

- 양성예측도 $= \dfrac{\text{검사양성자 중 환자수}}{\text{검사양성자수}} = \dfrac{A}{A + B} \times 100$

  A = 180, B = 80이므로, $\dfrac{180}{180 + 80} = \dfrac{180}{260}$

---

43 비례사망지수에 대한 자료를 고르시오.

가. 어느 해의 사망자수
나. 어느 해의 50세 이상 사망자수
다. 비례사망지수가 클수록 보건수준이 높다.
라. 비례사망지수가 클수록 보건수준이 낮다.

① 가, 나, 다
② 가, 다
③ 나, 라
④ 다, 라

비례사망지수(Proportional Mortality Indicator : PMI)
전체 사망자수 중에서 50세 이상의 사망자수가 차지하는 백분율이다. 비례사망지수가 클수록 보건수준이 높다.

비례사망지수 $= \dfrac{\text{연간 50세 이상 사망자수}}{\text{연간 총사망자수}} \times 100$

44 평균수명이란?

① 그 해의 총출생률과 총사망률의 차
② 그 해의 총사망자의 평균연령
③ 그 해의 최장수자와 최단명자의 평균연령
④ 그 해의 0세의 평균여명
⑤ 그 해의 국민의 평균연령

평균수명
태어나서 앞으로 살 것으로 기대되는 평균연수를 말하며, 평균수명을 기대수명이라고도 한다.

─┤ 심화 **Tip** ├─

평균여명이란 각 연령에서 앞으로 살 것으로 기대되는 평균연수를 의미한다.

45 다음 중 병원관리에서 병상 이용의 효율성을 높이기 위해 숫자를 낮추는 것이 유리한 지표는?

① 병상이용률   ② 병상점유율
③ 병상회전율   ④ 평균재원일수
⑤ 100병상당 일평균 재원환자 수

평균재원일수가 낮아 병상회전율이 높아야 병상이용의 효율성을 높일 수 있다.

46 보유중인 병상이 얼마나 가동되었는지를 분석할 수 있는 지표는?

① 병상이용률   ② 병원이용률
③ 병상회전율   ④ 병상회전 간격
⑤ 응급환자율

CHAPTER 10 보건행정

병상이용률

일정기간 중 환자를 수용할 수 있는 상태로 가동한 연가동병상이 실제 환자에 의해 점유된 비율이다.
병상이용률을 이용하여 병원인력 및 시설의 활용도를 간접적으로 파악할 수 있다.

$$병상이용률(\%) = \frac{총재원일수}{연가동병상수} \times 100$$

$$= \frac{일평균\ 재원환자수}{평균가동병상수} \times 100$$

47 일정 기간 내에 한 병상을 거친 평균환자수를 비율로 나타낸 것을 무엇이라 하는가?

☑ 확인
Check!

○

△

×

① 입원율
② 병상점유율
③ 병상회전율
④ 병상이용률
⑤ 연간 병상이용률

해설 콕

병상회전율

• 일정기간 중 병원에서 실제 입원 또는 퇴원한 환자수를 평균가동병상수로 나눈 지표이다.

$$• 병상회전율 = \frac{퇴원(입원)환자\ 실인원수}{평균가동병상수}$$

• 병상회전율은 일정 기간 중 병원에서 평균적으로 1병상당 몇 명의 입원환자를 수용하였는가를 의미하는
  것으로, 병상이용률이 높을 경우에는 병상회전율이 증가할수록 병원의 수익성 측면에서 바람직하다.

01 우리나라의 공중보건 및 의료제도를 규정하는 다양한 법 가운데 가장 최근에 제정된 법은?

┃서울시 9급 2017

① 보건소법
② 공공보건의료에 관한 법률
③ 농어촌 등 보건의료를 위한 특별조치법
④ 국민건강증진법

- **보건소법** : 1956년 제정(1995년 「지역보건법」으로 개정)
- **농어촌 등 보건의료를 위한 특별조치법** : 1980년
- **국민건강증진법** : 1995년
- **공공보건의료에 관한 법률** : 2000년

02 「국민건강증진법」에 의한 건강증진사업 내용이 아닌 것은?

┃지방직 9급 2009

① 금 연
② 절 주
③ 장애인복지
④ 구강건강사업

국민건강증진사업은 보건교육, 질병예방, 영양개선, 건강관리 및 건강생활의 실천 등을 통하여 국민의 건강을 증진시키는 사업이다(국민건강증진법 제2조 제1호).
①·② 국가 및 지방자치단체는 국민에게 담배의 직접흡연 또는 간접흡연과 과다한 음주가 국민건강에 해롭다는 것을 교육·홍보하여야 한다(국민건강증진법 제8조 제1항).
④ 국가 및 지방자치단체는 국민의 구강질환의 예방과 구강건강의 증진을 위하여 사업을 행한다(국민건강증진법 제18조 제1항).

03 건강증진사업의 필요성과 거리가 먼 것은?

지방직 9급 2009

① 건강생활 실천에 따른 의료비 절감 효과
② 만성질환 증가에 따른 삶의 질 저하
③ 국민의 건강에 대한 욕구 증가
④ 국민의 고급치료에 대한 욕구 증가

건강증진사업은 보건교육, 질병예방, 영양개선, 건강관리 및 건강생활의 실천 등을 통하여 국민의 건강을 증진시키는 사업이다(국민건강증진법 제2조 제1호). 즉, ④번의 고급치료에 대한 욕구 증가를 해소하기 위함이 아닌 예방에 중점을 두는 것이다.

┤심화 Tip├

건강증진 사업의 필요성
1. 건강생활 실천에 따른 의료비 절감 효과
2. 고령화 사회로 인한 노인인구 증가 및 흡연, 음주, 운동부족, 영양불균형, 스트레스 등으로 인한 만성질환 증가에 따른 삶의 질 저하
3. 소득증가에 따른 국민의 건강에 대한 욕구 증가

04 「국민건강보험법」에서 규정한 요양급여 대상이 아닌 것은?

지방직 9급 2012

① 질 병
② 부 상
③ 교통사고
④ 출 산

요양급여(국민건강보험법 제41조)
가입자와 피부양자의 질병, 부상, 출산 등에 대하여 다음 각 호의 요양급여를 실시한다.
1. 진찰·검사
2. 약제(藥劑)·치료재료의 지급
3. 처치·수술 및 그 밖의 치료
4. 예방·재활
5. 입 원
6. 간 호
7. 이송(移送)

05 「국민건강증진법」의 금연조치에 관한 설명으로 옳지 않은 것은? ▮지방직 9급 2012

① 초등학교 건물과 운동장은 모두 금연구역이다.
② 담배 제조자는 담배갑포장지 앞면·뒷면·옆면 등에 흡연의 위해성, 흡연습관에 따른 타르 흡입량, 발암성 물질 경고에 대한 광고를 부착해야 한다.
③ 담배 제조회사가 사회·문화·음악·체육 등의 행사를 후원할 때 후원자의 명칭은 사용할 수 있으나 담배광고를 하면 안 된다.
④ 담배에 관한 광고는 지정소매인의 영업소 내부와 외부에 광고물을 전시 혹은 부착할 수 있다.

 해설 콕 ....

> 지정소매인의 영업소 내부에서 보건복지부령으로 정하는 광고물을 전시(展示) 또는 부착하는 행위는 할 수 있다. 다만, 영업소 외부에 그 광고내용이 보이게 전시 또는 부착하는 경우에는 그러하지 아니하다 (국민건강증진법 제9조의4 제1항 제1호).
> ① 국민건강증진법 제9조 제4항 제6호
> ② 국민건강증진법 제9조의2 제1항
> ③ 국민건강증진법 제9조의4 제1항 제3호

06 「국민건강증진법」에 따라 국민건강증진기금의 효율적인 운영과 국민건강증진사업의 원활한 추진을 위하여 필요한 정책 수립의 지원과 사업평가 등의 업무를 수행할 수 있도록 설립하는 기관은? ▮서울시 9급 2016

① 국민건강협회
② 국민건강진흥원
③ 국민건강증진협회
④ 한국건강증진개발원

해설 콕 ....

> 보건복지부장관은 국민건강증진기금의 효율적인 운영과 국민건강증진사업의 원활한 추진을 위하여 필요한 정책수립의 지원과 사업평가 등의 업무를 수행할 수 있도록 한국건강증진개발원을 설립한다(국민건강증진법 제5조의3 제1항).

07 의료급여 사업에 속하는 내용은?

① 생활무능력자에 대한 무료 진료
② 안구은행 설치
③ 의과대학의 증설
④ 신장이식기술 개발

의료급여 사업
생활유지 능력이 없거나 생활이 어려운 저소득 주민의 의료문제(질병, 부상, 출산 등)를 국가가 보장하는 공공부조제도로, 건강보험과 함께 국민 의료보장의 중요한 수단이 되는 사회보장제도이다.

08 병원급 의료기관을 개설하고자 할 때 행정절차로 옳은 것은?   ▌지방직 9급 2010

① 시·도지사에게 신고하여야 한다.
② 시·도지사에게 허가를 받아야 한다.
③ 시·군·구청장에게 신고하여야 한다.
④ 시·군·구청장에게 허가를 받아야 한다.

의원·치과의원·한의원 또는 조산원을 개설하려는 자는 보건복지부령으로 정하는 바에 따라 시장·군수·구청장에게 신고하여야 한다(의료법 제33조 제3항).
종합병원·병원·치과병원·한방병원·요양병원 또는 정신병원을 개설하려면 시·도 의료기관개설위원회의 심의를 거쳐 보건복지부령으로 정하는 바에 따라 <u>시·도지사의 허가</u>를 받아야 한다(의료법 제33조 제4항).

09 보건복지부장관이 병원급 의료기관 중 특정 진료과목이나 특정 질환에 대한 난이도가 높은 의료행위를 하는 병원에 대해 무슨 병원으로 지정할 수 있는가? 서울시 9급 2015

① 요양병원 ② 전문병원
③ 종합병원 ④ 상급종합병원

> 보건복지부장관은 병원급 의료기관 중에서 특정 진료과목이나 특정 질환 등에 대하여 난이도가 높은 의료행위를 하는 병원을 <u>전문병원으로 지정</u>할 수 있다(의료법 제3조의5 제1항).

10 의료기관 인증에 관한 설명으로 옳은 것은?

① 보건복지부장관은 의료기관 인증에 관한 주요 정책을 심의하기 위하여 보건복지부차관 소속으로 의료기관인증위원회를 둔다.
② 인증등급은 인증, 조건부인증, 불인증으로 구분하고, 인증의 유효기간은 3년으로 한다.
③ 의료기관인증위원회는 위원장 1인을 포함한 15인 이내의 위원으로 구성한다.
④ 의료기관 인증을 받고자 하는 의료기관의 장은 보건복지부령으로 정하는 바에 따라 보건 복지부차관에게 신청할 수 있다.

> ③ 의료법 제58조의2 제2항
> ① <u>보건복지부장관</u> 소속으로 의료기관인증위원회를 둔다(의료법 제58조의2 제1항).
> ② 인증의 유효기간은 <u>4년</u>으로 한다. 다만, 조건부인증의 경우에는 유효기간을 1년으로 한다(의료법 제58조의3 제3항).
> ④ 의료기관 인증을 받고자 하는 의료기관의 장은 보건복지부령으로 정하는 바에 따라 <u>보건복지부장관에게 신청</u>할 수 있다(의료법 제58조의4 제1항).

11 의료인의 면허취소 사항이 될 수 없는 것은?

① 향정신성 의약품에 중독되었을 경우
② 피성년후견인·피한정후견인이 되었을 경우
③ 진단서 또는 검안서를 허위로 작성한 경우
④ 면허증을 대여한 경우

해설 콕

의사, 한의사, 치과의사 또는 조산사가 진단서, 검안서 또는 생사에 관한 증명서를 허위로 작성한 때에는 <u>3년 이하의 징역이나 금고, 7년 이하의 자격정지 또는 3천만원 이하의 벌금</u>에 처하며(형법 제233조), 이 때 금고 이상의 형을 선고받고 그 형의 집행이 종료되지 아니하였거나 집행을 받지 아니하기로 확정되지 아니한 자가 면허취소 사유에 해당하므로, ③의 경우 면허취소 여부는 재판결과에 따라 달라진다.

┤심화 Tip ├

면허취소 사유(의료법 제65조 제1항) 〈2020. 12. 29. 개정〉
보건복지부장관은 의료인이 다음의 어느 하나에 해당할 경우에는 그 면허를 취소할 수 있다. 다만, 제1호의 경우에는 면허를 취소하여야 한다.
1. 다음의 어느 하나에 해당하게 된 경우
   가. 정신질환자. 다만, 전문의가 의료인으로서 적합하다고 인정하는 사람은 그러하지 아니하다.
   나. 마약·대마·<u>향정신성의약품 중독자</u>
   다. <u>피성년후견인·피한정후견인</u>
   라. 이 법 또는 「형법」 제233조, 제234조, 제269조, 제270조, 제317조 제1항 및 제347조(허위로 진료비를 청구하여 환자나 진료비를 지급하는 기관이나 단체를 속인 경우만을 말한다), 「보건범죄단속에 관한 특별조치법」, 「지역보건법」, 「후천성면역결핍증 예방법」, 「응급의료에 관한 법률」, 「농어촌 등 보건의료를 위한 특별 조치법」, 「시체해부 및 보존 등에 관한 법률」, 「혈액관리법」, 「마약류관리에 관한 법률」, 「약사법」, 「모자보건법」, 그 밖에 대통령령으로 정하는 의료 관련 법령을 위반하여 <u>금고 이상의 형을 선고받고 그 형의 집행이 종료되지 아니하였거나 집행을 받지 아니하기로 확정되지 아니한 자</u>
2. 자격 정지 처분 기간 중에 의료행위를 하거나 3회 이상 자격 정지 처분을 받은 경우
3. 면허 조건(3년 이내의 기간을 정하여 특정 지역이나 특정 업무에 종사할 것을 면허의 조건)을 이행하지 아니한 경우
4. <u>면허증을 대여한 경우</u>
5. 사람의 생명 또는 신체에 중대한 위해를 발생하게 한 경우
6. 사람의 생명 또는 신체에 중대한 위해를 발생하게 할 우려가 있는 수술, 수혈, 전신마취를 의료인 아닌 자에게 하게 하거나 의료인에게 면허 사항 외로 하게 한 경우

12 「의료법」상 의료기관 개설자가 집단 휴업·폐업하여 환자 진료에 막대한 지장을 초래하여 시·도지사가 업무개시 명령을 내렸을 때 거부한 자에 대한 벌칙규정으로 옳은 것은?

┃서울시 9급 2015

① 5년 이하의 징역이나 2천만원 이하의 벌금
② 3년 이하의 징역이나 3천만원 이하의 벌금
③ 3년 이하의 징역이나 1천만원 이하의 벌금
④ 2년 이하의 징역이나 1천만원 이하의 벌금

해설 콕 ....

의료법 제59조 제3항에 대한 규정위반이므로, 3년 이하의 징역이나 3천만원 이하의 벌금에 처한다(의료법 제88조 제1호).

13 「응급의료에 관한 법률 시행령」상 보건복지부장관은 응급의료기금의 관리·운용에 관한 사항 중 미수금의 대지급(代支給)업무를 누구에게 위탁하는가?

① 건강보험심사평가원
② 국민건강보험공단
③ 지방자치단체
④ 보건복지부

해설 콕 ....

보건복지부장관은 기금의 관리·운용에 관한 사항 중 미수금의 대지급(代支給)업무를 「국민건강보험법」 제62조에 따른 건강보험심사평가원에 위탁하여 한다(응급의료에 관한 법률 시행령 제12조).

14 「보건의료기본법」상 보건의료와 관련된 국가 및 지방자치단체의 책임에 대한 설명으로 옳지 않은 것은?

┃지방직 9급 2011

① 전 국민의 모든 보건의료 수요를 충족시킬 수 있도록 노력한다.
② 건강관련 물품이나 건강관련 활동으로부터 발생할 수 있는 위해를 방지하기 위한 시책을 마련한다.
③ 국민건강의 보호·증진을 위하여 필요한 법적·제도적 장치를 마련한다.
④ 민간이 행하는 보건의료에 대하여 보건의료 시책상 필요하다고 인정하면 행정적·재정적 지원을 할 수 있다.

> 국가와 지방자치단체는 모든 국민의 <u>기본적인</u>(**모든** ×) 보건의료 수요를 형평에 맞게 충족시킬 수 있도록 노력하여야 한다(보건의료기본법 제4조 제2항).

15 「보건의료기본법」에 관한 내용으로 옳지 않은 것은?

① 국가와 지방자치단체는 새로운 보건의료제도를 시행하기 위하여 필요하면 시범사업을 실시할 수 있다.
② 국가와 지방자치단체는 보건의료서비스로 인하여 분쟁이 발생하면 그 분쟁이 신속하고 공정하게 해결되도록 하기 위하여 필요한 시책을 강구하여야 한다.
③ 국가와 지방자치단체는 국민건강에 위해를 일으키거나 일으킬 우려가 있는 물품 등을 생산·판매하는 자 등에 대하여는 관계 법령에서 정하는 바에 따라 국민건강의 보호·증진에 드는 비용을 부담하게 할 수 있다.
④ 국가와 지방자치단체는 보건의료정보의 효율적 운영과 통일성 확보 등을 위하여 보건의료정보의 표준화를 위한 시책을 강구하여야 한다.

> 보건복지부장관은 보건의료정보의 <u>효율적 운영과 호환성(互換性) 확보</u> 등을 위하여 보건의료정보의 표준화를 위한 시책을 강구하여야 한다(보건의료기본법 제57조).
> ① 보건의료기본법 제44조 제1항
> ② 보건의료기본법 제46조 제1항
> ③ 보건의료기본법 제47조

부 록

2021년 제1회 서울특별시 지방공무원

임용시험 문제

I wish you the best of luck!

(주)시대고시기획
(주)시대교육

www. **sidaegosi**.com

시험정보 · 자료실 · 이벤트
합격을 위한 최고의 선택

시대에듀

www. **sdedu**.co.kr

자격증 · 공무원 · 취업까지
BEST 온라인 강의 제공

2021년 제1회
서울특별시 지방공무원 임용시험 문제

01 공중보건학의 발전사를 고대기, 중세기, 여명기, 확립기, 발전기의 5단계로 구분할 때 중세기에 대한 업적으로 가장 옳은 것은?

① 세계 최초의 국세조사가 스웨덴에서 이루어졌다.
② 프랑스 마르세유(Marseille)에 최초의 검역소가 설치되었다.
③ 영국 런던에서 콜레라의 발생 원인에 대한 역학조사가 이루어졌다.
④ 질병의 원인으로 장기설(miasma theory)과 4체액설이 처음 제기되었다.

 해설 콕 ....

중세기인 1386년 마르세유(Marseille)에서 최초로 「검역법」에 의한 검역소가 설치되었다.
① 여명기(1760~1850년)
③ 확립기(1850~1900년)
④ 고대기(기원전~500년)

02 병원체와 숙주간 상호작용 지표에 대한 설명으로 가장 옳지 않은 것은?

① 감염력은 병원체가 숙주 내에 침입·증식하여 숙주에 면역반응을 일으키게 하는 능력이다.
② 독력은 현성 감염자 중에서 매우 심각한 임상증상이나 장애가 초래된 사람의 비율로 계산한다.
③ 이차발병률은 감염된 사람들 중에서 발병자의 비율로 계산한다.
④ 병원력은 병원체가 감염된 숙주에게 현성감염을 일으키는 능력이다.

 해설 콕 ....

이차발병률은 일차환자(primary case)에 노출된 감수성자 중 해당·질병의 잠복기 동안에 발병한 사람의 비율로 계산한다.

03 인체의 체온유지에 중요한 온열요소의 종합작용에 대한 설명으로 가장 옳은 것은?

① 실외에서의 불쾌지수는 기온과 기습으로부터 산출한다.
② 계절별 최적 감각온도는 겨울이 여름보다 높은 편이다.
③ 쾌감대는 기온이 높은 경우 낮은 습도 영역에서 형성된다.
④ 기온과 습도가 낮고 기류가 커지면 체열 발산이 감소한다.

쾌감대는 적당한 착의상태에서 쾌감을 느낄 수 있는 온열조건이며, 힐 – 셰퍼드에 쾌감대 표에 따르면 기온이 높은 경우 낮은 습도 영역에서 형성된다(습도 60~65%, 기온 17~18℃).
예 기온이 18℃이면 습도 65%일 때 쾌적감으로 보고, 기온이 20℃이면 습도 50%일 때를 쾌적감으로 본다.
① 불쾌지수는 실내에서의 기온과 기습으로부터 산출한다.
② 계절별 최적 감각온도는 여름이 겨울보다 높은 편이다.
④ 기온과 습도가 낮고 기류가 커지면 체열 발산이 증가한다.

04 위험요인과 질병발생의 인과관계 규명을 위하여 역학적 연구를 설계하고자 할 때 인과적 연관성에 대한 근거의 수준이 가장 높은 연구방법은?

① 실험연구
② 단면연구
③ 코호트연구
④ 환자 – 대조군연구

실험연구란 변인들 간의 관계를 밝혀내기 위해 통제된 상황에서 독립변인들을 인위적으로 조작하여 그 것이 종속 변인에 어떤 영향을 미치는지를 관찰하여 분석하는 방법이다.
② **단면연구** : 일정한 인구집단을 대상으로 특정한 시점 또는 기간 내에 어떤 질병 또는 상태의 유무를 조사하고, 그 인구집단의 개개 구성요원이 갖고 있는 각종 속성(연령, 성별, 사회·경제적인 요인, 교육 정도, 인종, 종교, 거주지 등)과 연구하려는 질병과의 상관관계가 있는지 여부를 규명하는 연구 방법
③ **코호트연구** : 연구 시작 시점에서 질환요인에 노출된 집단과 노출되지 않은 집단을 구성하고 이들을 일정 기간 동안 추적하여 특정 질병의 발생 여부를 관찰하는 연구방법
④ **환자 – 대조군연구** : 어떤 질병에 이환된 집단을 대상으로 하여 환자군을 선택하고 이환되어 있지 않은 건강한 대조군을 선정하여, 가설된 위험요인을 과거에 갖고 있었는지 또는 위험요인에 폭로되었는지의 여부를 조사하여 비교 검토함으로써 위험요인과 질병발생과의 인과관계를 규명하고 질병발생의 원인을 찾아내는 방법

05 우리나라 국민건강보험의 특성에 해당하지 않는 것은?

① 강제 적용
② 보험료 차등 부담
③ 차등 보험 급여
④ 단기 보험

 해설 콕 ···

국민건강보험은 보험료 부담수준과 관계없이 관계법령에 의하여 균등하게 보험 급여가 이루어진다.

06 정신건강과 관련된 내용에 대한 설명으로 가장 옳지 않은 것은?

① 세계보건기구는 정신건강증진을 긍정적 정서를 함양하고 질병을 예방하며, 역경을 이겨내는 회복력(resilience)을 향상시키는 것이라고 정의하였다.
② 「정신건강증진 및 정신질환자 복지서비스 지원에 관한 법률」에서 정신건강증진사업을 규정하고 있다.
③ 정부는 정신건강을 위한 다양한 정책, 제도, 법률 서비스 개발을 강화하고 실행하여야 한다.
④ 지역사회 기반의 정신건강 서비스는 입원을 강화하도록 하고, 병원이 중심이 되어야 한다.

 해설 콕 ···

지역사회 기반의 정신건강 서비스는 입원이 최소화되도록 하고, 지역사회 전체 주민의 정신건강증진과 유지, 정신질환의 예방활동이 중심이 되어야 한다.

07 Myers(1969)는 지역사회 또는 사회적 수준에서 요구되는 바람직한 보건의료의 조건으로 4가지를 제시하였는데, 이 중 치료과정에서 최소의 자원을 투입하여 건강을 빨리 회복시키는 것을 의미하는 것은?

① 형평성

② 접근성

③ 효과성

④ 효율성

Myers(1969)가 제시한 보건의료의 4가지 조건 중 효율성은 보건의료의 목적을 달성하는데 투입되는 자원의 양을 최소화하거나 일정한 자원으로 최대의 목적을 달성하는 것을 의미한다.

① **형평성** : 성별, 인종, 지역, 사회경제적 수준과 같은 개인특성에 의해 제공하는 의료의 질을 차별화하지 않을 것

② **접근성** : 지리적·경제적·시간적인 이유로 인하여 주민들에게 필요한 보건의료서비스를 제공하는데 있어서 장애를 받아서는 안 된다는 것

③ **효과성** : 과학적 지식에 근거한 의료서비스를 제공하는 것(근거중심의학)

08 〈보기〉에서 설명하는 물질로 가장 옳은 것은?

> **• 보 기 •**
>
> 은백색 중금속으로 합금제조, 합성수지, 도금작업, 도료, 비료제조 등의 작업장에서 발생되어 체내로 들어가면 혈액을 거쳐 간과 신장에 축적된 후 만성중독시 신장기능장애, 폐기종, 단백뇨 증상을 일으킨다.

① 비 소

② 수 은

③ 크 롬

④ 카드뮴

카드뮴에 의한 중독으로는 일본에서 발생한 이타이이타이병이 가장 대표적인 병이다.

① **비소** : 생활환경에서 비소는 살충제, 살서제, 방부제, 농약 등을 통하여 체내에 흡입되며, 작업환경에서는 납, 아연, 철 등을 처리하는 과정 및 비소와의 합금, 유리와 도자기 제조, 의약품과 농약제조, 수입되는 목재의 방부제 등에서 폭로될 수 있다.

② **수은** : 일반적으로 수은은 생선의 섭취나 물, 흙 등을 통해 체내로 들어온다. 상온에서 천천히 증발하여 호흡기와 일부 소화기를 통하여 흡수되며, 흡수된 수은은 80% 정도가 신장 및 간에 축적되어 소뇌의 기능을 마비시킨다.

③ **크롬** : 은백색의 중금속으로 크롬을 도금하는 작업장이나 크롬산염을 촉매로 취급하는 작업에서 발생한다. 급성중독으로 심한 신장장애를 일으켜 과뇨증, 무뇨증을 일으키며, 만성중독으로는 코와 폐, 위장점막에 병변을 일으킨다.

09 질병예방적 관점에 따른 보건의료의 분류로 가장 옳은 것은?

① 재활치료는 이차예방에 해당한다.
② 금주사업은 일차예방에 해당한다.
③ 예방접종은 이차예방에 해당한다.
④ 폐암 조기진단은 일차예방에 해당한다.

 해설 콕

질병예방
• 일차예방은 질병 발생을 예방하는 것으로 <u>예방접종, 금주·금연 캠페인, 건강관리교육 등을</u> 예로 들 수 있다.
• 이차예방은 <u>질병을 조기에 진단하여 치료하는 예방</u>이다. 폐암 조기진단은 이차예방에 해당한다.
• 삼차예방은 질병이나 장애가 이미 발생한 환자에게서 재활을 통해서 환자의 사회적 역할을 복구시켜 주거나 혹은 발전시켜 주는 것을 의미한다. <u>재활치료가 대표적이다.</u>

10 〈보기〉에서 설명하는 인구구조로 가장 옳은 것은?

> **● 보 기 ●**
>
> 감소형 인구구조로서 출생률이 사망률보다 낮은 인구구조를 말한다. 주로 평균수명이 높은 선진 국에 나타나는 모형이다.

① 종형(bell form)
② 항아리형(pot form)
③ 피라미드형(pyramid form)
④ 별형(star form)

 해설 콕

항아리형(pot form)은 사망률이 낮으나, 출생률이 사망률보다 더욱 낮아 인구가 감퇴되는 형이다. 0~14세의 인구가 50세 이상 인구의 2배가 안 된다.
① **종형(bell form)** : 0~14세의 인구가 50세 이상 인구의 2배나 되며, 출생률과 사망률 둘 다 낮다.
③ **피라미드형(pyramid form)** : 0~14세의 인구가 50세 이상 인구의 2배를 초과하며, 출생률보다 사망률이 낮다.
④ **별형(star form)** : 15~49세의 인구가 50%를 초과하고, 생산연령인구가 도시로 유입되는 경우이다.

11 수질 오염에 대한 설명으로 가장 옳은 것은?

① 물의 pH는 보통 7.0 전후이다.
② 암모니아성 질소의 검출은 유기성 물질에 오염된 후 시간이 많이 지난 것을 의미한다.
③ 물속에 녹아있는 산소량인 용존산소는 오염된 물에서 거의 포화에 가깝다.
④ 생물화학적 산소요구량이 높다는 것은 수중에 분해되기 쉬운 유기물이 적다는 것을 의미한다.

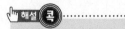

② 암모니아성 질소의 검출은 유기성 물질에 오염된 후 <u>시간이 얼마 지나지 않은 것</u>을 의미한다.
③ 물속에 녹아있는 산소량인 용존산소는 <u>오염되지 않은 물</u>에서 거의 포화에 가깝다.
④ 생물화학적 산소요구량이 높다는 것은 수중에 분해되기 쉬운 <u>유기물이 많다</u>는 것을 의미한다.

12 역학적 삼각형(epidemiologic triangle) 모형으로 설명할 수 있는 질환으로 가장 옳은 것은?

① 골 절
② 콜레라
③ 고혈압
④ 폐 암

역학적 삼각형 모형
질병 발생의 3대 주요인자인 '병인적 인자, 숙주적 인자, 환경적 인자'의 상호관계에서 질병이 발생된다는 설이다. 3개의 요인 중 어느 한쪽으로 기울어진 상태일 때, 질병 혹은 유행이 발생된다는 것이다. 콜레라와 같은 감염병 발생을 설명할 때 잘 맞는 모형이다.

13 〈보기〉에서 교차비(odds ratio)를 구하는 식으로 가장 옳은 것은?

┌─● 보기 ●──┐

위험 요인 노출	질병 발생	
	발생(+)	비발생(−)
노출(+)	a	b
비노출(−)	c	d

└──┘

① $\dfrac{ad}{bc}$

② $\dfrac{a}{a+b} \div \dfrac{c}{c+d}$

③ $\dfrac{a+c}{a+b+c+d}$

④ $\dfrac{c}{c+d}$

 해설 **콕** ···

교차비(odds ratio)는 질병을 갖고 있는 사람과 갖고 있지 않은 사람 간의 위험요인 노출 여부(폭로 여부)에 대한 비(比)이다.

$$\text{교차비} = \frac{\dfrac{a}{b}}{\dfrac{c}{d}} = \frac{ad}{bc}$$

14 우리나라 보건행정조직에 대한 설명으로 가장 옳지 않은 것은?

① 「지역보건법」에 기반하여 보건소와 보건지소가 설치되어 있다.

② 「보건소법」은 1995년 「지역보건법」으로 개정되었다.

③ 보건진료소는 보건의료 취약지역에 설치되며, 보건진료소장은 보건진료 전담공무원이 맡는다.

④ 건강생활지원센터는 시·군·구 단위로 설치되고 감염병 관리 및 치료 기능을 담당하고 있다.

 해설 **콕** ···

건강생활지원센터는 읍·면·동(보건소가 설치된 읍·면·동은 제외한다)마다 1개씩 설치할 수 있으며, 도시취약지역 주민에 대한 질병예방, 건강증진 등 보건의료서비스를 제공한다.

15 인구구조 지표에 대한 설명으로 가장 옳은 것은?

① 부양비는 경제활동연령 인구에 대한 비경제활동연령 인구의 비율로 표시된다.
② 노년부양비는 0~14세 인구에 대한 65세 이상 인구의 비율로 표시된다.
③ 노령화지수는 15~64세 인구에 대한 65세 이상 인구의 비율로 표시된다.
④ 1차 성비는 출생시 여자 100명에 대한 남자 수로 표시된다.

 해설 콕 ··

> 부양비는 경제활동연령 인구(15~64세)에 대한 비경제활동연령 인구[유소년인구(0~14세) + 고령인구
> (65세 이상)]의 비율로 표시된다.
> ② 노년부양비는 15~64세 인구에 대한 65세 이상 인구의 비율로 표시된다.
> ③ 노령화지수는 0~14세 인구에 대한 65세 이상 인구의 비율로 표시된다.
> ④ 성비는 보통 여자 100명에 대한 남자 수로 표시되며, 1차 성비는 태아의 성비를 말한다.

16 지역주민의 건강문제에 대한 조사결과가 정규분포를 따른다고 할 때 이 곡선에 대한 설명으
로 가장 옳은 것은?

① 평균 근처에서 낮고 양측으로 갈수록 높아진다.
② 평균에 따라 곡선의 높낮이가 달라진다.
③ 표준편차에 따라 곡선의 위치가 달라진다.
④ 표준편차가 작으면 곡선의 모양이 좁고 높아진다.

 해설 콕 ··

> 표준편차가 커질수록 곡선의 모양은 점점 옆으로 퍼지고, 표준편차가 작아질수록 곡선의 모양이 좁고
> 높아진다.
> ① 평균 근처에서 높고 양측으로 갈수록 낮아진다.
> ② 표준편차에 따라 곡선의 높낮이가 달라진다.
> ③ 평균에 따라 곡선의 위치가 달라진다.

17 식중독에 대한 설명으로 가장 옳지 않은 것은?

① 세균성 식중독은 크게 감염형과 독소형으로 분류된다.
② 대부분의 세균성 식중독은 2차 감염이 거의 없다.
③ 노로바이러스는 온도, 습도, 영양성분 등이 적정하면 음식물에서 자체 증식이 가능하다.
④ 살모넬라, 장염비브리오는 감염형 식중독 원인균에 해당한다.

 해설 콕 ....

노로바이러스는 자체 증식이 불가능하며, 반드시 숙주가 존재하여야 증식이 가능하다. 노로바이러스에
감염되면 보통 24~48시간의 잠복기를 거치고 구토, 메스꺼움, 오한, 복통, 설사 등의 증상이 나타나고,
근육통, 권태, 두통, 발열 등을 유발하기도 한다.

18 「환경정책기본법 시행규칙」에 의한 대기환경 기준에서 1시간 및 8시간 평균치만 설정되어
있는 대기오염물질은?

① 오존, 아황산가스
② 오존, 일산화탄소
③ 일산화탄소, 아황산가스
④ 아황산가스, 초미세먼지(PM-2.5)

해설 콕 ....

대기환경기준

항 목	기 준	항 목	기 준
아황산가스 (SO₂)	• 연간 평균치 0.02ppm 이하 • 24시간 평균치 0.05ppm 이하 • 1시간 평균치 0.15ppm 이하	초미세먼지 (PM-2.5)	• 연간 평균치 $15\mu g/m^3$ 이하 • 24시간 평균치 $35\mu g/m^3$ 이하
일산화탄소 (CO)	• 8시간 평균치 9ppm 이하 • 1시간 평균치 25ppm 이하	오 존 (O₃)	• 8시간 평균치 0.06ppm 이하 • 1시간 평균치 0.1ppm 이하
이산화질소 (NO₂)	• 연간 평균치 0.03ppm 이하 • 24시간 평균치 0.06ppm 이하 • 1시간 평균치 0.10ppm 이하	납(Pb)	연간 평균치 $0.5\mu g/m^3$ 이하
미세먼지 (PM-10)	• 연간 평균치 $50\mu g/m^3$ 이하 • 24시간 평균치 $100\mu g/m^3$ 이하	벤 젠	연간 평균치 $5\mu g/m^3$ 이하

19 알마아타 선언에서 제시한 일차보건의료(primary health care)의 필수적인 사업 내용에 해당하는 것은?

① 전문 의약품의 공급
② 직업병 예방을 위한 산업보건
③ 안전한 식수공급과 기본적 위생
④ 희귀질병과 외상의 적절한 치료

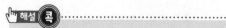

일차보건의료를 위한 필수적인 사업영역(9가지)
1. 널리 퍼져있는 주요 보건문제의 그 예방 및 그 관리방법에 대한 교육
2. 식량 및 적절한 영양 공급의 촉진
3. 안전한 식수와 기초위생의 적절한 공급
4. 가족계획을 포함한 모자보건
5. 주요 감염성 질환에 대한 예방접종
6. 지역적 풍토병의 예방과 관리
7. 흔한 질병과 외상의 적절한 치료
8. 필수 의약품의 제공
9. 심신장애자의 재활

20 인위적으로 항체를 주사하여 얻는 면역은?

① 자연 능동면역
② 자연 수동면역
③ 인공 능동면역
④ 인공 수동면역

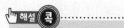

인공 수동면역은 항체를 사람 또는 동물에게서 얻어 주사하는 면역을 말한다.
① **자연 능동면역** : 감염병에 감염되어 생기는 면역
② **자연 수동면역** : 태아가 모체의 태반을 통해 항체를 받거나, 생후에 모유수유를 통해서 생기는 면역
③ **인공 능동면역** : 인공적으로 항원을 투여해서 생기는 면역(예방접종)

좋은 책을 만드는 길
독자님과 함께하겠습니다.

도서나 동영상에 궁금한 점, 아쉬운 점, 만족스러운 점이
있으시다면 어떤 의견이라도 말씀해 주세요.
시대고시기획은 독자님의 의견을 모아 더 좋은 책으로 보답하겠습니다.

www.sidaegosi.com

2022 공중보건 문제로 끝내기

개정3판1쇄 발행	2022년 02월 15일(인쇄 2022년 01월 04일)
초 판 발 행	2018년 05월 15일(인쇄 2018년 04월 30일)
발 행 인	박영일
책 임 편 집	이해욱
저 자	보건교육행정연구회
편 집 진 행	서정인
표지디자인	박수영
편집디자인	김민설 · 채현주
발 행 처	(주)시대고시기획
출 판 등 록	제 10-1521호
주 소	서울시 마포구 큰우물로 75 [도화동 538 성지 B/D] 9F
전 화	1600-3600
팩 스	02-701-8823
홈 페 이 지	www.sidaegosi.com
I S B N	979-11-383-1588-3 (13510)
정 가	22,000원

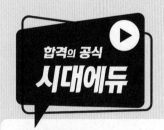

보건직 공무원 합격을 위한 **최고의 선택!**
시대에듀 보건직 공무원 시리즈 +
온라인 강의로 합격을 준비하세요.

합격 최적화!
단계별 세분화 커리큘럼

합격에 ✔ 필요한
꼭
내용만 담았습니다.

2. 문제풀이

출제예상문제 풀이를
통해 실전문제에
대비하는 단계

4. 기출문제

단원별 기출문제를 통해
출제경향을 완벽히
파악하는 단계

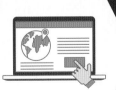

1. 기본이론

과목별 기본이론 정리로
핵심개념을 습득하는 단계

3. 모의고사

다양한 문제를 통해
실전 적응력을 향상시키는
단계

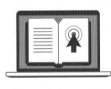